Die „Monographien aus dem Gesamtgebiete der Neurologie und Psychiatrie" stellen eine Sammlung solcher Arbeiten dar, die einen Einzelgegenstand dieses Gebietes in wissenschaftlich-methodischer Weise behandeln. Jede Arbeit soll ein in sich abgeschlossenes Ganzes bilden. Diese Vorbedingung läßt die Aufnahme von Originalarbeiten, auch solche größeren Umfanges, nicht zu.

Die Sammlung möchte damit die Zeitschriften „Archiv für Psychiatrie und Nervenkrankheiten, vereinigt mit Zeitschrift für die gesamte Neurologie und Psychiatrie", und „Deutsche Zeitschrift für Nervenheilkunde" ergänzen. Sie wird deshalb Abonnenten zu einem Vorzugspreis geliefert.

Manuskripte nehmen entgegen

aus dem Gebiete der Psychiatrie:	Prof. Dr. M. MÜLLER, Rüfenacht (Bern), Hinterhausstraße 28
aus dem Gebiete der Anatomie:	Prof. Dr. H. SPATZ, 6 Frankfurt(Main)-Niederrad, Deutschordenstraße 46
aus dem Gebiete der Neurologie:	Prof. Dr. P. VOGEL, 69 Heidelberg, Voßstraße 2

MONOGRAPHIEN AUS DEM GESAMTGEBIETE DER NEUROLOGIE

UND PSYCHIATRIE

HEFT 114

HERAUSGEGEBEN VON

M. MÜLLER-RÜFENACHT (BERN) · H. SPATZ-FRANKFURT

P. VOGEL-HEIDELBERG

ACRODERMATITIS CHRONICA ATROPHICANS (HERXHEIMER) UND NERVENSYSTEM

Eine Analyse klinischer, physiologischer, histologischer
und elektromyographischer Befunde

HANNS CHRISTIAN HOPF

Mit 24 Abbildungen

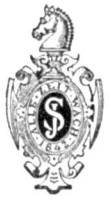

SPRINGER-VERLAG · BERLIN · HEIDELBERG · NEW YORK · 1966

Priv.-Doz. Dr. med. Hanns Christian Hopf

Neurologische Klinik der Universität Würzburg

Direktor: Professor Dr. G. Schaltenbrand

ISBN 978-3-540-03622-7   ISBN 978-3-642-85493-4 (eBook)

DOI 10.1007/978-3-642-85493-4

Titel-Nr. 6446

Meinen verehrten Lehrern
Professor R. Magun
und
Professor G. Schaltenbrand

Geleitwort

Schon seit Jahrzehnten ist mir aufgefallen, daß Kranke mit einer Acro-dermatitis atrophicans recht häufig in den durch das Hautleiden befallenen Gliedmaßen an neuralgischen und neuritischen Störungen leiden. In den Lehr-büchern der Neurologie und der Dermatologie ist über diesen Zusammenhang nichts zu finden, und es war zunächst nicht eindeutig, ob es sich hierbei um eine zufällige Koinzidenz oder um einen kausalen Zusammenhang handelt.

Herr HOPF hat nunmehr durch elektrophysiologische Methoden die Störun-gen bei einer größeren Zahl von Patienten nachweisen können als man auf-grund der klinischen Befunde erwarten sollte. Er konnte den Zusammenhang der örtlichen Nervenveränderungen mit der Lokalisation der Hauterkrankung eindeutig nachweisen. Gleichzeitig hat er die Welt-Literatur nach entsprechenden Beobachtungen durchsucht und eine große Anzahl von Einzelveröffentlichungen gefunden, die in gleiche Richtung weisen. Seine Arbeit schließt eine Lücke, die durch die unvermeidliche Trennung der Fachgebiete in der Medizin bisher nicht genügend beachtet worden ist. Künftige Lehrbücher der Dermatologie und der Neurologie werden an seinen Befunden nicht vorbeigehen können.

Dezember 1965   G. SCHALTENBRAND

Inhaltsverzeichnis

A. Einleitung und Fragestellung

Zwischen den Erkrankungen der Haut und des Nervensystems bestehen vielfältige, teils enge Beziehungen. Sie kommen besonders in der bekannten Symptomatologie der Syphilis, die von neurologischer Seite durch NONNE eingehend bearbeitet worden ist, beispielhaft und anschaulich zum Ausdruck. Auch bei zahlreichen weiteren Krankheitsbildern wurden pathogenetische Zusammenhänge zwischen Hautveränderungen und neurologischen Ausfällen aufgedeckt. Andere wiederum konnten auf Grund einer derartigen Kombination der Krankheitserscheinungen rein deskriptiv als selbständige Syndrome abgegrenzt werden, obgleich ihre Ätiologie noch nicht geklärt ist. Gerade in den letzten zwanzig Jahren ist diesem Themenkreis besondere Aufmerksamkeit gewidmet worden (siehe die zusammenfassenden Arbeiten von MARCHIONINI, 1941; SCHALTENBRAND, 1949; SPIER, 1949; SPIER u. THIES, 1953; THIES u. KEILIG, 1955; THIES u. KLASCHKA, 1961).

Grundsätzlich lassen sich die Beziehungen zwischen Haut und Nervensystem aus der Ontogenese einerseits, andererseits aus topographisch-anatomischen Gegebenheiten und aus krankheitsspezifischen Merkmalen ableiten. Sowohl die epithelialen Anteile des Integumentes als auch die Ganglienzellen — als Träger der jeweiligen wesentlichen Organfunktion — entstammen bekanntlich der gleichen, nämlich der ektodermalen Keimanlage. Die Differenzierung zur angestrebten spezifischen Funktion beginnt jedoch schon frühzeitig. Etwa in der 4. bis 5. Woche, beim ungefähr 1 bis 2 mm großen Embryo, ist mit der Bildung des Neuralrohres und der Gehirnbläschen die endgültige Trennung der beiden Zellager vollzogen (OSTERTAG, 1956). Unter Berücksichtigung der embryonalen Entwicklung kann man daher aus dem Erscheinungsbild der verschiedenen kombinierten Hemmungsmißbildungen ablesen, wann annähernd eine Noxe schädigend eingewirkt haben muß. Es sei nur an die Bogenschlußanomalien erinnert.

Die ontogenetischen Beziehungen erschöpfen sich jedoch keineswegs im zeitlichen Moment. Die darüberhinausgehende Verwandtschaft von Epithel und Neuroektoderm gibt sich in den eigentümlichen pathologischen Veränderungen bei den Phakomatosen zu erkennen (v. d. HOEVE, 1953; MUSGER, 1963, 1964). Als Beispiel hierfür möge der Hinweis auf die Neurofibromatose (Recklinghausen) und den Morbus Bourneville-Pringle genügen.

Auch kann man sich überlegen, ob nicht Epithel- und Ganglienzellen einen in vieler Hinsicht sehr ähnlichen Eiweißstoffwechsel haben, der zumindest zum Teil den Boden für die Tropismen einzelner Virusarten, etwa des Zoster- und des Herpessimplex-Virus abgibt.

Kombinationen dermatologischer und neurologischer Symptome auf Grund topographisch-anatomischer Beziehungen treten am häufigsten unter dem Bild der sekundären Hautveränderungen nach peripheren Nervenschädigungen in Erscheinung. Umgekehrt sind Beschwerden, wie Jucken, Brennen und Schmerzen in Begleitung von Dermatitiden, als Ausdruck einer lokalen Mitbeteiligung der Endaufzweigungen

sensibler Hautnerven zu deuten (THIES, 1959, 1960). Bei entzündlichen Erkrankungen
anderer Gewebe, beispielsweise des Muskels (Myositis), ist eine derartige Miterkrankung der durch das entzündlich veränderte Gewebe verlaufenden Nervenfasern ja
ebenfalls bekannt (ESSLEN u. MAGUN, 1958; RODRIGUEZ u. OESTER, 1956; MERTENS
u. Mitarb., 1958; BARRON u. FINE, 1959; eigene Beobachtungen).

Die gleichzeitige Manifestation bestimmter generalisierter oder systematisierter
Erkrankungen an Hautorgan und Nervensystem wird man als krankheitsspezifisch
anzusehen haben. Als wichtigste sind einige der unter dem Begriff der Kollagenosen zusammengefaßten Krankheiten zu nennen: die Dermatomyositis (WAGNER;
UNVERRICHT), die Sklerodermie (THIRIAL, GINTRAC) und die Periarteriitis nodosa
(KUSSMAUL-MAIER), die in erster Linie mit peripher-nervösen bzw. myogenen
Störungen einhergehen, und der Lupus erythematodes disseminatus (KAPOSI), bei
dem von neurologischer Seite besonders häufig zentral-nervöse Ausfälle beobachtet
werden.

Weiter gehören der Morbus Besnier-Boeck-Schaumann hierher, auch manche selte-
nere Infektionskrankheiten und bestimmte Intoxikationen, schließlich die Malignome.
Doch die Nennung der letzteren führt schon zu weit außerhalb des eigentlichen Grenz-
gebietes zwischen Dermatologie und Neurologie.

Unter Kenntnis dieser Zusammenhänge haben wir einer Hauterkrankung, nämlich
der Acrodermatitis chronica atrophicans (HERXHEIMER) (Acr. chron. atr.), in den
letzten Jahren besondere Beachtung geschenkt. Schon etwa seit 20 Jahren war meinem
verehrten Lehrer, Herrn Prof. SCHALTENBRAND, aufgefallen, daß einige seiner Patienten diese Hautkrankheit hatten, und bereits 1961 haben SCHALTENBRAND u. BAMMER
darauf hingewiesen, daß die Acr. chron. atr. unter die Ursachen der Polyneuritis
gezählt werden müsse. Die Krankengeschichten von 23 Pat. der Neurologischen Universitätsklinik Würzburg aus den Jahren 1952—1960 wurden dann durch STROUX
(1964) in seiner Dissertation zusammengestellt. Anhand der vorhandenen Unterlagen
allein ließ sich jedoch kein eindeutiger Zusammenhang der Hautaffektion mit bestimmten neurologischen Syndromen herausarbeiten. Es schien indessen so, als ob
peripher-neurologische Bilder (auf entzündlicher Basis?) wenigstens mit relativer Häufigkeit anzutreffen waren. In den Jahren 1961—1963 beobachteten wir allein 3 Pat.
mit Acr. chron. atr. und zum Teil schweren peripheren Lähmungen. Bei zwei von
diesen war trotz intensiver klinischer Suche keine andere Ursache als das dermatologische Leiden ausfindig zu machen, so daß wir zu der Annahme eines Zusammenhanges gedrängt wurden. Das nahmen wir zum Anlaß, die Fragestellung noch einmal
aufzugreifen. Durch eine detaillierte klinisch-neurologische Untersuchung unter Berücksichtigung physiologischer, elektromyographischer und histologischer Befunde ver-
suchten wir Aufschluß über Art und Häufigkeit eventuell vorhandener neurologischer
Symptome bei der Acr. chron. atr. zu gewinnen. In diesem Unterfangen wurden wir
noch bestärkt, nachdem sich bei Durchsicht der früheren Literatur sowie einiger Arbeiten der jüngeren Zeit herausstellte, daß wider Erwarten häufig subjektive und objek-
tive sensible Störungen und motorische Ausfälle bei der Acr. chron. atr. beobachtet
worden waren. Dies überraschte umsomehr, als in den Lehr- und Handbüchern der
Dermatologie diese Symptome kaum erwähnt wurden (siehe FINGER und OPPEN-
HEIM, 1921; ARZT-ZIEHLER, 1935; ORMSBY u. MONTGOMERY, 1948). Lediglich OPPEN-
HEIM (1931) weist auf Schmerzen, Paraesthesien und Sensibilitätsstörungen bei diesem
Hautleiden hin, und HAUSER (1958) schreibt, daß gelegentlich neurologische Beschwer-

den (Schmerzen, Paraesthesien) so sehr im Vordergrund stehen, daß die Patienten zunächst zum Neurologen gehen.

Mehr als 80 Jahre sind es her, daß die Acr. chron. atr. als eigenständiges Krankheitsbild innerhalb der großen Gruppe der Hautatrophien herausgestellt wurde. Die ersten ausführlichen Schilderungen fanden durch zahlreiche, spätere Publikationen Bestätigung und Ergänzung, so daß heute eine umfangreiche dermatologische Kasuistik zur Verfügung steht. Im neurologischen Schrifttum wird die Acr. chron. atr. dagegen praktisch nicht erwähnt. Nur CASSIRER u. HIRSCHFELD (1936), BING (1945) und BODECHTEL (1958) führen sie unter der Differentialdiagnose der Erythromelalgie auf. Sie, wie auch CURSCHMANN (1924), sehen noch in dem angeblichen Fehlen von Beschwerden bei der Acr. chron. atr. eines der wesentlichen Kriterien zur Unterscheidung. Dieser Standpunkt läßt sich jedoch nicht mehr aufrecht erhalten. Durch die vorliegende Arbeit möchten wir gerade auf die neurologischen Komplikationen der Acr. chron. atr. aufmerksam machen. Denn dieses Krankheitsbild gehört, wie zu zeigen sein wird, zu denjenigen, die das Grenzgebiet zwischen den Fachdisziplinen der Neurologie und der Dermatologie bilden.

Allgemeiner Teil

B. Das Krankheitsbild der Acrodermatitis chronica atrophicans

Das dermatologische Erscheinungsbild der Acr. chron. atr. ist heute fest umrissen. Die begleitenden histologischen Veränderungen sind typisch und können in Zweifelsfällen zur Sicherung der klinischen Diagnose herangezogen werden. Es sind also, obgleich die Ätiologie noch ungeklärt ist, alle Voraussetzungen für eine rechtzeitige Erkennung gegeben. Nachdem sich herausstellte, daß das Penicillin auch bei dieser Erkrankung wirksam ist, bestehen außerdem gute Aussichten, eine Ausheilung zu erreichen, jedenfalls soweit es sich nicht um atrophische Endzustände handelt. Außerhalb des Fachgebietes der Dermatologie ist die Acr. chron. atr. weitgehend unbekannt geblieben. Sie wurde immer wieder als Erfrierung, Verbrennung usw. verkannt oder anderen Krankheitsbildern (Erythromelalgie) zugerechnet. Es sei mir deshalb gestattet, kurz auf das klinische Bild einzugehen, wobei die Punkte hervorgehoben werden sollen, die für die gewählte Fragestellung wichtig erscheinen.

1. Geschichtlicher Abriß

BUCHWALD wird allgemein als der erste Beschreiber der Acr. chron. atr. angesehen. Er veröffentlichte 1883 einen Fall von „diffuser idiopathischer Hautatrophie". RILLE (1898) hat jedoch anläßlich der Arbeit von RUSCH darauf hingewiesen, daß das Originalaquarell zur Illustration der idiopathischen Hautatrophie, das im Atlas der Hautkrankheiten von 1896 abgebildet ist, die Jahreszahl 1873 trägt und somit 10 Jahre vor der Mitteilung BUCHWALDs beobachtet wurde. PICK stellte 1895 drei Fälle unter dem Titel „Über eine neue Krankheit, Erythromelie" heraus. 1896 publizierte NEUMANN einen gleichen Casus unter der Bezeichnung „Erythema neuroparalyticum". RILLE erkannte schon 1898, daß diese verschieden benannten Krankheitsbilder zusammengehören. Auf Grund einer eingehenden Analyse bereits publizierter und eigener Fälle schlugen HERXHEIMER u. HARTMANN 1902 den Namen Acrodermatitis chronica atrophicans vor, welcher bis heute beibehalten wurde. Doch noch 25 Jahre später schilderte OPPENHEIM das atrophische Stadium unter dem Namen Acrodermatitis atrophicans diffusa progressiva und stellte es dem infiltrativen Anfangsstadium unter dem Namen Acr. chron. atr. (Herxheimer) an die Seite.

Im Hinblick auf die Symptomatologie ist erwähnenswert, daß POSPELOW 1886 das Aussehen der atrophischen Hautpartien mit dem zerknitterten Zigarettenpapiers verglichen hat; v. NEUMANN (1897) schrieb, die Oberfläche sei wie bei einem Bratapfel. Diese Vergleiche werden bis heute zur Charakterisierung eines Teils der Hautveränderungen herangezogen. Auf Knotenbildungen, „fibroide Knoten", machten HERXHEIMER (1905) und OPPENHEIM (1907) aufmerksam. Verhärtungen des Gewebes, ähnlich denen bei der Sklerodermie, erwähnten RUSCH (1906) und OPPENHEIM (1906). Daß diese Veränderungen nicht einer echten Sklerodermie entsprechen, haben OPPEN-

HEIM (1910) und EHRMANN u. FALKENSTEIN (1925) nachgewiesen. Den Ulnarstreifen beschrieben HERXHEIMER u. HARTMANN (1902), LEHMANN (1902) und später viele andere mehr. Knochenatrophien und Gelenkveränderungen brachten JESSNER u. LÖWENSTAMM (1924) mit der Acr. chron. atr. in Verbindung. Lymphknotenvergrößerungen fielen schon KAPOSI (1897) und NEUMANN (1898) auf. EHRMANN (1913) fand histologisch eine regionäre Lymphangiitis. HAUSER wies erstmals 1955 eine regionäre Lymphknotenbeteiligung nach und berichtete 1952 über Knochenmarksveränderungen in Form einer Hyperplasie der plasmacellulären Elemente. STRANDBERG (1928) und THYRESSON (1949) stellten eine erhöhte Blutsenkungsgeschwindigkeit fest, doch lehnte DANDA (1962) hierfür einen Zusammenhang mit der Acr. chron. atr. ab. Eine Verschiebung in den Eiweißfraktionen des Serums zeigte KOSKIMIES (1949 und 1953) auf.

Bereits TOUTON (1886) betonte, daß die Erkrankung nicht angeboren, sondern erworben ist, und KAPOSI (1897) hob hervor, daß es sich bei den einschlägigen Fällen um eine Dermatitis mit Ausgang in Atrophie handelt. Ein infektiöses Agens vermutete späterhin EHRMANN (1913). Anlaß für eine neue intensive Diskussion der Ätiologie bildete dann die Entdeckung der Penicillinwirkung auf die Acr. chron. atr. durch NANNA SVARTZ im Jahre 1946. Die Bestätigung der Infektionstheorie und der Übertragbarkeit scheint dann GÖTZ (1954) gelungen zu sein. Als Übertragungsmodus diskutierte HAUSER (1955) Zeckenbisse.

2. Klinisches Bild

Ihrem Wesen nach ist die Acr. chron. atr. eine chronische Erkrankung (OPPENHEIM, 1931; BRÜHNAUER, 1935). Sie beginnt oft unbemerkt, gar nicht so selten kommt es jedoch zu erheblichen Beschwerden, die im einzelnen noch später geschildert werden. Die ersten Hautveränderungen bestehen in hellroten, fleckförmigen Effloreszenzen. Diese vergrößern sich und breiten sich langsam über die angrenzenden Hautpartien aus. Sie folgen dabei bevorzugt der Längsrichtung der Extremitäten. Schließlich bilden sich netzartige oder streifige Zeichnungen oder flächenhafte Herde heraus. Zunehmend wechselt die Färbung ins livid-rote. Die betroffenen Gebiete können ödematös geschwollen sein und eine feine Schuppung aufweisen; ihre Konsistenz ist dann teigigweich. Bald folgt den entzündlichen Veränderungen eine Atrophie des Corium und der Epidermis nach. Die Oberfläche fühlt sich nun zart und seidenweich an, sie läßt sich zu feinen Falten runzeln ("zerknittertes Zigarettenpapier"). Die spontane Faltenbildung besonders über den Streckseiten der Gelenke folgt den Langerschen Spaltlinien der Haut ("bratapfelartiges Aussehen").

Die gesamte Cutis und Subcutis wird verdünnt; Venen, Sehnen und die anderen unter ihr liegenden Organe sind klar zu erkennen. Sie verliert ihre Elastizität und hängt teils schlaff an den Extremitäten herunter. Aufgehobene Falten glätten sich nur langsam (Abb. 1).

Die Schweiß- und Talgsekretion ist oft erloschen. Das Haarkleid ist gelichtet, oder es fehlt ganz. Pigmentverschiebungen kommen vor. Durch Zerstörung und Schwund der Mm. arrectores pilorum ist die Gänsehautbildung unmöglich (ELLIOT, 1895; BRONSON, 1895; RIEDEL, 1895; COLOMBINI, 1899; HELLER, 1900; KRYSTALOWICZ, 1901; DIETZ, 1902; FINGER u. OPPENHEIM, 1910 u. a.).

Eine Variante der Acr. chron. atr., die maculös-anetodermatische Form, zeichnet sich durch eine Vielzahl gleichartiger, aber kleiner rundlicher Eryhteme aus, die später

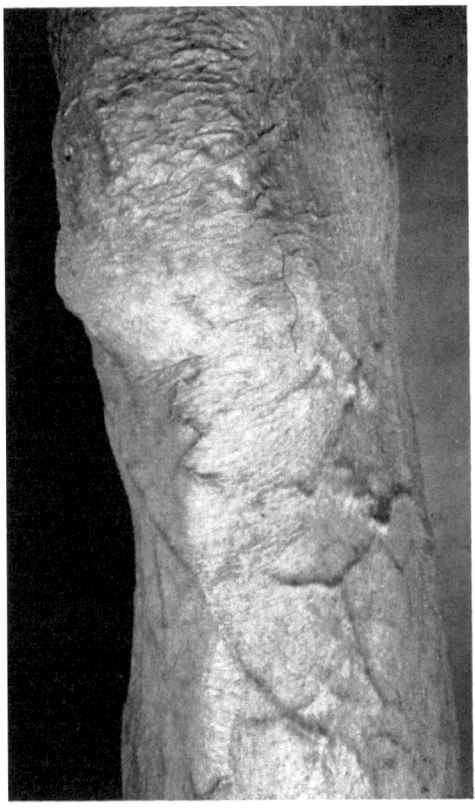

Abb. 1. Atrophisches Stadium der Acr. chron. atr. Patella-Region

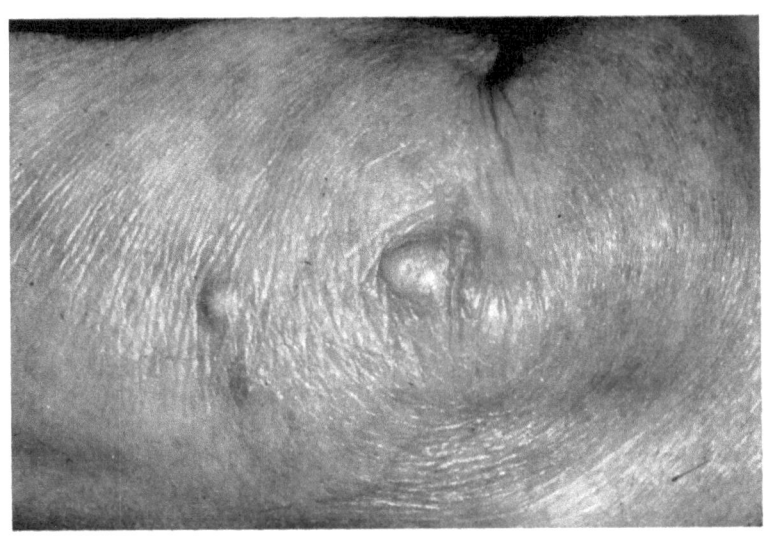

Abb. 2. Fibroide Knoten bei Acr. chron. atr.

in Atrophie übergehen. Sie wurde wohl zuerst von JADASSOHN (1891) und von PELLIZZARRI (1894) beschrieben. Sie kommt seltener isoliert vor, meist in Kombination mit den bereits erwähnten Veränderungen (FINGER u. OPPENHEIM, 1910).

Als charakteristisches und häufig beobachtetes Symptom wurde von den meisten Autoren der sog. *Ulnarstreifen* hervorgehoben (HERXHEIMER u. HARTMANN, 1902; RUSCH, 1906; FINGER u. OPPENHEIM, 1910; JESSNER u. LÖWENSTAMM, 1924 u. a.). Er findet sich nach HAUSER (1958) ungefähr bei jedem vierten, nach KAFKA (1953) und nach DONNERMANN u. HEITE (1959) bei jedem sechsten Patienten. Es handelt sich dabei um in Streifen geordnete Gewebsverdichtungen und Infiltrate, die auf der Unterlage mitunter fest anhaften. Dieser Streifen zieht sich an der Ulna entlang, seltener sieht man ähnliche Veränderungen im Bereich der Tibia (Tibiastreifen). Das erkrankte Gewebe geht schließlich auch in ein atrophisches Endstadium über. Ebenso häufig wie der Ulnarstreifen sollen *fibroide Knoten* vorkommen (nach KAFKA jedoch nur in knapp 8 %, nach DONNERMANN u. HEITE in 12 %). Diese derben, rundlichen Neubildungen treten gerne symmetrisch in Gelenknähe innerhalb der befallenen Hautpartien in Erscheinung und sitzen einzeln, in Gruppen oder hintereinandergereiht (Abb. 2). Mehr flächenhaft stellen sich die sklerodermatischen (JESSNER, 1921) oder pseudosklerodermatischen (EHRMANN, 1922) Veränderungen dar. Sie werden bei knapp ein Fünftel der Kranken gesehen. Die Haut ist in diesem Bereich nicht schlaff, sondern ganz im Gegenteil gespannt, gelbweiß glänzend, verdickt und läßt sich nicht runzeln. Fortschreitende Schrumpfung dieser Hautbezirke kann zu Kontrakturen in den Gelenken führen. Lange Jahre zog sich der Streit hin, ob diese Veränderungen als besondere Gewebsreaktionen im Rahmen der Acr. chron. atr. aufgefaßt werden müssen oder ob den entsprechenden Fällen eine Kombination mit einer echten Sklerodermie zugrunde liegt. Nach OPPENHEIM (1910, 1931) und EHRMANN u. FALKENSTEIN (1925) jedoch erlaubt das histologische Bild eine exakte Analyse und sichere Unterscheidung. Dennoch sind bis in die jüngste Zeit hinein viele Patienten vorgestellt worden, die angeblich Symptome beider Erkrankungen geboten haben (WERTHER, 1925; HART-DRANT, 1924; KANOKY u. SUTTON, 1909; OSTROWSKI, 1929; SCHRAMECK, 1913; ROSTENBERG, 1921). Kürzlich hat WINTER (1964) diese Frage anhand eines Falles wieder diskutiert, bei dem er histologisch die typischen Veränderungen der Acr. chron. atr. wie der Sklerodermie fand. Wenn also echte Kombinationen offenbar vorkommen, so muß man doch im allgemeinen sehr zurückhaltend mit einer solchen Diagnose sein. Die Abgrenzung der Acr. chron. atr. gegenüber der Sklerodermie spielt insofern auch für den Neurologen eine Rolle, als manche Patienten mit Sklerodermie gleichfalls deutliche Zeichen einer peripheren Nervenschädigung bieten (eigene unveröffentlichte Ergebnisse), worauf in dieser Arbeit noch hingewiesen wird.

Die Verteilung der Hautveränderungen bei der Acr. chron. atr. über die Hautoberfläche ist eine besondere. Wie DONNERMANN (1959) und HAUSER (1958, 1962) hervorheben ist der Primärherd ganz überwiegend an einer einzigen Extremität lokalisiert. Noch rund ein Viertel der Patienten HAUSERs und 60 % der von DONNERMANN analysierten Fälle wiesen in späteren Krankheitsstadien, manchmal nach jahrzehntelangem Verlauf, Hautveränderungen nur an einem Arm oder einem Bein auf (siehe auch A. JORDAN, 1930). Bei der Mehrzahl werden jedoch mit der Zeit annähernd symmetrische Abschnitte der kontralateralen Extremität oder gar alle 4 Extremitäten befallen. Seltener sieht man Arm und Bein der gleichen Seite erkrankt, sehr selten wird die gesamte Hautoberfläche einbezogen (siehe DONNERMANN, 1959;

OPPENHEIM, 1931; JORDAN, 1930; COLOMBINI, 1899 u. a.). Ganz offensichtlich bevorzugt die Acr. chron. atr. als Sitz die Streckseiten der Extremitäten: Ellbogen, Ulnarseite der Vorderarme, Handrücken, Streckseite der Finger, Patellaregion, Tibiagegend
und Fußrücken. Gerade die Veränderungen an Knien und Ellbogen — wobei es sich
nur um kleinere Herde zu handeln braucht — sind so häufig, daß der erfahrene
Dermatologe sein besonderes Augenmerk hierauf richtet. Fingerspitzen und Zehen,
Fußsohlen und Handinnenfläche bleiben eigentlich regelmäßig ausgespart. Die Beteiligung des Gesichtes kommt vor, ist indessen nicht häufig (4 von 66 Fällen JESSNERs
u. LÖWENSTAMMs, 1924; 5 der 234 Fälle HAUSERs, 1955); aber auch dann sind die
eigentlichen Akren (Nasen und Ohren) meist frei. Dieses besondere Verhalten
hat OPPENHEIM (1931) bewogen, anstelle der Bezeichnung „Akro"dermatitis von
„Arthro"dermatitis zu sprechen.

Die Neigung der Hautveränderungen, sich längs der Extremitäten auszudehnen,
besonders aber die eigentümliche Lage des „Ulnarstreifens" gab wohl Anlaß für die
von einzelnen Autoren vertretene Ansicht, die Acr. chron. atr. breite sich innerhalb
der von bestimmten Rückenmarkssegmenten sensibel versorgten Hautareale aus
(SIMON, 1927; MEMMESHEIMER, 1931; WOSYKA, 1932). Besonders von KRÖBER (1956)
und nach ihm von BOMMER u. STOLP (1960) wurde diese Auffassung jüngst wieder
vertreten. Beide glauben, daß für die Lokalisation der Acr. chron. atr. eine Irritation
bestimmter Wurzeln durch Wirbelsäulenveränderungen maßgebend sei. Bisher konnten jedoch dafür keine wirklich überzeugenden Befunde beigebracht werden. Auf die
Einwände gegen diese Vorstellung wird später noch einzugehen sein.

Die Frage, ob sich im Verlauf der Acr. chron. atr. Veränderungen an Knochen und
Gelenken ausbilden können, hat nach dem letzten Krieg durch die gutachterliche
Tätigkeit eine gewisse Bedeutung erlangt. Gleichzeitig ist sie aber auch im Hinblick
darauf von Interesse, inwieweit der Krankheitsprozeß die tieferen Gewebe schädigt.
Einfache *Knochenatrophien* wurden mehrfach beschrieben (JESSNER, 1922; JESSNER u.
LÖWENSTAMM, 1924; GOUGEROT u. ELLIASCHEFF, 1932). OPPENHEIM (1931) weist in
diesem Zusammenhang ausdrücklich darauf hin, daß es sich bei entsprechenden Be-
funden nicht um Inaktivitätsatrophien handeln könne, da immer nur einzelne
Knochen des jeweiligen Extremitätenabschnittes Entkalkungen zeigten. Andere Auto-
ren haben Gelenkerkrankungen im Sinne einer Arthritis oder Arthrose gefunden
(MEIROWSKI, 1921; FREUND, 1930; ALMKVIST, 1931; WEISZ, 1931; HÖVELBORN, 1931;
JADASSOHN, 1931; SWEITZER, 1935). Besondere Erwähnung verdient die Publikation
NOBLs (1924) — es handelte sich um eine Sudeck-Kiehnböcksche Knochenatrophie —
wie auch der 1926 von PIORKOWSKI vorgestellte 53jähr. Kutscher, der eine Atrophie
der Handknochen mit gleichzeitigen periostitischen Auflagerungen hatte. GANS u.
LANDES (1952) fanden in ihrem Fall die Acr. chron. atr. mit einem chronischen
Gelenkrheumatismus kombiniert und sprachen von einer Acr. chron. „arthropathica".
Auf Grund seiner eigenen großen Erfahrung rät HAUSER (1958) indessen zur Vor-
sicht in der Beurteilung dieser Frage. Er gibt zu bedenken, daß besonders ältere
Menschen an Acr. chron. atr. erkranken, welche auch unabhängig von der Hautkrankheit häufig arthrotische Gelenkveränderungen und Knochenentkalkungen zeigen. An Patienten, bei denen das dermatologische Leiden nur an einer Extremität
lokalisiert war, konnte er röntgenologisch immer symmetrische Knochenveränderun-
gen nachweisen — also auch an der nicht befallenen Extremität! —. Pathologische
Befunde an der Wirbelsäule stellen LIEBNER (1930), BOMMER (1953), KRÖBER (1956)

und BOMMER u. STOLP (1960) heraus. MARCHIONINI (1953) macht hiergegen den gleichen Einwand geltend, den HAUSER gegen die sonstigen Skeletveränderungen erhebt: nämlich das Alter mit den bekannten Abnützungserscheinungen an der Wirbelsäule. Durch vergleichende Untersuchungen verschiedener Patientengruppen konnte POHL (1957) MARCHIONINIs Auffassung bestätigen. Er kam zu der Überzeugung, daß Wirbelsäulenveränderungen keine bestimmende Rolle für die Acr. chron. atr. spielen. Die Ansichten sind also noch keineswegs einheitlich, doch dürfte den systematischen Untersuchungen HAUSERs und POHLs die größere Beweiskraft zukommen. Wir selbst sahen jedoch einen Fall, bei dem alle Forderungen HAUSERs für die Anerkennung eines Zusammenhanges zwischen Haut- und Gelenkleiden erfüllt waren (HOPF u. KLINGMÜLLER, 1965).

3. Die Acrodermatitis als Allgemeinerkrankung

In den Demonstrationen und Mitteilungen einschlägiger Fälle wurde schon in der älteren Literatur immer wieder eine Vergrößerung der Lymphknoten, sei es an der erkrankten Extremität, sei es generalisiert, erwähnt. Erst HAUSER (1955) aber hat systematisch nach Lymphknotenveränderungen gesucht und die Beteiligung des regionären drainierenden Lymphsystems nachgewiesen. Desgleichen fand er (1952 und 1955) bei der Mehrzahl seiner Patienten eine Vermehrung der Plasmazellen sowie der lymphoiden und der eosinophilen Zellformen im Knochenmark. Die gleichen Befunde wurden von KUHN (1952), FOELSCHE (1955) und KUHN u. KIESSLING (1957) erhoben. Besonders die Plasmazellenvermehrung erscheint im Hinblick auf die wahrscheinlich antikörperbildende Funktion dieser Zellen bemerkenswert. Eine Eosinophilie im Blut wurde ebenfalls gelegentlich beschrieben (NOBL, 1923; MIESCHER, 1942; MONCORPS, 1947; KUHN, 1952; BOLOGA u. SONNENSCHEIN, 1959). Weiterhin fiel schon früh auf, daß Patienten mit einer Acr. chron. atr. eine erhöhte Blutkörperchensenkungsgeschwindigkeit hatten (STRANDBERG, 1928). THYRESSON (1949) und KOSKIMIES (1953) sahen sie in 70%, HAUSER (1958) in 87%, KRAUS (1957) in 80% ihrer Fälle beschleunigt. HAUSER und FUNK u. KRÖBER (1957) stützten sich u. a. besonders auch auf dieses Symptom, als sie die Acr. chron. atr. eine Allgemeinerkrankung nannten. 1962 glaubte jedoch DANDA aus einer statistischen Analyse schließen zu können, daß die Senkungsbeschleunigung ein reiner Zufallsbefund sei, der auch bei allen anderen Patienten in dieser Altersgruppe angetroffen werde. Aus seiner Arbeit geht jedoch nicht hervor, ob seine Patienten einer eingehenden allgemeinen klinischen Untersuchung unterworfen wurden in der Weise, wie es HAUSER in jedem Einzelfall getan hat, um mögliche andere Ursachen einer erhöhten Blutsenkung auszuschließen. Zum anderen hat DANDA nicht berücksichtigt, daß unter Penicillin mit der Besserung des klinischen Bildes auch die Senkungs-Beschleunigung zurückgeht (KOSKIMIES, 1953; HAUSER, 1955). Unter diesem Blickwinkel jedoch verlieren die Einwände DANDAs an Gewicht.

Die Beschleunigung der Blutsenkungsgeschwindigkeit gibt indessen nur einen Hinweis auf eine veränderte Zusammensetzung der Bluteiweißkörper. KOSKIMIES u. Mitarb. (1949) fand bei zweien von zehn Patienten eine positive Takata-Ara-Reaktion, bei neun einen positiven Thymoltest und bei drei erhöhte Diastasewerte im Urin. Sie meinen, daß diese Veränderungen nicht Folge einer parenchymatösen Hepatitis sind. 1953 berichtete KOSKIMIES über 57 Pat., von denen 63,2% einen positiven Thymol-Test hatten und gleichzeitig eine eindeutige γ-Globulinvermehrung (siehe auch Kuhn, 1952; Knoth, 1958). Hauser sah bei Patienten mit einer Erhöhung der Erythrocytensenkungsgeschwindigkeit ebenfalls eine Vermehrung der γ-Globuline oder der α-Globulinfraktion sowie eine Verbreiterung des Weltmann-Coagulationsbandes. Er konnte ferner eine Parallelität im Auftreten von Blutsenkungserhöhung, Serum-Eiweißverschiebung und plasmacellulären Infiltrationen in Haut und Knochenmark aufzeigen. Funk und Kröber (1957) kamen zu einem ähnlichen Ergebnis. Auch immuno-elektrophoretisch gesehen sind pathologische Befunde erhoben worden: Erhöhung der β_2M-Globuline und der α_1- und α_2-Fraktionen (Herrmann, 1961; Brehm, 1963). Makroglobuline im Serum fanden Cleve u. Schwick (1957).

4. Vorkommen der Acrodermatitis chronica atrophicans

Die Acr. chron. atr. zeigt eine eigenwillige Geschlechtsverteilung. Schien es zunächst noch, als ob mehr Männer als Frauen erkrankten (Herxheimer u. Hartmann, 1902), so wurde später eindeutig ein Überwiegen des weiblichen Geschlechts festgestellt. Die Analyse größerer Patientenzahlen ergab, daß 60—80% Frauen sind (A. Jordan, 1930; Gottron, 1938; Kafka, 1953; Hauser, 1955; Donnermann u. Heite, 1959). Dieses Überwiegen der Frauen ist eigenartig und hat bisher noch keine plausible Erklärung gefunden.

Gelegentlich wurde die Acr. chron. atr. bei mehreren Angehörigen der gleichen Familie festgestellt. Hauser (1955) fand beispielsweise ein familiäres Auftreten bei zwei von seinen 234 Pat., Gottron (1938) dreimal unter 431 Fällen. 1947 bei einer Demonstration konnten Mutter und Tochter, beide mit einer Acr. chron. atr. vorgestellt werden. Bosnjakovic (1941) berichtete über eine gleichzeitige Erkrankung zweier miteinander verwandter Personen. Gilman (1935) und Oertel (1952) sahen Mutter, Tochter und Sohn, Brünauer (1933) und Perschmann (1954) Mutter und Tochter, Ludy (1945) Großmutter und Enkelin, Nikolsky (1897) und Ludwig (1954) zwei Geschwister, die gleichzeitig dieses Hautleiden hatten. Am bemerkenswertesten ist wohl die Mitteilung von Rasch (1931), der 3 Geschwister, deren Vater und Mutter (die wiederum Vetter und Base waren) und eine Schwester des Vaters erkrankt fand. Dennoch sind diese seltenen Beobachtungen nicht geeignet, in irgend einer Weise hereditäre Momente annehmen zu lassen.

Nach den größeren Statistiken liegt der Krankheitsbeginn am häufigsten zwischen dem 3. und 4. Lebensjahrzehnt (Finger u. Oppenheim, 1910; Jessner u. Löwenstamm, 1924; Oppenheim, 1931; Donnermann u. Heite, 1959). Doch sind Erkrankungen vor dem 20. Lebensjahr keineswegs Ausnahmen. Kafka gibt 10,8% für diese Altersgruppe an (1953). Unter den Patienten Hausers (1955) waren es 7, unter denen von Pirilä (1951) 6, die als Jugendliche erkrankten. Rusch (1906) sah 7 Pat. zwischen 10 und 30 Jahren. Gottron (1938) und Nikulin (1896) erwähnen 9jährige Kinder, Piantoni u. Ferrari (1938) einen 5 Monate alten Säugling. Die Patienten von Ohmann-Dumesnil (1890) und Zinsser (1894) waren 7½ Jahre alt, von Pick (1900) 5 Jahre, von Kerl (1920) 10 Jahre alt. Über ein 11jähriges Kind berichtete Pick (1903), über ein 12jähriges Gottron (1939), über 13jährige Kinder Neumann (1897), Szenkiralyi (1936), Gottron (1939) und Finger u. Oppenheim (1910). 14 Jahre alt waren die Patienten von Beuermann u. Gougerot (1905) und von Thimm (1906), 15 Jahre alt die von Bechert (1900), Herxheimer u. Hartmann (1902) und Payot (1904), 17 Jahre die von Habermann (1927), 19 Jahre die von

PERSCHMANN (1954). Man sieht also, daß die Acr. chron. atr. zwar bestimmte Alters-gruppen bevorzugt, daß aber ihr Beginn in jeder Lebensperiode, auch im jugend-lichen Alter, liegen kann.

EHRMANN u. FALKENSTEIN (1925) war schon aufgefallen, daß die meisten Patien-ten mit diesem Hautleiden in der Landwirtschaft tätig waren oder vergleichbaren Berufsgruppen entstammten. Erst HAUSER (1955) hat diese Frage wieder aufgegriffen und an 234 einschlägigen Fällen aus der Universitäts-Hautklinik Würzburg ein-drucksvoll bestätigen können. 204 Patienten gehörten der Landbevölkerung an, allein 53 gaben als Beruf Landwirt oder Bauersfrau an. Demgegenüber kamen nur 11 Pat. aus der Stadt Würzburg. GOTTRON (1938) fand, daß 25 % seines Krankengutes in den ländlichen Bezirken der Umgebung Berlins wohnten. Diese Beobachtungen lassen an lokale Besonderheiten denken. Doch ehe wir näher darauf eingehen, wollen wir die grobe geographische Verteilung der Acr. chron. atr. kurz beleuchten. Wir beziehen uns dabei auf die Angaben von HAUSER (1955), KOCH (1956) und DANDA (1963).

Relativ häufig ist die Acr. chron. atr. in Westdeutschland, in Ostdeutschland, in der Tschechoslowakei, in Österreich und auch noch in Polen, der Schweiz, Sowjet-rußland sowie in Finnland. In Rumänien, Jugoslawien, Ungarn, Norwegen, Schwe-den und Dänemark wird sie weniger oft gesehen. Holland, Belgien und Frankreich, Spanien und Portugal, Italien, Bulgarien und die Länder des Nahen Ostens hatten

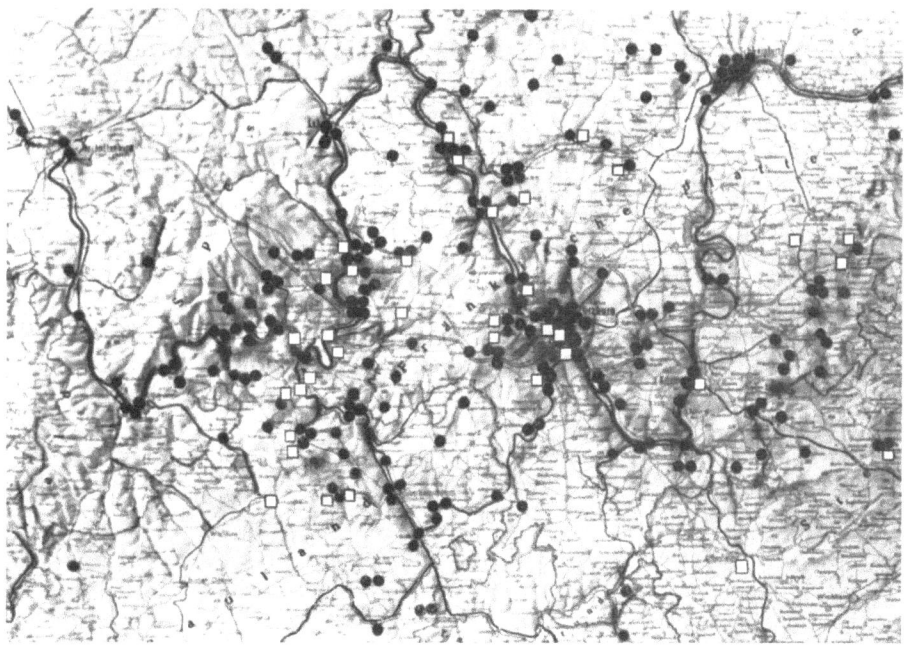

Abb. 3. Karte des Main-Dreiecks und Main-Vierecks. Eingetragen sind die Wohnorte der Patienten mit Acr. chron. atr. und Erythema chronicum migrans, die in der Zeit von 1956 bis 1964 in der Univ.-Hautklinik Würzburg behandelt wurden

auch in den Jahren nach dem Kriege eine außerordentlich niedrige Frequenz. Auf dem amerikanischen Kontinent (USA, südamerikanische Staaten), in Asien, Südafrika und Australien wurden nur vereinzelt Fälle diagnostiziert, bei denen es sich meistens noch um Einwanderer aus anderen Ländern oder um Soldaten und zurückgekehrte Kriegsgefangene handelte: siehe dazu die Mitteilungen von TOURAINE (1950), TZANCK, SIDI und HINCKY (1950) aus Frankreich, von BABES (1937) aus Rumänien, von EREL (1937) aus der Türkei, von SCHEER (1924), HART-DRANT (1925), ALDERSON (1932), WISE (1934), SWEITZER u. LAYMON (1935), EPSTEIN (1941), MONTGOMERY u. SULLIVAN (1945) und schließlich ROSENFELD (1956) aus den USA, von PIERIM u. NOTTENBOHM (1936) aus Argentinien. Bemerkenswert ist auch, daß beispielsweise in einem so großen Land wie Indien dieses Hautleiden praktisch nicht gesehen wird. In diesem Zusammenhang gibt HAUSER (1955) zu bedenken, daß die Verbreitung der Acr. chron. atr. mit der des Holzbockes (Ixodes ricinus) übereinstimme. Eine mehr landschaftsgebundene Verteilung ist aus anderen Mitteilungen abzulesen. So berichtete E. HOFFMANN (1925), die Acr. chron. atr. sei besonders unter den Weinbauern des Mosel- und Rheingau-Weingebietes häufig, WEIS (1936) betont die hohe Erkrankungsziffer in und um Straßburg und LUDY (1954) erwähnt, daß eine ganze Gruppe von Patienten aus der unmittelbaren Umgebung des Ortes Alsace stammte. Nach DANDA (1963) kommt dieses Hautleiden gehäuft in den feuchten Landstrichen der Waag vor. Eine ziemlich gleichmäßige Verteilung um Giessen herum stellte KAFKA (1953) fest. Die Wohnorte der in Würzburg behandelten Patienten mit Acr. chron. atr. sind auf der nebenstehenden Karte eingetragen (Abb. 3). Wir wurden hierbei großzügigerweise durch die Universitäts-Hautklinik Würzburg unterstützt, die uns die gewünschten Angaben freundlichst zur Verfügung stellte (siehe SCHALTENBRAND u. Mitarb., 1965). Es fällt auf, daß die meisten Patienten in den Niederungen des Maintales wohnten. Eine Aufschlüsselung nach Bevölkerungsdichte wurde nicht vorgenommen.

Bemerkenswert ist noch die Zunahme der Erkrankungsfrequenz in den letzten Jahren. Übereinstimmend und wohl unabhängig voneinander fanden GABRIEL (1952), KAFKA (1953), JAHRMANN (1953) und DANDA (1963) eine auffällige Zunahme der Erkrankungen in den Jahren 1950—1952. Nach den Kurven, die DANDA anhand der Ergebnisse seiner Umfrage gezeichnet hat, hat es den Anschein, als ob die Häufung in der Tschechoslowakei und der Bundesrepublik beginnend, einerseits nach Osten über Ostdeutschland und Polen nach Rußland weiterlief, andererseits sich nach Österreich fortsetzte. 1957/58 war demgegenüber eigentlich in allen Ländern wieder ein Rückgang zu verzeichnen.

5. Histologie

Die grundlegenden Charakteristica des histologischen Bildes der Acr. chron. atr. sind die Atrophie der Haut, die entzündlichen Infiltrationen im Corium und der Schwund des elastischen Fasernetzes. Die ersten beiden Punkte werden schon von BUCHWALD (1883) und POSPELOW (1886), der letztere von COLOMBINI (1899) hervorgehoben. Im Stadium der Entzündung sieht man im Stratum papillare und subpapillare teils ausgedehnte Infiltrate, die aus Plasmazellen, Rundzellen auch aus Mastzellen oder histiocytären Elementen zusammengesetzt sind. Die Infiltrationen sind in den oberflächlichen Schichten mehr diffus gelagert, in den tieferen bilden sie Knötchen. Nachdem die Infiltrationen längere Zeit bestanden haben, kommt es zur Atrophie des Corium, die kollagenen Fasern bilden schmale gestreckte Bündel oder erscheinen verquollen und homogenisiert. Die elastischen Elemente verklumpen, wirken wie fragmentiert oder scheinen vollständig aufgelöst zu sein, was besonders gut im Bereich der Infiltrate zu erkennen ist. Im Stadium der Atrophie ist die Epithel-Cutis-Grenze abgeflacht, glatt, die Papillen sind verschwunden. Die Basalzellen können kubische Form annehmen oder auch normales Aussehen haben. Die Malpighischicht erweist sich als deutlich verschmälert, es bestehen noch wenige Zellagen abgeplatteter Stachelzellen. Das Stratum lucidum und granulosum fehlen in den meisten Fällen. Die Hornschicht kann verdünnt, aber auch hyperkeratotisch verändert sein.

Die Muskelfaserschicht der Haut war in dem Fall POSPELOWs vorzüglicher Sitz der Infiltrate, die muskulären Elemente selbst waren weitgehend zerstört. In den meisten Mitteilungen werden Atrophien der Haarfollikel, Talg- und Schweißdrüsen beschrieben. Veränderungen an den Blutgefäßen sollen nach OPPENHEIM (1931) nicht zu dem üblichen Bild der Acr. chron. atr. gehören, doch sind in vielen Fällen Intima-wucherungen an Arterien und Venen bis zur vollständigen Obliteration oder auch Thrombosierungen vorhanden gewesen (NEUMANN, 1896; NIKOLSKY, 1897; UNNA, 1900; KRYSTALOWICZ, 1901; DIETZ, 1902; HERXHEIMER u. HARTMANN, 1902; RUSCH, 1906; BECK, 1910; BERING, 1912; SENEAR u. WIEN, 1933; BRÜNAUER, 1935). Diese Gefäßalterationen, die also doch relativ häufig vorkommen, und die vornehmlich in den tieferen Anteilen der Cutis bzw. der Subcutis angetroffen werden, könnten Ursache zusätzlicher Symptome von seiten anderer Organe sein, wenn man sie nicht als ganz lokales Zeichen auffassen will. Andere Autoren wiederum — und sie sind in der Mehrzahl — erwähnen eine Weitstellung der Venen, die mitunter so erheblich sein kann, daß gefäßnaevusartige Gebilde zustande kommen (HELLER, 1900; RUSCH, 1906).

Auf den Zustand der Hautnerven wurde bislang nur vereinzelt geachtet. KLING-MÜLLER (1900) und RUSCH (1906) fanden keine sichtbaren histologischen Veränderungen. HELLER (1900) konnte mit seiner Färbemethode keine markhaltigen Nervenfasern darstellen und schließt daraus, diese seien atrophisch. Lediglich in dem Fall Nr. 20 von SCHWIMMER (1883) — von FINGER u. OPPENHEIM als Acr. chron. atr. angesehen — waren sichere regressive Veränderungen an den peripheren Nerven nachweisbar. WIEDMANN (1955) beschrieb Veränderungen an den terminalen Hautnerven.

Die fibroiden Knoten zeichnen sich im histologischen Bild durch vermehrtes, in Zügen gelagertes Bindegewebe aus. Zwischen den bindegewebigen Strängen sind reichlich entzündliche Infiltrate, wiederum aus Plasmazellen und Rundzellen bestehend, eingelagert. Die elastischen Fasern fehlen auch hier, oder sie sind doch stark reduziert, können aber in der Umgebung dieser knotigen Bildungen auch dichter stehen. Dieses Bild läßt nach EHRMANN u. FALKENSTEIN (1925) eine sichere Abgrenzung gegenüber echten Fibromen zu. Am Rande der Knoten sind die Gefäße meist erweitert, innerhalb der zentralen Teile oft thrombosiert oder durch Intimawucherungen verschlossen. Die sklerodermatischen Platten werden durch Verdickung der Cutis hervorgerufen. Das Bindegewebe lagert sich in parallelen Schichten oder in Säulenform zwischen und um die Venen herum bis zur Epidermis hin. Anfängliche Infiltrate in den Spalten werden später resorbiert und durch ödematöse Flüssigkeit ersetzt, die auch das wachsgelbe Aussehen der Haut bedingt.

6. Tumorbildungen bei der Acrodermatitis chronica atrophicans

Die geläufigsten tumorartigen Neubildungen bei der Acr. chron. atr., die fibroiden Knoten, wurden schon besprochen. Darüber hinaus sind in Einzelfällen immer wieder andersartige Geschwülste auch Malignome beobachtet worden (siehe MARKWORT, 1931). Sarkome diagnostizierten BLASCHKO (1906), TÖRÖK (1910), KLAAR (1921), KYRLE (1921), KAUFMANN (1922), HERMAN (1929), SEYFERT (1934) und KNOTH (1958). BÄFVERSTEDT (1944) vermutet jedoch hinter den Fällen von KLAAR und KYRLE Lymphocytome. Carcinome scheinen häufiger auf den atrophischen Hautpartien zu entstehen (TRIMBLE, 1919; ARNDT, 1923; RASCH, 1926; WISE, 1927; BRÜNAUER, 1928; KRESSIN, 1930; KÖNIGSTEIN, 1931; LINDSAY, 1941; JUNCKER, 1956; JENTZSCH, 1959). In neuerer Zeit wird deswegen erwogen, ob die Hautatrophien bei der Acr. chron. atr. als Präcancerose anzusehen sind, etwa in der Art, wie es von der Seemannshaut bekannt ist. Fibroxanthosarkome beobachtete JESSNER (1922) in einem Fall. Von HERING (1956) wurde ein Sarkoid beschrieben.

Als gutartige Tumoren sind Xanthome (FELDMANN, 1932) und Lipome (SIMON, 1904; GAWLEWSKI, 1920; OPPENHEIM, 1931) zu erwähnen und auch die eigenartigen Tumorbildungen, die EBERT und SLEPYAN (1941) fanden. Auf die Häufigkeit der Lymphocytome bei der Acr. chron. atr. hat BÄFVERSTEDT aufmerksam gemacht. Zahlreiche entsprechende Beobachtungen sind seither mitgeteilt worden. Hierher müssen nach BÄFVERSTEDT auch Fälle gerechnet werden, die als Leukämie bei Acr. chron. atr. aufgefaßt wurden (FREUND, 1931; GOTTRON, 1938, 1940).

7. Ätiologie

Viele der früher aufgestellten Theorien über die Ätiologie der Acr. chron. atr. besitzen heute nur noch geschichtliches Interesse. So glaubten beispielsweise OPPENHEIM (1931), A. JORDAN (1930) und LÖWENFELD (1932) an eine angeborene Schwäche des elastischen Gewebes. Konstitutionelle „endogene" Gefäßanomalien diskutierte MONCORPS (1926). An Störungen der Genitalfunktion dachten TEMESVAR (1895), HOLDER (1899), BÄUMER (1904), THIMM (1906), RUSCH (1906), SCHRAMECK (1913), PICK (1926), LIEB (1926), JESSNER (1927), OPPENHEIM (1931) und andere. Eine hypophysäre Dysfunktion vermuteten HERNSTEIN (1923), PAZSCHKE (1923), WERTHEIM (1926), FUSS (1927), LENGYEL (1929), HABERMANN u. KUTSCH (1930), BRUHNS (1930), MARKWORT (1931) und FREUND (1931). Schilddrüsenerkrankungen schuldigten COLE (1930), STEFFENS (1931), BEZECNI (1933), MARKUSSEN (1937), LINSER (1938), SCHREIBER (1938) und DOBAS (1939) an. FÖLDES (1938) und WILHELM (1935) meinten, einen Zusammenhang mit Veränderungen der Parathyreoidea-Funktion herausgefunden zu haben. Physikalische Einflüsse, wie Kälte, Erfrierungen, auf der anderen Seite auch Hitze, wurden vielfach als auslösendes Agens erwogen (COLOMBINI, 1899; POSPELOW, 1896; HERXHEIMER u. HARTMANN, 1902; ROSTENBERG, 1921; OPPENHEIM, 1931; DÖRFFEL, 1931; BUSCH, 1932; WEISSENBACH u. FERNET, 1939; THELEN, 1941; KOCH, 1956 u. a.). HAUSER wendet gegen diese Auffassung zu Recht ein, daß die Lokalisation der Erfrierungen wesentlich von der der Acr. chron. atr. abweiche, daß andererseits Erfrierungen so gut wie immer symmetrische Veränderungen zeigten gegenüber dem einseitigen Beginn der Acr. chron. atr. Auch sei während der Zeiträume vermehrter Temperatureinflüsse (Kriegszeiten) die Erkrankungsfrequenz nicht angestiegen. Traumen in der Anamnese betonten besonders MURRAY (1921), BALBAN (1924), EHRMANN und FALKENSTEIN (1925), GAWRILOVA (1928), RAPP (1931), STUMPFF (1938), VRJMANN (1943), CARRIE (1952) u. a.

Von bekannten Erregern sollten die Spirochaeta pallida oder der Hansensche Streptobacillus das Bild der Acr. chron. atr. hervorrufen können (PASINI, 1924;

GOLOMB u. FAJNGOLD, 1930; OPPENHEIM, 1931; DUCREY, 1932; PAUTRIER, 1933; GORDON, 1933; FÜLLENBAUM, 1934; BERNHARDT, 1935; GOLDSCHLAG, 1938; SCHAUMANN, 1943).

Auch auf die neurogene Theorie müssen wir kurz eingehen. NEUMANN (1896) faßte das Krankheitsbild der Acr. chron. atr. als „chronisch lenteszierende trophoneurotische Entzündung" auf. Er weist damit auf die Bedeutung der entzündlichen Veränderungen hin und meint, ihre Ursache liege in nervösen und trophischen Störungen. Diese Ansicht haben auch RIEDEL (1895), BECHERT (1900) und GROUVEN (1904) vertreten. PICK (1900) vermutete eine vasomotorische Neurose. Er war von den weitgestellten und gut sichtbaren Gefäßen beeindruckt und wollte eine Störung lediglich der Vasomotoren dafür verantwortlich machen. Auch HUBER (1900) meinte, daß es sich um eine Innervationsstörung der Gefäße handele. Aus dem Fortschreiten der Hautveränderungen von distal nach proximal schloß er auf einen peripheren Sitz der hypothetischen Nervenerkrankung. Obgleich H. HOFFMANN (1926) die Frage nach einer Erkrankung des vegetativen Nervensystems bei der Acr. chron. atr. untersucht hatte und zu keinem positiven Ergebnis gekommen war, haben AFIMOW u. MIRONENKO (1929) HAXTHAUSEN (1932) und NAKASHIMA (1934) diese Ansicht weiterhin vertreten, die übrigens schon MEIROWSKI (1921) geäußert hatte. Dies hatte zur Folge, daß man Therapieversuche mit Acetylcholininjektionen unternahm (AKIMA, 1935; SEELA, 1944; HOLZ u. LOHEL, 1948; ROSENKRANZ, 1949). E. HOFFMANN (1931) hat aus gleichen Überlegungen heraus das periarterielle Gewebe mit Kochsalzlösungen infiltriert. Versuche mit paravertebralen Alkoholinjektionen wurden von ALDERSON (1932) angestellt. Novocain benutzten TELLER (1950) und BOMMER u. Mitarb. (1950, 1953). Die verschiedenen Autoren berichteten auch über gewisse Erfolge. Dagegen zeigten Grenzstrangresektionen nach LERICHE keine Auswirkung auf die Hautveränderungen (PAUTRIER u. LERICHE, 1925; KARRENBERG, 1930). KARRENBERG sprach sich deshalb und auch aus anderen Gründen entschieden gegen eine sympathische Genese der Acr. chron. atr. aus.

LEVEN (1903), der feststellte, daß bei der Acr. chron. atr. Sensibilitätsstörungen auch in nicht von der Hautaffektion befallenen Partien angegeben wurden, knüpfte daran seine Überlegung, die Acr. chron. atr. entstehe auf neurotischer Basis, wobei er sich eine degenerative Neuropathie vorgestellt haben mag. KRÖBER (1956) und BOMMER u. STOLP (1960) schließlich glaubten eine Teilursache der Erkrankung in Irritationen der Nervenwurzeln gefunden zu haben. Alle diese Vorstellungen sind nicht unwidersprochen geblieben, sie lassen sich auch wohl nicht aufrecht erhalten. Schon HEUSS (1901) und später EHRMANN u. FALKENSTEIN (1925) schrieben, daß die neurogene Theorie etwas gekünsteltes und gezwungenes habe und daher abzulehnen sei.

Bereits 1902 deuteten HERXHEIMER u. HARTMANN das histologische Bild der Acr. chron. atr. als Ausdruck einer Entzündung und sprachen sinngemäß auch von einer Dermatitis. EHRMANN und FALKENSTEIN konnten sich auf die früheren Untersuchungen EHRMANNs 1913 stützen, der bei seinen Fällen eine lymphangiitische Ausbreitung feststellte. Beide Autoren haben sich 1925 für einen chronischen infektiösen Prozeß ausgesprochen. 1946 beobachtete dann SVARTZ, daß das Penicillin günstigen Einfluß auf die Acr. chron. atr. hatte. THYRESSON (1949) prüfte dies an einer größeren Krankenzahl nach und konnte es vollauf bestätigen. Dieser überraschende und gute therapeutische Effekt wurde von vielen Autoren als Beweis der infektiösen Genese ange-

sehen (MIESCHER, 1949; OLIN, 1949; TOURAINE, 1950; MARCHIONINI, 1951; GOU-
GEROT u. Mitarb. 1951; GÖTZ, 1952; LUDWIG, 1955 u. a.). Andere Befunde, die
danach zusammengetragen wurden (erhöhte BSG, Verschiebung der Eiweißkörper im
Serum) ließen THYRESSON (1949), KOSKIMIES (1949), PIRILÄ (1951), HAUSER (1955)
und FUNK u. KRÖBER (1957) ebenfalls eine entzündliche (Allgemein-)Erkrankung
annehmen.

Damit gewann die Suche nach den vermutlichen Erregern an Aktualität. KAHLE
(1942), GRÜNEBERG (1952) und LOHEL (1955) fanden bei der Acr. chron. atr. einen
positiven Ausfall der „Pallidareaktion". LOHEL glaubte sogar, den mutmaßlichen
Erreger auf Mäuse übertragen zu haben. MEINICKE (1957) jedoch wies nach, daß die
Befunde auf einer unspezifischen Eigenhemmung beruhten. Auch, so wendete MEI-
NICKE weiter ein, spräche die negative Wirkung von Salvarsan bei der Acr. chron. atr.
gegen eine Spirochätose (siehe auch LUDWIG, 1954). Die Serofarbtestreaktion nach
SABIN-FELDMANN ergab in 60—85 % der Acr. chron. atr.-Patienten positive Titer,
doch lassen diese Befunde eine bindende Aussage nicht zu (siehe HAUSER, 1955, 1958;
KRÖBER, 1956; KUHN und KIESSLING, 1957). Die Komplementbindungsreaktion auf
Toxoplasmose nach WESTPHAL war nur in sieben der 234 Fälle HAUSERs positiv.
Komplementbindungsreaktionen mit Psittakoseantigen, Lygranum und mit Q-Fieber-
Antigen fielen meist negativ aus, der Frei-Test war nur gering (unspezifisch) positiv,
Übertragungsversuche auf Laboratoriumstiere oder Zellkulturen gelangen nicht (GÖTZ
und NASEMANN, 1956). Diese Autoren schlossen daraus, sowie aus ihren licht- und
elektronenmikroskopischen Untersuchungen, daß ein Virus als ätiologisches Agens
sehr unwahrscheinlich sei.

An toxische Einwirkungen (Bakterientoxine, Fokalinfekt) dachten KRÖBER (1956),
PIRILÄ (1951) und BOLOGA u. SONNENSCHEIN (1959). Auch GÖTZ (1954) meinte, daß,
wenn auch anfänglich eine Infektion vorliege, späterhin toxische und allergische Faktoren hinzukämen. Diese Hypothese ist bislang noch nicht widerlegt worden. Wir
werden darauf noch zurückkommen.

Die ersten Übertragungsversuche stammen von OPPENHEIM (1931), welcher Serum
von Acr. chron. atr.-Kranken in gesunde Haut einspritzte und damit Atrophie erzeu-
gen konnte. FLESCH-THEBESIUS (1931) excidierte bei einem Patienten mit Acr. chron.
atr. die kranken Hautpartien und deckte den Defekt mit freien Hauttransplantaten.
17 Jahre später war die Erkrankung weder in der Umgebung der Exzisionsstelle
fortgeschritten noch hatte sie auf das Transplantat übergegriffen. Thiersch-Lappen
von kranker und gesunder Haut verpflanzte HAXTHAUSEN (1947). Er vertauschte
die Stücke gegeneinander und fand, daß die gesunden Hautstücke in kranker Umgebung erkrankten, daß aber die pathologisch veränderten Stücke in ihrer gesunden
Umgebung wieder unauffälliges Aussehen annahmen. Alle diese Befunde beweisen
nichts Schlüssiges gegen oder für die Infektionstheorie, wie bereits GÖTZ in seiner
eingehenden Besprechung ausgeführt hat. In einer Untersuchungsreihe mit gesunden
Versuchspersonen gelang es GÖTZ (1954, 1955) dann durch Implantationen Acr.-
chron.-atr.-kranken Gewebes in gesunde Haut eine andauernde Entzündung hervorzurufen, die große Ähnlichkeit mit dem Frühstadium der Acr. chron. atr. zeigte. CSOKA
u. SZODORAY (1960) vermochten die Versuche von GÖTZ nicht zu reproduzieren, doch
ließen sie sich überzeugen, daß ihre Versuchsanordnung nicht der von GÖTZ entsprach.

Einen Erreger der Acr. chron. atr. kennen wir also bis heute nicht. Nach allem,
was wir wissen, bleibt nicht mehr viel Raum für Spekulationen. Wenn man nicht

allergische oder toxische Ursachen annehmen will, erscheint ein Erreger, der zwischen den großen Viren und den Treponemen steht, am wahrscheinlichsten (Götz u. Nasemann, 1956).

8. Differentialdiagnose der Acrodermatitis chronica atrophicans

Zur Diagnose und Differentialdiagnose ist zu sagen, daß die Acr. chron. atr. auf Grund der ihr eigenen Hautveränderungen sowie der typischen Verteilung über den Körper erkannt werden kann. In zweifelhaften Fällen besteht darüber hinaus die Möglichkeit, die Diagnose anhand des histologischen Bildes zu sichern.

Fehldeutungen der Hautveränderungen führen gelegentlich zu Diagnosen, wie Erfrierung, Kreislaufstörung, Raynaudsche Krankheit. Von einigen Patienten hört man in der Tat, daß *Kälteschädigungen* dem Auftreten der Hautveränderung unmittelbar vorausgegangen seien. Solche Angaben waren ja auch der Anlaß, überhaupt eine thermische Genese der Acr. chron. atr. zu diskutieren (siehe Teil B 7., Seite 14). Es braucht hier nicht näher erläutert zu werden, daß allein schon lokalisatorische Gegebenheiten eine Abgrenzung erlauben. Diese Punkte hat Hauser (1955, 1958) immer wieder betont. Erfrierungen finden sich an den Akren, nämlich an Fingern, Zehen, Ohren und Nase. Gerade diese Partien aber bleiben von der Acr. chron. atr. gewöhnlich ausgespart, Erfrierungen pflegen symmetrisch aufzutreten, die Acr. chron. atr. dagegen beginnt meist einseitig. Von neurologischer Seite darf vielleicht in Vorwegnahme der später zu besprechenden neurologischen Komplikationen bei der Acr. chron. atr. daran erinnert werden, daß zwar Kälteneuritiden hin und wieder beschrieben worden sind. Die Kälteeinwirkung muß aber erheblich sein, und insgesamt gesehen sind derartige Fälle doch selten (Stiefler, 1915; Mayer, 1918; Scharfetter, 1925; Scheller, 1953).

Der *Morbus Raynaud* ist eine Erkrankung, die eigentlich nur die Finger befällt. Die cyanotische Verfärbung der Haut gibt möglicherweise Anlaß zu einer Verwechslung mit der Acr. chron. atr. Doch schon anhand der anamnestischen Angabe von krisenartigem Auftreten heftigster Beschwerden, z. B. nach Kontakt mit kühlem Wasser, ist die richtige Diagnose zu stellen. Erst in späteren Stadien bilden sich bleibende Ausfälle in Form von trophischen Störungen und Ulcerationen (Cassirer, 1912; Ratschow, 1949; Gagel, 1953). Auch hier wiederum sei auf die unterschiedlichen lokalisatorischen Merkmale beider Erkrankungen hingewiesen. Kribbeln und andere Paraesthesien kommen beim Raynaud vor, eigentliche neurologische Ausfälle gehören jedoch nicht zum klinischen Bild.

Werden die Veränderungen bei der Acr. chron. atr. als „Kreislaufstörungen" bezeichnet, so dürfte es sich um eine Verlegenheitsdiagnose handeln. Gar nicht so selten jedoch ist eine Acr. chron. atr. der Beine mit einem Status varicosus oder mit Ulcus cruris varicosum und chronischem Unterschenkelekzem kombiniert. In unserem Krankengut war das allein bei 11 Pat. der Fall. Die Hautveränderungen als Folge der chronischen Stauungsdermatose können dabei so im Vordergrund stehen, daß das andere Hautleiden übersehen wird.

Größer ist die Ähnlichkeit der Hauterscheinungen bei der Acr. chron. atr. mit denen der *Acrocyanose*. Dieses Leiden kann ebenfalls zu leichten trophischen Störungen der Haut und zu Sensibilitätsstörungen führen. Abgesehen davon, daß „Anfälle" fehlen, gleicht das Bild jedoch mehr dem Raynaud. Eine Lokalisation wie bei der

Acr. chron. atr. kommt praktisch nicht zustande. Gelegentlich wurde ein Übergang von Acrocyanose in Acr. chron. atr. beschrieben (KRÖBER, 1956; v. SEDLACEK, 1960).

BOMMER und STOLP (1960) berichteten, daß sie mit der Ratschowschen Lagerungsprobe bei 86 % ihrer Patienten Symptome peripherer, vorwiegend arterieller Durchblutungsstörungen gefunden haben. Sie fassen diese als funktionell auf, da sie sich nach erfolgreicher Therapie zurückbilden sollen. In diesem Zusammenhang sei noch einmal an den histologischen Befund organischer Veränderungen an den kleineren arteriellen und venösen Gefäßen bei der Acr. chron. atr. erinnert (siehe Teil B 5, Seite 13). Hierbei handelt es sich jedoch um einen lokalen Prozeß in den erkrankten Gebieten. Bei dem Ausmaß der gefundenen organischen Veränderungen an den Gefäßen ist eine Rückbildung kaum vorstellbar.

Weiter spielt die Abgrenzung gegenüber der *Erythromelalgie* eine Rolle. Dieses insgesamt gesehen recht seltene Krankheitsbild, welches MITCHELL (1872 und 1878) erstmals beschrieben hat, zeigt die Kardinalsymptome: Rötung, Schwellung und Schmerzparoxysmen. Wie beim M. Raynaud werden die eigentlichen Akren der Extremitäten befallen: nämlich die Finger, betont an den Kuppen, und häufiger noch die Zehen und Füße (Beziehungen zum M. Raynaud betont vor allem CASSIRER, 1912). Im Beginn stehen stechende oder brennende, intermittierende Schmerzen, die an Intensität zunehmen und sich bis zur Unerträglichkeit steigern können. Durch Herabhängen, Erwärmung und Anstrengung verstärken sich die Beschwerden; Hochlagerung, Kühlung und Ruhigstellung lindern. Schon MITCHELL (1878) und LANNOIS (1880) heben hervor, daß Rötung und Schwellung sich erst Tage, ja Wochen später einstellen, sie können aber auch gleichzeitig mit dem Schmerz in Erscheinung treten. Die Rötung ist diffus, ein livider Farbton scheint weniger vorzukommen. Erweiterung und Hervortreten der Venen, starkes Pulsieren der Arterien, Temperaturerhöhung, vermehrte Schweißabsonderung und gesteigerte Empfindlichkeit sind weitere Symptome. Eine sehr ausführliche Beschreibung dieses Krankheitsbildes gibt CASSIRER (1912). LEWIN u. BENDA (1894) waren die ersten, die bezweifelten, daß die Erythromelalgie ein selbständiges Krankheitsbild sei, vielmehr müsse sie als Symptom eines anderen Grundleidens verstanden werden. Beschreibungen trophischer, sensibler und motorischer Störungen stellen deshalb wohl immer gemeinsam mit den erythromelalgischen Beschwerden einhergehende Symptome eines anderen neurologischen Leidens dar. Schon GRAVES (1864) und nach ihm MITCHELL und LANNOIS, wohl diejenigen, deren Beschreibungen am kritischsten sind, vermerken ausdrücklich, daß trophische Störungen, besonders eine Hautatrophie, bei der Erythromelalgie nicht vorkommen. Weitere wesentliche Unterscheidungsmerkmale gegenüber der Acr. chron. atr. sind die Lokalisation an den Extremitätenenden, das bevorzugte Befallensein der vola manus und planta pedis bei der Erythromelalgie. Die Erkrankungen betreffen meistens Jugendliche oder junge Erwachsene.

Leider sind in vielen Fällen von Erythromelalgie die Beschreibungen des Zustandes der Haut sowie der Lokalisation und sonstige Besonderheiten so knapp und unzureichend gehalten, daß eine Nachprüfung der Diagnose nicht möglich ist (beispielsweise in den Publikationen von DEHIO, 1896; SMITH, 1931; BROWN, 1932; EYRING, 1934; ARNDT, 1941; BING, 1952 u. a.). Da bei der Acr. chron. atr. ebenfalls sehr heftige Schmerzen auch Schmerzparoxysmen vorkommen können (siehe RONA, 1899; BECK, 1910; FINGER u. OPPENHEIM, 1910; HEUCK, 1914; PASINI, 1921; HELLER, 1925; NOBL, 1926; BOMMER u. STOLP, 1960 — im einzelnen wird später noch darauf einzugehen sein —) und die befallenen Partien im Anfangsstadium häufig geschwollen und gerötet sind, ist es verständlich, daß es manche Verwechslungen gegeben hat. Zwei Autoren haben wohl aus Unkenntnis, daß Schmerzbeschwerden auch von dem besonderen Charakter der Erythromelalgie bei der Acr. chron. atr. beobachtet wurden, eine Kombination beider Krankheitsbilder angenommen (SCHÜTZ, 1899; LASSAR, 1900). Beide Fälle zeigten nicht die voll ausgebildete Symptomatik der Erythromelalgie (siehe dazu bei CASSIRER, 1912). BERNHARD (1892), SENATOR (1892), EULEN- BURG (1893) und SCHLEICHER (1949) haben ebenfalls Fälle von Erythromelalgie beschrieben, die mit größter Wahrscheinlichkeit eine Acr. chron. atr. gewesen sind (siehe dazu Teil D 1., Seite 97). Auch in den Fällen von RUDZKI u. HORNOWSKI (1912) und KÖNIGSTEIN (1924) ist eine andere Hauterkrankung, wahrscheinlich eine Acr. chron. atr. zu vermuten.

Nachdem in den letzten Jahren Fälle von Erythromelalgie nur ganz gelegentlich mitgeteilt worden sind (GALETTI u. ARCANGELI, 1953; MÜLLER, 1947), muß daran gedacht werden, daß die entsprechenden Krankheitsbilder infolge besserer diagnosti- scher Möglichkeiten anders aufgeklärt und anderen Krankheitsgruppen zugeordnet werden konnten. Im neurologischen Schrifttum spielt übrigens die Differentialdiagnose Acr. chron. atr.-Erythromelalgie kaum eine Rolle. Lediglich beiläufig wird in einigen Hand- und Lehrbüchern auf gewisse Ähnlichkeiten der Hauterscheinungen dieser beiden Erkrankungen hingewiesen (CASSIRER u. HIRSCHFELD, 1936; BING, 1945; SCHALTENBRAND, 1951; BODECHTEL, 1958). Dennoch wird man in jedem Einzelfall von Erythromelalgie zu prüfen haben, ob nicht eine Acr. chron. atr. sich dahinter verbirgt.

Die fibroiden Knotenbildungen mit ihrer Lokalisation in Gelenknähe lassen wohl gelegentlich die Abgrenzung gegenüber dem *Rheumatismus nodosus* notwendig wer- den. Die richtige Diagnose ist aber unter Würdigung des gesamten klinischen Bildes praktisch immer zu stellen.

Schwierigkeiten aber können entstehen, wenn es gilt *Sklerodermie* und sklero- dermatische Form der Acr. chron. atr. zu unterscheiden. Die Sklerodermie wird heute allgemein zu den Kollagenosen gerechnet. „Wiederholte rheumatische Schädlichkeiten" führt schon CASSIRER (1912) als wesentlichsten der auslösenden Faktoren auf. Der krankhafte Prozeß spielt sich am gefäßführenden Bindegewebe ab (Literatur siehe bei ERBSLÖH, 1961). Andere Organe, insbesondere das periphere und zentrale Nerven- system, können sekundär miterkranken. Die circumscripte Form (Morphaea) ist relativ gutartig; sie beginnt mit einem Erythem und geht unmittelbar in eine Ver- härtung über. Verlust der Haare und Pigmentverschiebungen stellen sich häufig ein. Als wichtiges diagnostisches Kriterium wird meist der blau-rote Randsaum erwähnt. Bei der diffusen Sklerodermie unterscheidet man ein ödematöses Stadium, ein Stadium der Induration und schließlich eines der Atrophie. Prodromalerscheinungen beziehen sich auf ein schlechtes allgemeines Befinden, Temperaturen, Paraesthesien (Taubheit, Eingeschlafensein, Kältegefühl, Schwäche, Jucken, Kribbeln; Literatur siehe bei EHR- MANN u. BRÜNAUER, 1931) und auf Schmerzen, die sich gegebenenfalls bis zu heftig- sten Schmerzanfällen steigern. Vasculäre Prodromi können das Bild der Acrocyanose, der lokalen Synkope, gelegentlich auch diffuse, helle Rötung hervorrufen. Es kommt zu weich-elastischer Schwellung und Konsistenzvermehrung, die meist an den Fin- gern beginnt und langsam nach proximal fortschreitet. Die Gewebsverhärtung stellt sich besonders an Gesicht, Hals und Rumpf ein. Die Atrophie erfaßt Haut, Subcutis und die darunterliegenden Gewebe, so daß schließlich die Haut wie ein zu enges Kleidungsstück direkt über dem Knochen zu liegen scheint. Die Gelenke werden dadurch in Beugestellung mehr oder weniger fixiert.

Es kann hier keine erschöpfende Darstellung der Sklerodermie gegeben werden. Um einen Ausgangspunkt für die differentialdiagnostischen Erörterungen zu schaffen, sollten nur die wesentlichsten Merkmale kurz umrissen werden. Vom klinischen Bild her ist zu sagen, daß überall da, wo neben Gewebsverhärtungen auch schlaffe Hautpartien — also eine Anetodermie — vorhanden sind, eine Acr. chron. atr. anzunehmen ist. Leichte Abhebbarkeit und Fältelung der Haut sowie Schuppung über entzündlich infiltrierten Partien sprechen ebenfalls für eine Acr. chron. atr. Der blau-rote Rand fehlt bei der Acr. chron. atr., kann aber durch Erythema-chronicum-migrans-ähnliche Veränderungen mitunter vorgetäuscht werden. Bei der Sklerodermie ist meist durch Reiben keine Rötung zu erreichen, während die strangförmigen Verhärtungen der Acr. chron. atr. leicht hyperämisch werden. Ulcerationen kommen seltener bei der Sklerodermie vor, bei der Acr. chron. atr. sind sie Ausdruck der leicht lädierbaren, verdünnten, zarten, atrophischen Hautpartien. Entscheidend ist in allen dennoch fraglich erscheinenden Fällen aber der histologische Befund. Plasmazellreiche Infiltrate des Corium, kaum veränderte Gefäße und ein Fehlen oder eine Destruktion der elastischen Fasern sind der typische Befund bei der Acr. chron. atr., während bei der Sklerodermie Infiltrate ganz zurücktreten, die Bindegewebsmassen stark vermehrt und dicht aufeinander gelagert sind. Sie bilden keine Hohlräume wie bei der Acr. chron. atr., die Blutgefäße sind meist beträchtlich alteriert, die elastischen Elemente bleiben auch im Endstadium immer erhalten.

Andere Fehldiagnosen bei der Acr. chron. atr., die aber weniger ins Gewicht fallen und auch bei eingehender Prüfung geklärt werden können, sind Erysipel, Erysipeloid oder auch Thrombophlebitis. Anlaß zu Verwechslungen gibt hier der Lokalbefund mit den zum Teil hochrot aussehenden Efflorescenzen im Verein mit einer erhöhten Blutsenkungsgeschwindigkeit, die ja häufig bei der Acr. chron. atr. vorhanden ist.

Spezieller Teil

C. Eigene Untersuchungen

In dem voraufgegangenen Kapitel wurden die wesentlichen Mitteilungen über die Acr. chron. atr. ausgewertet und ein Bild gezeichnet, welches der Lehrmeinung entspricht. Das war auch der Stand des Wissens, als wir mit unseren Untersuchungen begannen.

Bei Durchsicht der Literatur unter dem Blickwinkel neurologischer Fragestellung konnte dann jedoch als besonders bemerkenswertes Resultat eine Fülle von Fallbeschreibungen entdeckt werden, die sich mit Erkrankungen des Nervensystems im Rahmen der Acr. chron. atr. befassen. Es ist erstaunlich, daß diese Mitteilungen weder von dermatologischer noch von neurologischer Seite bisher beachtet worden sind. Der erste Versuch einer Zusammenschau dermatologischer und neurologischer Aspekte geht wohl auf KRÖBER (1956) zurück. KRÖBER scheiterte jedoch an einer mangelhaften Untersuchungstechnik und ließ sich zu fehlerhaften Folgerungen verleiten. Den zweiten Ansatz unternahm STROUX (1964). Er konnte seine Patienten nicht selbst untersuchen und kam zu keinem Ergebnis, da er keinen Schlüssel fand, um das Krankengut aufzugliedern, und da ihm keine anderen als klinische Befunde zur Verfügung standen.

Sowohl KRÖBER als auch STROUX kamen von der Dermatologie her. Mit der vorliegenden Arbeit wird dagegen erstmals der Versuch gemacht, das Problem von neurologischer Seite zu beleuchten. Im folgenden Teil sollen nun die Ergebnisse systematischer neurologisch-klinischer Untersuchungen bei Patienten mit Acr. chron. atr. dargestellt und besonders noch die elektromyographischen Befunde, die Zusammensetzung des Liquor cerebro-spinalis sowie die im histologischen Präparat erkennbaren Veränderungen an den peripheren Nerven der Haut besprochen werden.

1. Auswahl der Patienten und Methodik

Zu den Untersuchungen standen insgesamt 92 Pat. mit Acr. chron. atr. zur Verfügung. Sie sind in zwei große Gruppen zu unterteilen: 31 Pat. wurden primär in der Neurologischen Univ.-Klinik Würzburg behandelt. Soweit diese dem Verfasser nicht bekannt und von ihm selbst nicht untersucht worden waren, wurden sie zu einer Nachuntersuchung einbestellt. Die zweite Gruppe besteht aus 61 Pat., die wegen ihrer Hauterkrankung zunächst eine dermatologische Klinik aufgesucht hatten. Bei ihnen handelt es sich um Patienten der Univ.-Hautklinik Würzburg[1] aus den letzten

[1] Ich möchte die Gelegenheit benutzen und an dieser Stelle nochmals Herrn Prof. Dr. LEIN-BROCK, dem ehemaligen Direktor, besonders aber Herrn Priv.-Doz. Dr. KLINGMÜLLER, dem Oberarzt der Univ.-Hautklinik Würzburg für die uneigennützige, immerwährend hilfsbereite und wohlwollende Unterstützung bei der technischen Durchführung meiner Arbeit und für die exakte dermatologische Diagnosenstellung fraglicher Krankheitsbilder sehr herzlich danken.

drei Jahren und um Patienten dreier großer dermatologischer Kliniken in Hamburg[2], die vom Verfasser selbst untersucht werden konnten. 79 Pat. stammen aus dem unter-fränkischen Raum, 13 aus Norddeutschland.

Wir können nicht beanspruchen, einen repräsentativen Querschnitt von Patienten mit Acr. chron. atr. untersucht zu haben. Beispielsweise wurde die Auswahl der Ham-burger Patienten aus technischen Gründen nur unter den stationär behandelten getrof-fen. Weiterhin ist die Patientengruppe aus der Neurologischen Universitäts-Klinik schwer zu analysieren. Soweit die neurologischen Beschwerden und Ausfälle mit der Acr. chron. atr. in Zusammenhang stehen, dürfte es sich um ausgewählt schwere Erkrankungen gehandelt haben. Im Hinblick auf die Patienten der Univ.-Hautklinik Würzburg ist zu sagen, daß zwar alle Patienten der Jahrgänge 1962—1964 einbestellt wurden ohne Rücksicht darauf, ob sie nur ambulant oder stationär behandelt worden waren, doch war schon von vornherein zu erwarten, daß nur Patienten mit schweren Krankheitssymptomen der Aufforderung zur Nachuntersuchung Folge leisten würden. Auffällig wenige Männer sind auf die Einbestellung erschienen. Das liegt wahrschein-lich daran, daß sie aus beruflichen Gründen verhindert waren. So wird man also unterstellen müssen, daß insgesamt schwere Erkrankungsfälle zur Beobachtung kamen. Eine andersartige Auswahl, besonders im Hinblick auf das Vorhandensein neuro-logischer Symptome, wurde von uns weder angestrebt, noch scheint sie wahrscheinlich, zumindest nicht für die zweite Gruppe der Patienten, nämlich die aus dermatologi-scher Behandlung.

Von allen Patienten, die zur Nachuntersuchung erschienen sind, wurde nochmals eine eingehende Anamnese erhoben. Dabei wurde besonders auf Vorkrankheiten und von dem Hautleiden unabhängige Erkrankungen geachtet. Ausdrücklich haben wir jeden Patienten nach möglichen Ursachen neuritischer oder polyneuritischer Erkran-kungen gefragt.

Jeder Patient wurde unabhängig davon, ob er Beschwerden hatte oder nicht, einer eingehenden klinischen neurologischen Untersuchung unterzogen. Darüber hinaus wurde als Ergänzung der Sensibilitätsprüfung bei allen das 2-Punkte-Diskrimina-tionsvermögen geprüft. Wir richteten uns dabei nach folgenden Normwerten:

Fingerbeere 2—4 mm, Handrücken 32 mm, Unterarm, Unterschenkel und Fuß-rücken 41 mm, Oberarm und Oberschenkel 68 mm (VON FREY, 1911). Nur in wenigen ausgesuchten Fällen (16 Pat.) konnten auch Zahl- und Schwellenwerte der Schmerz-, Druck- und Kältepunkte mit den von v. FREY angegebenen Reizhaaren, Stachel-borsten usw. bestimmt werden (siehe dazu das Kapitel über die physiologischen Untersuchungen).

Eine elektromyographische Untersuchung wurde an 34 Pat. vorgenommen. In den Fällen, in denen Lähmungen oder Muskelatrophien vorhanden waren, wurden, wenn möglich, außer der Leitgeschwindigkeit auch Spontanaktivität, Innervationsmuster sowie Form, Dauer und Amplitude der Einzelpotentiale registriert. Die Leitgeschwin-digkeit der langsam leitenden motorischen Alphafasern wurden nach der vom Autor selbst entwickelten Methodik bestimmt (HOPF, 1962). Als Reizgenerator wurde ein

---

[2] Herrn Prof. Dr. Dr. KIMMIG, Ordinarius für Dermatologie an der Universität Hamburg, Herrn Dr. MÜLLER, leitender Chefarzt der dermatologischen Abteilung im AK-St. Georg, und Herrn Prof. Dr. HOPF, leitender Chefarzt der dermatologischen Klinik im AK-Heidberg, bin ich zu großem Dank verpflichtet, da sie mir ermöglicht haben einschlägige, bei ihnen sta-tionär behandelte Fälle einzubestellen und nachzuuntersuchen.

Thyratrongerät [3] mit zwei voneinander unabhängig arbeitenden Reizeinheiten eingesetzt. Zur Registrierung der Muskelpotentiale diente ein Zweistrahl-Oszillograph [3]. Die nähere Beschreibung des Vorgehens ist dem entsprechenden Kapitel zu entnehmen.

Für die eigenen histologischen Studien standen Präparate von 14 der insgesamt 24 Pat. unserer Untersuchungsreihe zur Verfügung, von denen Haut zur dermatologischen Diagnosestellung entnommen worden war. Es handelte sich dabei um Hautbiopsien der hiesigen Univ.-Hautklinik aus den letzten 2 Jahren. Einzelheiten der Methoden werden in dem entsprechenden Kapitel besprochen.

2. Ergebnisse der klinischen Untersuchung

Die 92 Pat. dieser Untersuchungsreihe setzen sich folgendermaßen zusammen: 27 Pat. haben in der Zeit von 1952—1964 in der Neurologischen Univ.-Klinik Würzburg stationär gelegen; 4 Pat. wurden in den Jahren 1958, 1959, 1962 und 1964 ambulant gesehen. Von diesen 31 Pat. waren 2 in der Zwischenzeit verstorben, 2 beantworteten die Aufforderung zur Nachuntersuchung nicht und 3 weitere unterrichteten uns schriftlich von ihrem derzeitigen Befinden; die übrigen Patienten konnten alle selbst nachuntersucht werden. 48 Pat. waren ursprünglich in den Jahren 1962—1964 in der Univ.-Hautklinik Würzburg ambulant oder stationär untersucht worden; es sind dies diejenigen von 88 angeschriebenen Patienten, die später zur neurologischen Nachuntersuchung erschienen sind. Von den 13 Pat. des Hamburger Raumes kamen 8 aus der Dermatologischen Univ.-Klinik Hamburg (Direktor: Prof. Dr. Dr. KIMMIG), 3 aus der dermatologischen Abteilung des Allgemeinen Krankenhauses St. Georg (Direktor: Chefarzt Dr. MÜLLER) und 2 aus der dermatologischen Abteilung im Allgemeinen Krankenhaus Heidberg (Direktor: Prof. Dr. HOPF).

17 der 92 Pat. sind Männer, 75 Frauen. Das entspricht einem Verhältnis weiblicher Kranker gegenüber männlichen von etwa 4:1 (81,5 % gegenüber 18,5 %). Wir befinden uns damit an der oberen Grenze der Prozentzahl größerer Statistiken (siehe Teil B 4., Seite 10). Die jüngste Patientin war 24 Jahre alt, die älteste 79 Jahre. Das Durchschnittsalter aller Patienten betrug 55 Jahre. Es liegt also etwas höher, als dem Ergebnis anderer Statistiken entspricht. Diese altersmäßige Verschiebung dürfte wohl damit zu erklären sein, daß besonders ältere Patienten der Einbestellung gefolgt sind. Vermutlich sind die jüngeren, noch berufstätigen Patienten weniger geneigt gewesen, Arbeitszeit zum Zwecke der Nachuntersuchung zu opfern. Der Beginn der Hautkrankheit lag, bezogen auf das Datum der Nachuntersuchung, zwischen einem Monat und 54 Jahren zurück. Im Durchschnitt betrug die Erkrankungsdauer 11 1/2 Jahre. 7 Pat. wußten nicht, wie lange die Hautveränderungen schon bestanden hatten.

Die dermatologische Symptomatologie braucht wohl nicht erörtert zu werden. In allen Fällen handelte es sich um typische Bilder, die Diagnose: Acr. chron. atr. haben erfahrene Dermatologen gestellt. Gelegentlich wurde auch das histologische Bild zur Bestätigung herangezogen. Zweifelhafte Fälle dagegen ließen wir von vorneherein aus unseren Betrachtungen fort.

Die histologische Verifizierung der dermatologischen Diagnose gelang bei 24 Pat. Lediglich in einem Falle war das histologische Bild insofern nicht ganz typisch, als sich innerhalb der Infiltratherde Riesenzellen zeigten. Da aber andere mit derartigen Veränderungen einhergehende Dermatosen ausgeschlossen werden konnten, da das

---

[3] Oszillograph und Reizgerät wurden von der Firma Tönnis, Freiburg/Brsg., hergestellt.

klinische Bild typisch war und darüber hinaus auch in der Literatur immer wieder einmal — wenn im Ganzen auch selten — riesenzellhaltige, granulomartige Zellproliferationen bei der Acr. chron. atr. beschrieben wurden, haben wir den Fall mit in die vorliegende Serie aufgenommen. Dies schien uns auch im Hinblick auf eine weitere Patientin, bei der ein Morbus Besnier-Boeck-Schaumann bei Acr. chron. atr. diagnostiziert worden war, berechtigt. Wir werden noch näher darauf eingehen.

Bei einer recht großen Anzahl der Patienten fanden wir *neurologische Ausfälle*. Die Beurteilung, ob diese Symptome in einem engen Zusammenhang mit der Acr. chron. atr. standen, war nicht immer leicht. An 25 Pat. konnten keinerlei Zeichen einer peripheren oder zentral-nervösen Erkrankung nachgewiesen werden. 22 hatten teils leichtere, teils schwerste Störungen, doch bei allen war es möglich, Ausfälle und Beschwerde zwanglos auf eine andere Krankheitsursache zurückzuführen. Die

Tabelle 1. *Aufgliederung der Patienten, die dieser Studie zugrunde liegen*

1. Patienten ohne neurologische Ausfälle			25
2. Patienten mit neurologischen Ausfällen oder Beschwerden, die auf ein anderes Leiden zurückgehen			
	Poliomyelitis	1	
	Guillain-Barré-Syndrom [1]	1	
	Diabetische Neuritis	2	
	Multiple Sklerose [1]	2	
	Syringomyelie [1]	2	
	Cervicalsyndrom	2	
	Ischialgie [1]	5	
	Gefäßprozesse, cerebral	2	
	Migräne	1	
	Trigeminusneuralgie, atypisch	1	
	Zoster	1	
	Pleocytose und Stauungspapille [1]	1	
	Hyperthyreose	1	
	gesamt		22
3. Patienten mit Störungen, von denen einzelne auf die Acr. chron. atr. zu beziehen sind			
	Multiple Sklerose [1]	1	
	Adiesches Syndrom [1]	1	
	Hirnstammgefäßprozeß [1]	2	
	gesamt		4
4. Fragliche Fälle			
	M. Boeck [1]	1	
	Parkinsonismus [1]	2	
	Multiple Sklerose [1]	1	
	gesamt		4
5. Patienten, bei denen die neurologischen Ausfälle allein auf die Acr. chron. atr. bezogen werden mußten			37
			92

[1] Die Krankengeschichten dieser Patienten werden im einzelnen später besprochen.

Tabelle 1 weist die verschiedenen Diagnosen aus. Auf einige Krankengeschichten dieser Patienten werden wir späterhin zur Erläuterung noch eingehen. Die Diskussion, ob in diesen Fällen die Acr. chron. atr. eine zusätzliche Rolle gespielt hat, dürfte sich insofern erübrigen, als man zweifelsohne der bereits bekannten und geläufigen Krankheitsursache in der ätiologischen Wertung die wesentliche, wenn nicht die alleinige Bedeutung einräumen muß. Insgesamt sind es also 47 Pat. (oder 51,1 %), bei denen die Acr. chron. atr. nicht für neurologische Symptome verantwortlich gemacht werden konnte. Bei 4 Pat. gelangten wir zu keiner sicheren Entscheidung darüber, ob das neurologische Bild durch die Acr. chron. atr. oder eine andersartige Erkrankung zustande gekommen war, einzelne Punkte, auf die noch bei der späteren Besprechung einzugehen sein wird, ließen uns an der klinischen Diagnose gewisse Zweifel hegen. Unter Kenntnis der Tatsache, daß neurologische Störungen im Verlauf der Acr. chron. atr. vorkommen, mußten in 4 weiteren Fällen die früheren klinischen Diagnosen angezweifelt werden (2mal), andererseits waren bestimmte Symptome nicht mit dem diagnostizierten Grundleiden in Einklang zu bringen (ebenfalls 2mal). Schließlich blieben 37 Pat., bei denen wir kein anderes Leiden als die Acr. chron. atr. als mögliche Ursache der neurologischen Symptomatik ausfindig machen konnten. Bevor wir jedoch die einzelnen Bilder besprechen, soll die neurologische Symptomatologie kurz zusammenfassend geschildert werden.

Unausgesprochen gingen bisher die Überlegungen vieler Autoren dahin, daß bei der Acr. chron. atr., wenn überhaupt, nur lokale Störungen der Hautsensibilität zu erwarten seien. Das beweisen die vielen Demonstrationen, in denen ein Fehlen von entsprechenden Störungen betont wird (BUCHWALD, 1883; RILLE, 1898; NEUMANN, 1898; PICK, 1903; ZÜRN, 1913 u. a.). Andere Autoren heben ausdrücklich — und offenbar etwas verwundert — hervor, daß Paraesthesien auch in nicht erkrankten Hautarealen bestanden (BEER, 1892; LEVEN, 1903; THYRESSON, 1949). Wahrscheinlich aus einer gleichen Vorstellung heraus deutete HELLER (1925) die neurologischen Störungen in einem seiner Fälle als psychogen, sie waren nicht allein auf die befallenen Hautpartien beschränkt.

In der Tat kommen lokale Störungen vor. Wir treffen sie im Frühstadium der Erkrankung als Hyperalgesie und Hyperaesthesie im Bereich der ödematös geschwollenen und entzündlich veränderten Haut an. Häufig sind diese Beschwerden nicht so heftig, daß die Patienten einen Arzt aufsuchen. So kann in der Mehrzahl der Fälle dieser Befund nicht objektiviert werden, man muß sich mit der anamnestischen Angabe begnügen. Unter unseren Patienten sind es immerhin 2, die ein derartiges Bild zur Zeit der Untersuchung geboten haben. Es war festzustellen, daß die Überempfindlichkeit die veränderten Hautbezirke, aber auch die angrenzende, dem Aussehen nach gesunde Haut erfaßt hatte. Eine ganz strenge Konkordanz lag also nicht vor, dennoch muß man diese Störungen wohl als Ausdruck lokaler Phänomene ansehen.

Eine lokale Herabsetzung der Empfindungsqualitäten sehen wir als plaqueförmig verteilte Hypaesthesie; und zwar werden die Gebiete atrophischer Haut bevorzugt. Aber nicht alle Stellen mit Hautatrophie müssen hypaesthetisch sein. Man kann sich gut vorstellen, daß die Atrophie oder die Schädigung, die zur Atrophie führt, auch die peripheren nervösen Elemente erfaßt. Die einzelnen ursächlich in Frage kommenden Faktoren sollen noch anhand des histologischen und elektromyographischen Bildes besprochen werden. Aber allein schon nach dem klinischen Befund ist ein *besonderer lokaler Prozeß* zu fordern, denn selbst bei schwersten atrophischen Endzuständen sind Gefühlsstörungen nicht obligatorisch.

Topographische Beziehungen lassen sich in gewisser Weise auch in den Fällen herstellen, die als neuritische oder multipel neuritische Erkrankungen aufzufassen sind. Der unmittelbare Zusammenhang der neurologischen Störung mit den Hautveränderungen wird zwar verlassen, doch spielt sich die „Neuritis" immer an der Extremität ab, die entweder alleine oder, wenn mehrere Extremitäten erkrankt sind, an derjenigen, die am stärksten befallen ist. Auch hier also drängt sich der Gedanke

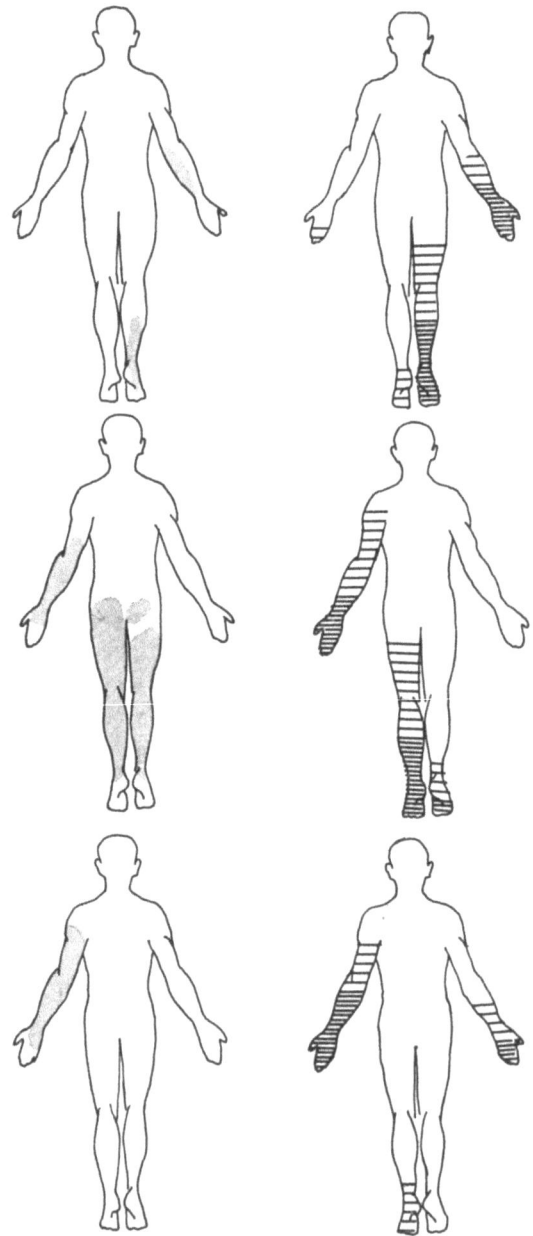

Abb. 4. Darstellung der Beziehungen zwischen Lokalisation der Hautveränderungen sowie der sensiblen Ausfälle am Beispiel von 3 Pat. Links im Bild jeweils die Ausdehnung der Acr. chron. atr., rechts daneben die Sensibilitätsstörung

an ein vornehmlich lokal wirkendes Agens auf. Stets sieht man eine Kombination von motorischen und sensiblen Ausfällen, wie sie bei Läsionen peripherer gemischter Nervenstämme beobachtet werden. Segmental angeordnete sensible Ausfälle haben wir nur zweimal gesehen. Die Krankengeschichten beider Patienten werden noch im Detail geschildert.

Es wird noch zu besprechen sein, daß bereits früher polyneuritische Bilder bei der Acr. chron. atr. beschrieben worden sind (siehe Teil D 1, Seite 94). Unserer Erfahrung nach kommen sie sogar weitaus am häufigsten vor. Sie treten entweder in symmetrischer oder häufiger in asymmetrischer Verteilung in Erscheinung. Die Extremität, an der das Hautleiden sitzt oder am weitesten ausgebreitet ist, oder auch die zuerst erkrankte Extremität weist dann gewöhnlich die ausgedehntesten Sensibilitätsstörungen auf oder zeigt die intensivste Beeinträchtigung. Von einer lokalen Störung kann hier nicht mehr die Rede sein. Es wird der Eindruck erweckt, als ob ein an einer Stelle gebildeter Wirkstoff über die Blutbahn im Körper verteilt wird, während er jedoch in der Umgebung des Ursprungsortes noch besonders zur Geltung kommt (Abb. 4, siehe auch Abb. 5—10).

Ganz unübersehbar dominieren Sensibilitätsstörungen unter den neurologischen Symptomen der Acr. chron. atr. Sie kommen entweder — und das wurde schon hervorgehoben — als Hyperpathie, meistens jedoch als Hypaesthesie und Hypalgesie, vor. Sehr häufig ist das Vermögen zur 2-Punkte-Diskrimination mitbetroffen. Vielfach erlischt das Vibrationsempfinden, oder es ist abgeschwächt. Seltener leidet das Lage- und Bewegungsgefühl. Bemerkenswerterweise fanden sich gelegentlich auch ausgesprochen dissoziierte Empfindungsstörungen.

An motorischen Phänomenen sind vor allem leichte Paresen, seltener schwerere Paresen bis zur Paralyse, zu nennen. Sie erstrecken sich meistens auf umschriebene Muskelgruppen, wobei es scheint, als ob die Tibialis-Peronaeus-Gruppe bevorzugt beteiligt ist. Muskelatrophien kommen ebenfalls vor.

Nicht selten finden sich abgeschwächte oder erloschene Muskeleigenreflexe. Dieser Punkt bedarf vielleicht der Erläuterung. Einseitige Reflexabschwächungen sind naturgemäß leicht festzustellen. Gerade bei polyneuritischen Syndromen aber treten die Reflexabschwächungen gerne symmetrisch auf. Einige unserer Patienten zeigten beispielsweise gegenüber schwach auslösbaren Achillesreflexen lebhafte Patellarreflexe. Von einer Abschwächung der Achillesreflexe wurde aber nur dann gesprochen, wenn etwa die Achillesreflexe nur mit Jendrassikschem Handgriff zu bekommen waren, die Patellarreflexe dagegen in „physiologischer" Stärke ansprachen.

Es handelt sich also stets um periphere neurologische Störungen, einschließlich vereinzelter fraglich myopathischer Bilder. Soweit bei unseren Patienten zentral-nervöse Ausfälle vorhanden waren, ließen sich diese anderen, bekannten neurologischen Krankheitsbildern zuordnen. Lediglich bei 2 Pat. mit cerebralen Gefäßprozessen könnte man im Hinblick auf die hin und wieder beobachteten, die Acr. chron. atr. begleitenden Gefäßveränderungen einen Zusammenhang mit dem Hautleiden diskutieren; in einem weiteren Fall könnte möglicherweise die gefundene Stauungspapille und Pleocytose auf die Hautkrankheit zurückgehen, doch werden wir dazu später noch Stellung nehmen.

Im einzelnen läßt sich die neurologische Symptomatologie der 37 Pat. wie folgt aufgliedern (s. Tab. 2): Ein polyneuritisches Bild fand sich 23mal, also in 62,2 %. 5 Pat. boten neuritische oder multipel-neuritische Syndrome (13,5 %). In 5 anderen

Tabelle 2. *Übersicht über die neurologischen Ausfälle bei 37 Pat. (Gruppe 5 der Tabelle 1)*

	Parese	Atrophie	Reflex-Verlust	Hyperpathie	Hypaesthesie und Hypalgesie	Dissoziierte E-Störung	2-P.-Diskrim.	Vibration	Lagesinn	Sinnespunkte: Schwelle	Zahl
L				+							
L					+		+			+	+
L			(+)		+					∅	∅
L				+	+		+	+			
L						+					
N	+		(+)		+						
N	+	+	(+)		+			+			
N	+	+	+		+			+			
N	+					+	+			∅	∅
N	+	+			?		?				
S	+				+		+	+			
S						+					
P	+		+		+		+				
P	+	+	(+)		+			+		+	+
P	+		(+)		+						
P			+		+		+	+	+	∅	+
P					+		+	+	+		
P	+				(+)	+		+			
P	+		+				+				
P	+		(+)		+		?				
P			+		+		+	+	+	+	+
P				+	+		+	+			
P				+	+		+	+		∅	+
P					+		+	+		+	+
P					+		+	+	+		
P					+						
P			(+)		+		+			+	∅
P	+	+				(+)		+			
P			(+)		+			+	+		
P	+		(+)		+		+	+			
P	+		+		+		+	+			
P	+				+		+	+		+	∅
P					+		+				
P					+		+	+			
P						+	+			+	∅
A		+									
R			+								

L = lokale Sensibilitätsstörung; N = neuritisches Bild; S = segmental angeordnete Sensibilitätsstörung; P = polyneuritisches Bild; A = Atrophie; R = Reflexausfälle.
Klammern bedeuten, daß die entsprechenden Werte nur gering von der Norm abweichen, für die Reflexe beispielsweise Reflexabschwächung
Fragezeichen wurden gesetzt, wenn die Angaben stärker schwankten.

Fällen waren lokale Sensibilitätsstörungen vorhanden (13,5 %). Segmentale Ausfälle konnten zweimal nachgewiesen werden (5,4 %). Ein Patient hatte lediglich Reflexausfälle, ein weiterer isolierte Muskelatrophien.

Sensibilitätsstörungen wurden 35mal festgestellt, das sind 94,6 %. Sie zeigten bei 28 Pat. (75,7 %) eine deutliche Beziehung zu den Körperabschnitten, an denen das Hautleiden begonnen hatte und am stärksten ausgebreitet war (hierzu gehören die 5 Fälle mit lokalen, die 5 mit neuritischen Erscheinungen, einer mit segmentalen Ausfällen und 17 mit einer Polyneuritis. Abb. 4). Hyperpathie gaben 4 Pat. an (10,8 %). Hypaesthesie fand sich in 27 Fällen (73 %), in 5 eine dissoziierte Sensibilitätsstörung (13,5 %). Das Vibrationsgefühl war bei 17 Pat. abgeschwächt (45,9 %), der Lagesinn bei 7 Pat. (18,9 %) gestört. Nur einmal war das 2-Punkte-Diskriminationsvermögen allein beeinträchtigt.

Paresen und Atrophien kamen bei 17 Pat. vor (45,9 %): 5mal gemeinsam, 11mal waren es Paresen ohne Atrophie, 1mal Atrophie ohne Paresen. Reflexausfälle wurden bei 7, Reflexabschwächungen bei 9 Pat. beobachtet (43,2 %). Nur 3mal wurde Parese, Atrophie und Reflexausfall zusammen angetroffen.

An *Beschwerden* hörten wir Klagen über Schmerzen, Brennen, gesteigerte Empfindlichkeit der Haut, pelziges, taubes Gefühl, über Ameisenlaufen, Kribbeln usw., über ein Gefühl der Schwere, Schwäche oder Müdigkeit in den Muskeln und schließlich über Muskelkrämpfe. Diese Sensationen waren mehr oder weniger stark ausgeprägt und entsprachen bis in Einzelheiten denen, die auch schon von anderen Autoren berichtet worden sind (siehe Teil D 1., Seite 92). Kein Patient brachte alle diese Klagen gleichzeitig vor. Gewöhnlich waren die Beschwerden an den befallenen Extremitäten am heftigsten. Unter den Patienten mit subjektiven Störungen bildeten die, die auch neurologische Ausfälle hatten, erwartungsgemäß den weitaus größten Anteil. Immerhin gab ein nicht zu vernachlässigender Prozentsatz der Patienten mit regelrechtem neurologischen Befund Beschwerden an. Etwa in gleicher Häufigkeit wurden Schmerzen, Paraesthesien und Schwächegefühl angetroffen, Hyperpathie oder Hyperaesthesie und Muskelkrämpfe dagegen selten.

Eine zahlenmäßige Analyse der subjektiven Störungen ergibt das folgende Bild (nur die Angaben von 62 Pat. wurden ausgewertet, 20 Pat. ohne Beschwerden und 10 Pat. mit Beschwerden bei anderen neurologischen Krankheiten wurden nicht berücksichtigt): 64,5 %, nämlich 40 der 62 Pat. hatten Beschwerden vorgebracht. Unter den 37 Pat. mit neurologischen Ausfällen waren es 30 (81,1 %), von den Patienten ohne neurologische Ausfälle 10 (40 %). 23 berichteten über Schmerzen, das sind 57,5 % aller Patienten mit Beschwerden, 5 über Hyperpathie (12,5 %). 23mal (57,5 %) bestanden Paraesthesien, 24mal (60 %) Schwäche oder Kraftlosigkeit, 8mal (20 %) Muskelkrämpfe. Schmerzen oder Paraesthesien oder beides hatten 35 Pat. (87,5 %) (s. Tab. 3).

Von Interesse ist vielleicht noch, wie sich das Krankengut auf die einzelnen Gruppen verteilt. Auffälligerweise ist das Verhältnis der Patienten mit neurologischen Ausfällen zu denen ohne Störungen in Gruppe 1 (Patienten der Neurologischen Univ.-Klinik) und in den beiden Untergruppen der Gruppe 2 (Patienten der Univ.-Hautklinik Würzburg und Patienten des Hamburger Raumes) das gleiche. Unter den 48 Pat. der Univ.-Hautklinik Würzburg fanden sich 20 mit neurologischen Symptomen, das sind 41,6 %, unter den 13 Pat. der Hamburger Kliniken waren es 6 (46,2 %), unter denen, die in der Neurologischen Univ.-Klinik Würzburg gesehen

Tab. 3. *Übersicht über die Beschwerden bei den Patienten der vorliegenden Untersuchungsserie*

Nr.	Schmerzen	Hyperaesth.	Paraesth.	Schwäche	Crampi	Bemerkungen
3	+	+	+	+		L
6	+			+		R, cerebr. Anfälle
8	+	+				L
12	+		+			P, Zoster ophth.
14			+		+	P
15	keine Beschwerden					Adie ?, P
16		+	+			L
21				+	+	N
22	+		+	+	+	A
25	(+)					„rheumat. Schmerzen" Basilaristhrombose, N
26	+			+		cerebr. Durchbl. Störg.
29	keine Beschwerden					Hirnstammgefäßprozeß, R
30	(+)		(+)	(+)		MS ? retrobulb. Neur., P
31			+			neurolog. o. B.
33	keine Beschwerden					P
34	keine Beschwerden					P
35	+		+	+		N
36	+		+			P
37	+		+			P
40	+			+		P
41	+			+		L
42	+		+	+		P
46				+		P
49				+		P
50	+					P
52				+		P
54			+	+	+	P
56			+			P
59	+					L
60	+		+			P
61			+			P
63				+		neurolog. o. B.
64	keine Beschwerden					P
66	+		+	+	+	P
67		+	+	+		P
68	+		+	+		S
71			+		+	neurolog. o. B.
72	+					neurolog. o. B.
73			+	+	+	S
74		+	+	+		neurolog. o. B.
81	keine Beschwerden					P
82	+					neurolog. o. B.
83	+					P
84	+		+	+		N
85			+	+	+	neurolog. o. B. Pleocytose, Stauungspap.
86	keine Beschwerden					N
87			+	+		P
89	+					neurolog. o. B.
90	+			+		N
91	keine Beschwerden					P
92				+		neurolog. o. B.

L, N, S, P, A, R und sonstige Zeichen siehe Tabelle 2.
Unter „Bemerkung" wurde die klinische Diagnose eingetragen.

wurden, waren es 9, das sind 29 %. Rechnet man zu den letzteren aber noch jene 4 hinzu, deren neurologische Störungen, wie wir glauben, mit der Acr. chron. atr. zusammenhängen, so sind es 13 von 31 neurologischen Pat., also 41,9 %. Man sieht daraus, daß die Häufung neurologischer Begleitsymptome bei der Acr. chron. atr. sicherlich nicht rein zufällig zustande gekommen sein kann. Vielmehr muß in Betracht gezogen werden, daß eben ein so großer Anteil der Patienten mit einer schweren und ausgedehnten Acr. chron. atr. eine periphere Nervenschädigung erleidet.

Im Hinblick auf die Beschwerden fallen die Zahlen dagegen deutlich auseinander. 10 Pat. der Neurologischen Klinik oder 32,2 %, 22 Pat. der Hautklinik Würzburg oder 45,8 % und 8 Hamburger Pat., das sind 61,5 %, klagten über Mißempfindungen, Schmerzen, Schwäche oder Muskelkrämpfe.

3. Falldarstellungen

Durch die Wiedergabe einzelner Krankengeschichten sollen nunmehr die einzelnen Syndrome, wie wir sie vorgefunden haben, anschaulich dargestellt werden.

Die erste Patientin, die eine angeborene Hüftgelenksluxation links hatte, erkrankte kurze Zeit vor der ersten neurologischen Untersuchung. Die Beschwerden: heftige Schmerzen, eine Überempfindlichkeit der Haut, Paraesthesien, bildeten sich innerhalb eines guten halben Jahres heraus und führten zur Einweisung. An dem von der Acr. chron. atr. ergriffenen linken Bein bestand in mehr diffuser Verteilung eine Hyperalgesie und Hyperaesthesie, indessen keine sonstigen Ausfälle. Die Patientin wurde in die Hautklinik verlegt, wo unter Penicillin-Behandlung Beschwerden und Hauterkrankung abklangen. Es blieben lediglich noch leichte Dysaesthesien zurück.

Krankengeschichte Nr. 1 (3) [4]: Ingeborg H., 46 Jahre, Hausfrau, geb. und wohnh. in Weikersheim.

FA: o. B.

EA: angeborene Hüftgelenksluxation links. Als Kind litt Pat. häufig an Bronchitis. 1925 Gelbsucht. 1944 wurde eine Gallenblasenentzündung festgestellt.

Im Februar 1952 sah Pat. eine bläuliche Verfärbung am linken Oberschenkel. Bei Wärme, besonders unter der Bettdecke, trat starkes Hitzegefühl der Haut und klopfende Schmerzen in allen Gelenken des linken Beines auf. Im Juni 1952 breiteten sich die Hautveränderungen auf den linken Unterschenkel aus. Jetzt kam es auch zu heftigen Schmerzen in Ober- und Unterschenkel. Nachts im Bett verstärktes Hitzegefühl und Paraesthesien (Ameisenlaufen). An beiden Beinen stellte sich eine starke Überempfindlichkeit gegen Berührungen ein und im linken ein Gefühl von Schwäche und Kraftlosigkeit. Patientin empfand es, als ob sie „einen heißen Fremdkörper statt ihres Beines" hatte. Außerdem Kopfschmerzen und Zustände mit leichtem Drehschwindel und Übelkeit. Patientin gab noch an, sie sei häufig von Zecken gebissen worden.

Stationäre Aufnahme in der Neurologischen Univ.-Klinik Würzburg im Oktober 1952.

Befunde: Guter Allgemeinzustand, Thorakal- und Abdominalorgane unauffällig. RR 120/80 mm Hg. Blutbild o. B., BSG 10/15 mm n. W. Über der Gesäßhälfte, der Beugeseite des Oberschenkels, über der Patella und dem vorderen und seitlichen Aspekt des Unterschenkels links erkennt man ein deutlich livides Erythem mit hauptsächlicher Infiltration und leichter Schwellung. Über der Patella typische Hautatrophie.

Neurolog: An den Hirnnerven keine Ausfälle. Motorik: grobe Kraft nicht beeinträchtigt, keine Muskelatrophien, koordinative Leistungen nicht beeinträchtigt, Reflexbefund unauffällig. Sensibel: beträchtliche Hyperaesthesie und Hyperalgesie des gesamten linken Beines, weniger an Fußrücken und Zehen, weniger auch über dem Gesäß; hauptsächlich also in den von den Hautveränderungen befallenen Gebieten, jedoch auch im Bereich der gesunden Haut an der

---

[4] Die Krankengeschichten wurden fortlaufend durchnumeriert (erste Zahl); die Zahl in Klammern entspricht dem Platz, den die Patientin innerhalb der Reihe der 92 Pat. einnimmt.

Oberschenkelvorderseite und Unterschenkelrückseite. Lagesinn und Vibrationsempfinden nicht gestört (Abb. 5).

Verlauf: Die Patientin wurde nach 2 Tagen in die Univ.-Hautklinik Würzburg verlegt und dort mit 10 Mill. E Penicillin behandelt. Daraufhin besserten sich die Beschwerden wesentlich.

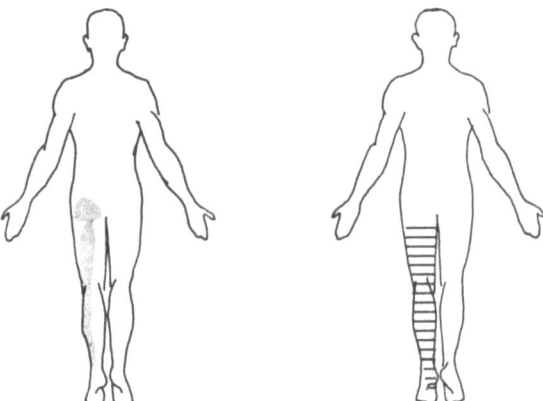

Abb. 5. Pat. Ingeborg H. Verteilung der Acr. chron. atr. (links) und der Sensibilitätsausfälle (rechts)

Nachuntersuchung am 12. 1. 1964: Die Erytheme waren praktisch völlig abgeheilt. Nur noch leicht atrophischer Bezirk über der linken Patella. Der neurologische Befund ergab lediglich noch leichte Dysaesthesie (Brennempfindung bei Schmerzreizen) an der Innen- und Rückseite des linken Beines, ohne sichere Beziehungen zu peripheren oder segmentalen Versorgungsbereichen.

Interessant ist, daß 1952 die erheblichen Beschwerden auf die angeborene Hüftgelenksluxation bezogen wurden, die, wie wir meinen, zufälligerweise am gleichen Bein bestand. Nachdem es damals hieß, die Acr. chron. atr. rufe keine Beschwerden hervor, wurde dann auch die deutliche Hyperpathie bagatellisiert. Wir haben jedoch keine Zweifel daran, daß diese Störungen in einem unmittelbaren Zusammenhang mit der Acr. chron. atr. stehen. Sie machten sich gleichzeitig mit dem subakuten Beginn des Hautleidens bemerkbar und bildeten sich unter Penicillinbehandlung weitgehend zurück. Es wäre gar nicht einzusehen, warum die Schmerzen, wären sie durch die Hüftgelenksluxation bedingt, auf die durchgeführte Therapie hin dauerhaft gebessert sein sollten. Überdies haben auch andere Autoren, was die subjektiven Störungen betrifft, gleichartige Erscheinungen beschrieben (PIRILÄ, 1949; THYRESSON, 1949 u. a.).

Die zweite Beobachtung betrifft eine Frau mit lokalen Sensibilitätsstörungen, die sich innerhalb der erkrankten Hautpartien fanden. Das Hautleiden begann 1953. Unter Schmerzen bildeten sich Hautveränderungen an beiden Beinen heraus, später gesellte sich ein pelziges Gefühl hinzu. 1954 wurde in der hiesigen Hautklinik eine Acr. chron. atr. an beiden Beinen und am linken Arm diagnostiziert. Die Hautbiopsie zeigte neben typischen Veränderungen den eigenartigen Befund riesenzellhaltiger Infiltrate sowie Gefäßveränderungen. Die Behandlung mit Sulfonamiden blieb wirkungslos, auf Penicillin aber bildeten sich die Efflorescenzen weitgehend zurück. 1964 dann fanden sich in plaqueförmiger Ausbreitung hypaesthetische Bezirke. Die Sensibilitätsstörung konnte durch Bestimmung der Reizschwelle und Zahl der Sinnespunkte unterbaut werden.

KG 2 (59): Dorothea Sp., 69 Jahre, Hausfrau, geb. Eichfeld, wohnh. Abtswind.
FA: Mutter starb an Unterleibs-Ca.

EA: Mit 17 Jahren Lungen- und Rippenfellentzündung angeblich nicht tuberkulöser Natur. 1953 fiel Pat. ein fünfmarkstückgroßer blau-roter Fleck über der rechten Schienbeinkante auf. Innerhalb eines halben Jahres traten neue ähnliche Efflorescenzen hinzu, jetzt auch am linken Unterschenkel. Die Erscheinungen breiteten sich auf beide Unter- und Oberschenkel aus. An Beschwerden wurden Schmerzen in der rechten Leistengegend und ein pelziges Gefühl in den Beinen angegeben. Pat. erinnerte, daß sie häufig von Zecken gebissen worden ist.

Stationäre Aufnahme in der Univ.-Hautklinik Würzburg im September 1954.

Pat. bot einen guten Allgemeinzustand. Herz, Lungen und Abdominalorgane ohne krankhafte Veränderungen. Haut: an beiden Ober- und Unterschenkeln in unregelmäßiger Anordnung bläulich-rote Flecken mit unscharfer und unregelmäßiger Begrenzung. An den Unterschenkeln außerdem rote, derbe, papelartige und plattenartige Gebilde. In der Mitte des rechten Unterschenkels medial sklerodermieartig derbe Hautveränderung, angedeutete Hautatrophie, braune Hyperpigmentierung. Am linken Handrücken und linken Unterarm livid-rote Verfärbung. Haut dünn, bratapfelartig. Fibroider Knoten im Bereich des linken Ellbogens.

Weichstrahlaufnahme des rechten Unterschenkels seitlich: In der Subcutis plattenartige Verdichtung der oberen Hautschichten. In den tiefer gelegenen Schichten wandverdickte Gefäße sowie feinwabige Aufhellungen. Beurteilung: für Acr. chron. atr. typischer Befund (Dr. BOHNDORF).

Hautbiopsie vom rechten Unterschenkel: Epidermis leicht gewellt und angedeutet hyperorthokeratotisch, im Papillarkörper vereinzelt perivasale lympho-histiocytäre Infiltrate. Im Corium streifig oder kugelig angeordnete Granulome mit Epitheloidzellen, vereinzelten Riesenzellen von mehr oder minder ausgeprägtem Langhans-Typ und eingestreuten Lymphocyten. Die Granulome sind eng den kleinen Gefäßen angelehnt. Außerdem Anlehnung an Nerven und glatte Muskelbündel. Die Gefäße im mittleren und unteren Corium zeigen deutliche Wandverdickung und Intimawucherung bis zu vollständigem Verschluß. Plasmazellen nur vereinzelt in der Umgebung der Gefäße. Zweite Excision: Die Granulome zeigen wieder Epitheloid- und vereinzelte Langhanssche Riesenzellen, meist sind sie mit einem Lymphocytenwall, gelegentlich aber auch von Plasmazellen, umgeben. Die „sarkoide" Struktur der ersten Biopsie fehlt, die kleinen Gefäße wandverdickt, teilweise obliteriert, elastische Fasern insgesamt rarefiziert oder sie fehlen über große Abschnitte ganz. Beurteilung: Acr. chron. atr. M. Boeck unwahrscheinlich (Dr. HORNSTEIN).

Laborbefunde: BSG 42/72 mm n. W., Blutbild o. B., Staub-Traugott unauffällig. Thoraxdurchleuchtung und Röntgenaufnahme des Handskeletes bds. unauffällig.

Diagnostisch wurde eine Acr. chron. atr. angenommen, therapeutisch 90 g Badional verabreicht. Da auf das Badional keine Besserung eintrat, wurden 1956 10 Mill. E Penicillin gegeben. Daraufhin besserten sich die subjektiven Störungen (pelziges Gefühl und Schmerzen gingen zurück).

Befund 1957: an beiden Unterschenkeln, besonders im oberen Drittel, netzförmige blaurote Erytheme bei gering atrophischer Haut. Am linken Arm und Handrücken noch dezente bläulich-rote Erytheme mit teilweise deutlich atrophischer Haut. Keine fibroiden Knoten mehr nachweisbar.

Im April 1960 fanden sich immer noch im medialen Kniebereich deutliche Herde von Acr. chron. atr. im ödematösen Stadium. Der übrige Hautbefund war unverändert. Neuerliche Penicillinkuren mit 10 Mill. E. Daraufhin leichter Rückgang der Efflorescenzen bis zum Juni 1961.

Im April 1962 lag Pat. in der Univ.-Augenklinik Würzburg wegen Episkleritis und Randinfiltraten der Cornea, links mehr als rechts. Unter der Frage, ob ein M. Boeck vorliegen könnte, neuerliche Vorstellung in der Univ.-Hautklinik. Es heißt, daß sowohl histologisch als auch klinisch ein M. Boeck ausgeschlossen werden konnte.

Erneute stationäre Aufnahme in der Univ.-Hautklinik 1963, da die Hautveränderungen sehr hartnäckig bestehen blieben bzw. rezidiviert waren. Dermatologisch fanden sich über den Streckseiten der unteren Extremitäten strangförmige, bizarre, teils kürzere und längerre blaurote Erytheme. Die Epidermis über diesen Veränderungen war großenteils intakt, teilweise aber atropisch. Ähnliche kleinere Herde an der Beugeseite des Vorarmes knapp oberhalb des linken Handgelenkes und auf dem linken Handrücken. Das Blutbild zeigte eine konstante Eosinophilie von 8 %, BSG 25/56 mm n. W., Blutzuckerkurve im Normbereich.

Neuerliche Probeexcision vom linken Unterschenkel: außer geringgradigen perivasculären Zellinfiltraten keine deutlichen Veränderungen. Beurteilung: Zustand nach behandelter Acr. chron. atr. (Dr. HORNSTEIN).

Nachuntersuchung am 6. 6. 1964: Auf Befragen gab die Pat. an, daß jetzt wieder ein Brennen in den Beinen aufgetreten sei. Die Hautveränderungen waren gegenüber dem Befund von 1963 praktisch nicht verändert. Bei der neurologischen Untersuchung wurden an Hirnnerven sowie im Bereich der Motorik und der Reflexe keine Ausfälle festgestellt. Die Sensibilitätsprüfung (Abb. 6) ergab in plaqueförmiger Ausbreitung in den von den Hautveränderungen betroffenen Gebieten (aber nicht in allen veränderten Bezirken) eine Hypaesthesie gegenüber Wattereizen bei erhaltener Schmerz- und Temperaturempfindung. Die hypaesthetischen Bezirke fanden sich vornehmlich über dem linken Handrücken sowie in der veränderten Haut an beiden Unterschenkeln. 2-P.-Diskrim.: An Fingern und Zehen o. B., an der Unterschenkelstreckseite in der befallenen Hautpartie rechts 48 mm, links 39 mm. Schmerzpunkte in der befallenen Hautpartie am rechten Unterschenkel bei 46/cm², am Unterarm in unveränderter Haut 132/cm², Schwelle beide Male 1,5 g. Druckpunkte in der befallenen Hautpartie am linken Handrücken 27/cm², Schwelle 3,0 g. Am gesunden rechten Handrücken 37/cm², Schwelle 1,0 g.

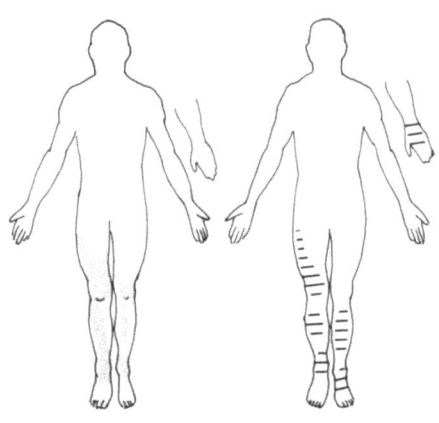

Abb. 6. Dorothea Sp. Ausbreitung der Acr. chron. atr. und Sensibilitätsausfälle (rechts) stimmen auffallend überein.

Schon im Beginn der Erkrankung hatte die Patientin Gefühlsstörungen bemerkt. Ein objektiver Befund von damals liegt leider nicht vor. Es mag sein, daß die Mißempfindungen sich gebessert haben und daß der Patientin selbst der später nachweisbare Sensibilitätsausfall gar nicht aufgefallen war. Auch auf Befragen konnte sie bei uns keine Auskunft darüber geben. Für die neurologischen Symptome konnten wir keine andere Ursache als die Acr. chron. atr. entdecken. Der Zusammenhang scheint darüber hinaus recht einleuchtend, hält sich doch die sensible Störung an die atrophischen Hautpartien. Auf den Befund der Riesenzellen im histologischen Bild wollen wir nicht an dieser Stelle eingehen, sondern erst im Anschluß an eine andere Patientin (KG Nr. 22).

Ausfälle, die als *peripher neuritisch* aufgefaßt werden mußten, fanden sich bei einer Patientin, die 1952 in Thüringen mit Schwellungen und Schmerzen des linken Beines erkrankte. Die Hautveränderungen blieben zunächst ziemlich stationär, breiteten sich aber 1956 weiter aus. Damals wurde auch die Diagnose einer Acr. chron. atr. gestellt, die Behandlung brachte eine wesentliche Besserung. 1964 bot die Patientin eine Parese der Hüftbeuger links, eine Abschwächung beider Patellarreflexe und eine Sensibilitätsstörung, die sich eng an die Grenzen des N. cutaneus fem. lat. und der Nn. cut. fem. ant. hielt.

KG 3 (84): Anna Luise H., 67 Jahre, Hausfrau, geb. Thüringen, wohnh. Ahrensburg.
FA: o. B.
EA: 1949 Myom-Operation.
1952 bemerkte Pat. eine Schwellung des linken Beines und Schmerzen. Sie begab sich deswegen erfolglos in Krankenhausbehandlung in Thüringen. 1956 griffen die Veränderungen auf das rechte Bein und in manschettenförmiger Ausdehnung auf den linken Oberschenkel über.

An Beschwerden bestanden: Sensibilitätsstörungen („wie tot, wie taub") und eine Schwäche in den Beinen (Treppengehen!).

Stationäre Einweisung in das A. K. St. Georg (Chefarzt Dr. MÜLLER) 1956. Dort wurden folgende Befunde erhoben: Im Allgemeinbefund keine Besonderheiten, Blutbild unauffällig, BSG 21/37 mm n. W. Haut: Ödematöse Schwellung am linken Bein von der Mitte des Oberschenkels bis zum Fußrücken sich erstreckend, besonders an der Innen- und Vorderseite ausgeprägt. Die geschwollenen Partien sind livid-rot verfärbt und zeigen teils deutliche Hautatrophie. Über dem linken Knie Venektasien, durchscheinendes Venennetz.

Hautbiopsie vom linken Oberschenkel: Atrophie der Epidermis, Plasmazelleninfiltrate in der Subcutis, Fragmentation der elastischen Fasern. Diagnose: Acr chron. atr.

Die Therapie bestand in 2 mal 10 Mill. E Penicillin. Danach trat eine deutliche Besserung der Hautveränderungen und der Beschwerden ein.

Bei der Nachuntersuchung am 10. 7. 1964 waren nur noch atrophische Hautveränderungen über beiden Knien und am linken Fußrücken zu erkennen. Erytheme abgeblaßt.

Neurologisch: Hirnnerven unauffällig; die Hüftbeuger zeigten links eine deutliche Parese, Atrophien waren nicht zu erkennen. Die PR bds. konnten mit Jendrassik eben ausgelöst werden, AR und Armreflexe waren seitengleich vorhanden. Linksseitig bestand Hypalgesie und Hypaesthesie im Bereich des N. cut. fem. lat. und der Nn. cut. fem. ant. mit typischer Ausbreitung. Vibrationsgefühl und Lagesinn intakt.

Bei dieser Patientin entwickelte sich also ein Beschwerdebild, welches — ausgedehnter als die später nachgewiesenen neurologischen Ausfälle — mit einer Schwäche beider Beine sowie (lokalen?) Sensibilitätsstörungen einherging. Auf Grund der Schilderung kann man vermuten, daß schon primär die Quadriceps-femoris-Funktion beeinträchtigt war (Beschwerden beim Treppengehen!). Späterhin fand sich dann trotz der Penicillinbehandlung eine periphere „neuritische" Sensibilitätsstörung mit enger Beziehung zu den Hautveränderungen an der Außenseite des linken Oberschenkels. Darüber hinaus schien auch eine Femoralis-Teilschädigung links vorzuliegen. Die Abschwächung der Patellarreflexe wird wahrscheinlich darauf zurückzuführen sein. Alle Symptome könnten mit einer multipel-neuritischen Erkrankung in Einklang gebracht werden. Aus technischen Gründen war es nicht möglich, durch die Elektromyographie und durch eine Muskelbiopsie die Diagnose zu erhärten. Auffälligerweise lag ein sehr großes zeitliches Intervall (8 Jahre) zwischen der Behandlung, die aus dermatologischer Sicht erfolgreich war, und der Feststellung der neurologischen Ausfälle. Wir werden diesem Phänomen noch häufig begegnen und in einem nachfolgenden Kapitel, das den Verlauf der Krankheit zum Gegenstand hat, noch näher darauf eingehen.

Eine andere Patientin bot mehr das Bild einer *Plexusneuritis* am Arm, wobei der N. ulnaris motorisch besonders betroffen zu sein schien. Sie hatte 1947 eine Tuberkulose und in dem Zeitraum von 1927—1954 eine als Wundrose der Beine bezeichnete, doch nicht näher charakterisierte rezidivierende Krankheit durchgemacht. 1953 begann das Hautleiden mit heftigen Schmerzen und einem Gefühl der Kraftlosigkeit. 1956 wurde die dermatologische Diagnose gestellt. Von chirurgischer Seite nahm man ein Sudecksches Syndrom an. Eine ambulante Untersuchung in der Neurologischen Univ.-Klinik Hamburg ergab ein „Cervicalsyndrom". Penicillinbehandlung führte zwar zu einer flüchtigen Besserung, bald stellte sich jedoch eine Lähmung der rechten Hand ein. 1964 entsprach das klinische Bild einer Ulnarislähmung mit zusätzlichen leichten motorischen oder sensiblen Symptomen im Versorgungsgebiet des N. medianus und radialis.

KG 4 (90): Meta F., 56 Jahre, Hausfrau, geb. und wohnh. in Bremen.
FA: 1 Schwester starb an Genital-Ca.

EA: 1920 Appendektomie; 1923 Magenulcus-Operation; 1944 Operation wegen Scheiden-
senkung, anschließend kam es zu einer Thrombose des linken Unterschenkels; 1947 Con-
junctivitis mit Corneageschwür links. Feststellung einer Lungentuberkulose, die seit 1955 als
geheilt angesehen wurde. Von 1927—1954 wiederholt „Wundrose" an den Unterschenkeln.
1953 fällt erstmals eine Schwellung mit livid-rötlicher Verfärbung am rechten Handrücken auf.
Gleichzeitig bestanden heftige Schmerzen und ein Gefühl der Steifheit der Finger rechts. Die
Veränderungen dehnten sich langsam über den rechten Unter- und Oberarm aus und griffen
1955 auf die laterale Unterschenkelseite rechts über. Es stellte sich ein Schweregefühl in der
rechten Hand ein und eine Kraftlosigkeit, so daß Pat. rechts nichts schweres festhalten konnte.
Stationäre Einweisung in die Univ.-Hautklinik Eppendorf (Prof. Dr. Dr. KIMMIG) 1956.
Befund: Von interner Seite keine Ausfälle. Im Blutbild Eosinophilie von 5 %. BSG 42/77
mm n. W., Rest-N und Serumlabilitätsproben o. B., Gesamteiweiß 8,09 g-%. Es bestanden
deutlich livid-rote Efflorescenzen und eine ödematöse Schwellung über dem rechten Hand-
rücken, vom 2. bis zum 5. Strahl reichend, am Unterarm besonders auf der Streckseite zur
Ulna hin, sowie an der Außenseite des Oberarmes. Hautatrophie am Handrücken und an der
Außenseite des rechten Unterschenkels unterhalb des Knies. Von chirurgischer Seite wurde
klinisch ein Sudeck-Syndrom am rechten Arm diagnostiziert, obgleich röntgenologisch keine
Entkalkung nachweisbar war. Bei einer ambulanten neurologischen Untersuchung wurde ein
„Cervicalsyndrom" festgestellt (Neurologische Univ.-Klinik Hamburg). Nach 2 Kuren von
jeweils 10 Mill. E Penicillin stellte sich eine vorübergehende Besserung ein.
Nachuntersuchung am 17. 7. 1964: Haut-Atrophie über dem rechten Handrücken und rechten Unterschenkel. Infiltrate waren nicht mehr nachweisbar. Pat. berichtete, die Kraftlosigkeit
im rechten Arm sei ganz allmählich fortgeschritten. Sie könne sich nicht an ein besonderes
Ereignis erinnern, auch nicht an Erkältungen oder ähnliche Erkrankungen, die von einer Verschlechterung des Zustandes am rechten Arm begleitet worden wäre. Neurologisch keine Ausfälle an den Hirnnerven. Bei der Rechtshänderin fand sich eine leichte Atrophie der Mm.
interossei und des Hypothenar rechts. Die Mm. abd. digit. V und die Interossie II—V waren
peretisch. Geringere Parese der langen Fingerbeuger besonders für die Finger V und IV, und
der Fingerstrecker; der Brachioradialis-Reflex rechts war abgeschwächt, die Biceps- und Triceps-
Reflexe seitengleich vorhanden. Schmerzempfindung wurde am Handrücken über dem IV. und
V. Metacarpale sowie dem ulnaren Aspekt des Hypothenar und an den Fingern IV—V als
abgeschwächt angegeben. Fragliche Störungen auch an den Kuppen der Finger I—III. Tempe-
ratur- und Berührungsempfindlichkeit intakt, Bewegungsgefühl am IV. und V. Finger unsicher,
Vibration nicht gestört.

Der rechte Arm war zweifellos von dem Hautleiden am schwersten betroffen.
Obgleich man daran denken konnte (es fand sich ein ausgeprägter Ulnarstreifen),
entsprach seine Ausdehnung keineswegs einer peripheren oder segmentalen Anordnung. Über der stärkeren Schädigung der vom N. ulnaris versorgten Abschnitte sollte
man nicht die anderen diskreteren Störungen übersehen, die doch mehr auf eine
Schädigung der drei langen Armnerven, wahrscheinlich aber des Plexus brachialis,
hinweisen. Es ist zu vermuten, daß das „Sudeckische Syndrom" 1956 nicht nur eine
Beschwerde im Rahmen des „Cervicalsyndroms" war. Die klare Festlegung von
chirurgischer Seite — es ist ausdrücklich vermerkt, daß trotz negativen Röntgen-
ergebnisses das klinische Bild typisch sei — läßt diese Möglichkeit weitgehend ausschließen. Die Extremität war auch nicht ruhiggestellt worden, so daß dieses Moment
ebenfalls keine Rolle gespielt haben dürfte. Es könnte aber schon damals eine neurogene Beeinträchtigung der vegetativen Funktion vorgelegen haben. Die anderen
peripher-neuritischen Erscheinungen haben sich erst sehr viel später herausgebildet.
Der Verlauf entsprach einer chronisch-progredienten Nervenschädigung.

Atrophie und Parese standen ganz im Vordergrund bei einer Patientin, die den
Beginn der Hautkrankheit nicht angeben konnte. Die Lähmungen der Beinmuskulatur
entwickelten sich ganz allmählich: Zunächst an demjenigen Bein, welches die Acr.

chron. atr. zeigte, späterhin auch an der kontralateralen Extremität. Anfänglich fehlten Sensibilitätsstörungen, später waren sie in diskreter Ausprägung nachweisbar. Der Typ der Lähmung war peripher-neuritisch. Therapeutische Bemühungen blieben erfolglos.

KB 5 (21): Maria, H., 53 Jahre, geb. Burgbernheim, wohnh. Rothenburg/T., Hausfrau.
FA: o. B.
EA: 1935 Hufschlagverletzung am Kopf mit einstündiger Bewußtlosigkeit, retrograde Amnesie, Erbrechen und später Schwindelerscheinungen (Contusio cerebri?).
1960 bemerkte Pat. eine rasche Ermüdbarkeit und Kraftlosigkeit des linken Beines nach Anstrengungen (rasches Laufen, Treppensteigen usw.). Sie hatte außerdem Wadenkrämpfe. Allmähliche Zunahme der Beschwerden, so daß der linke Fuß häufig an Unebenheiten im Boden hängenblieb. Seit Winter 1960/61 deutliche Verschlechterung mit Lähmung der Fußheber. Irgendwelche andere Beschwerden, wie Schmerzen oder Sensibilitätsstörungen, hätten nicht bestanden.
Stationäre Einweisung in die Neurologische Univ.-Klinik Würzburg im August 1961.
Pat. befand sich in gutem allgemeinen Zustand. Thorakale und abdominale Organe unauffällig. In der linken Leistenbeuge wurden mehrere erbsgroße derbe Lymphknoten getastet. Erhöhter Blutdruck von RR 170/100 mm Hg. Die Haut über der Streck- und Beugeseite des linken Unterschenkels war livid-rot verfärbt mit mäßig scharfer Begrenzung gegen die gesunde Haut. Folgende neurologische Befunde wurden erhoben: Fragliche Abweichung der Zunge nach links. Leichte Atrophie der linksseitigen Unterschenkelmuskulatur mit einer Umfangsdifferenz von — 1,5 cm. Deutliche Parese der Mm. tibialis anterior, peronaei, extensor digit. long. und extensor hall. long. Parese der Mm. extensor digit. brev. und flexor poll. brev. Leichte Parese der Mm. gastrocnemius und soleus mit Erschwerung des Zehenspitzenganges links. Leichte Spitzfußstellung links, angedeuteter Steppergang. Der linke Achillesreflex fehlte, der rechte war schwach vorhanden, die übrigen Eigenreflexe seitengleich in „normaler" Stärke auszulösen. Keine pathologischen Reflexe. Schmerz-, Berührungs- und Temperaturreize wurden überall empfunden, Vibrationsgefühl, Lagesinn unauffällig. Blutbild unauffällig, BSG 9/20 mm n. W. Hypazidität des Magens. Liquor: 4/3 Zellen, 17 mg-% Eiweiß, Mastixreaktion IV, III, III, II, II, I; LWS und BWS zeigten röntgenologisch eine Osteochondrose in Höhe der 5. Lendenbandscheibe mit angedeuteter Spondylosis deformans, leichte Osteoporose der gesamten Wirbelsäule. Beginnende Arthrosis deformans des linken Kniegelenkes. Magenbreipassage unauffällig. Elektrische Prüfung: inkomplette Entartungsreaktion in den Mm. tibialis anterior, fibularis brevis, extensor hall. long., extensor digit. brevis. Kein sicher pathologisches Verhalten des M. gastrocnemius. Hautbiopsie vom linken Unterschenkel: Epidermis abgeflacht, hyperkeratotisch, Anhangsgebilde erhalten. Im Corium herdförmige lympho-histiocytäre Zellansammlungen. Kleine Gefäße mit Wandverdickung. Elastische Fasern fehlen unter Epidermis und Infiltraten. Diagnose: Acr. chron. atr. (Dr. Nishiyama). Diagnostisch wurde eine Neuritis ungeklärter Ätiologie bei Acr. chron. atr. angenommen. Pat. erhielt 10 Mill. E Penicillin. Daraufhin bildeten sich die Paresen deutlich zurück, so daß Pat. entlassen werden konnte.
Verlauf: 1962/63 kam es zu einer erneuten Verschlechterung. Herr Prof. Becker stellte im April 1963 eine Paralyse der Unterschenkelmuskulatur links fest. Spitzfußstellung und Bewegungsunfähigkeit des linken Fußes. Erhebliche Muskelatrophie am linken Unterschenkel. Jetzt auch leichte Parese der Fußheber rechts. Erneute stationäre Aufnahme in der Neurologischen Univ.-Klinik Würzburg im April 1963. Intern wieder kein pathologischer Befund, abgesehen von einer Hypertonie mit Blutdruckwerten von 180/100 mm Hg. Herz und Kreislauf kompensiert. Extrasystolie, Systolikum über der Herzspitze. Die blauroten Erytheme am linken Unterschenkel hatten deutlich an Intensität zugenommen. Die übrigen Extremitäten waren jedoch nicht befallen.
Bei der neurologischen Untersuchung waren die Hirnnerven nicht erkrankt. Die Muskeln am linken Unterschenkel zeigten eine fortgeschrittene Atrophie mit einer Umfangsdifferenz von — 2 bis 3 cm, ausgeprägte Spitzfußstellung, Steppergang links. Praktisch Paralyse der Mm. tibialis anterior, extensor hall. long., fibularis long. und brev., extensor digit. brev. Deutliche Parese des M. triceps surae. Oberschenkel- und Hüftmuskulatur nicht sicher beeinträchtigt. Am rechten Bein ebenfalls leichte Parese der Fußheber. Fersengang nur unvollkommen möglich. Der

linke Patellarreflex war abgeschwächt, beide Achillesreflexe nur mit Jendrassik eben zu bekommen. Die übrigen Eigenreflexe sehr lebhaft, keine pathologischen Reflexe. Die sensible Prüfung ergab diskrete Hypaesthesie und Hypalgesie strumpfförmig am linken Vorfuß. Bewegungsgefühl an der linken Großzehe deutlicher beeinträchtigt. Vibrationsempfinden intakt. Aldolase-Aktivität, SGOT und SGPT normal. Kreatinausscheidungen auch nach Belastung unauffällig. Blutzuckerwerte und Zuckerbelastung nach Staub-Traugott unauffällig. Im Magensaft freie Säure vorhanden. Keine vermehrte Ausscheidung von Porphyrin (Abb. 7).

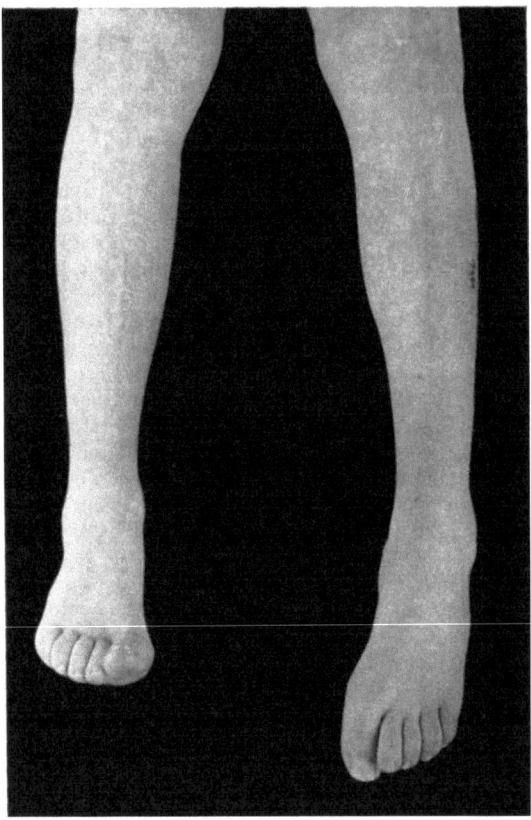

Abb. 7. Pat. Maria H. Parese und Atrophie des M. tibialis ant., der Mm. peronaei und der Mm. ext. hall. long. und ext. digit. brev. am linken Bein

Elektrische Untersuchung: Komplette Entartungsreaktion der Mm. tibialis anterior, Extensor digit. brev. links, quantitative Herabsetzung der Zuckung im M. tibialis ant. und in den Mm. peronaei rechts.

Elektromyogramm: Nadelableitung aus dem M. tibialis anterior links; lebhafte Spontanaktivität mit Fibrillationen und positiven Denervationspotentialen. Bei maximaler Innervation sehr stark gelichtetes Interferenzmuster, Einzeloszillationen entsprechend. Einzelpotentiale mit vielfach polyphasischer Konfiguration mit kurzer spike-Dauer („Regenerationspotentiale"), Niedervoltage. Bestimmung der Leitgeschwindigkeit im linken N. fibularis: Im Abschnitt in der Kniekehle 46 m/sec, im Abschnitt vom Fibulaköpfchen zum M. tib. ant. 22 m/sec. Beurteilung: neurogene Atrophie, lebhafte Denervationszeichen, gleichzeitig ablaufende Regeneration. Deutliche Verlangsamung der Leitgeschwindigkeit. Myographisch gesehen, handelt es sich um eine sicher peripher-neurologische Störung im distalen Abschnitt des Neurons (siehe Abb. 14).

Muskelbiopsie: Aus dem M. tib. ant. links: atrophische Muskelfasern, angedeutet in Gruppen zusammenstehend. Keine Infiltration. Wahrscheinlich neurogene Atrophie (Prof. SCHALTENBRAND).

Myographisch konnte in diesem Fall eine periphere „Neuritis" (distaler Abschnitt) bewiesen werden, die Histologie ergab mit Wahrscheinlichkeit eine neurogene Atrophie. Der sehr chronische Verlauf einerseits mit vorübergehender Besserung unter Penicillin, andererseits mit plötzlicher Verschlechterung, wobei insgesamt eine Progredienz zu verzeichnen war, ist bemerkenswert. Außerdem ist eigenartig, daß der Krankheitsprozeß auch auf das nichterkrankte, hautgesunde Bein übergegriffen hat, nicht aber auf die Arme. Es lag also nahe, an einen lokalen Prozeß zu denken. Die annähernd symmetrische Verteilung hat immer wieder zur Diskussion einer vertebragenen, radikulären oder medullären Schädigung Anlaß gegeben; doch war dafür kein Hinweis zu finden. Auch die bekannten Ursachen derartiger peripher-neuritischer Bilder konnten weitgehend ausgeschlossen werden. Für eine Intoxikation fehlten entsprechende anamnestische Daten und auch Begleitsymptome. So blieb lediglich die Zuordnung zu der Acr. chron. atr. zu erwägen. Die chronische Verlaufsform, die Therapieresistenz und die Lokalisation, d. h. die Erstmanifestation und stärkere Ausprägung an der Extremität mit dem dermatologischen Leiden, passen gut in das Bild hinein, das wir auch bei anderen Störungen zusammen mit der Acr. chron. atr. gesehen haben. Die Betonung der motorischen Phänomene stellt indessen eine Besonderheit dar.

Muskel-Atrophien offenbar als Rest einer abgelaufenen Schädigung sahen wir bei einem Patienten, der sich 1945 in russischer Kriegsgefangenschaft eine Acr. chron. atr. am linken Bein zuzog und gleichzeitig eine Verschmächtigung dieser Extremität bemerkte. Nachdem der Zustand über 5—6 Jahre annähernd stationär geblieben war, trat erneut eine Verschlechterung ein, jetzt mit Schmerzen und Gefühlsstörungen sowie Schwächegefühl. Im akuten Stadium wurde eine neurologische Untersuchung nicht vorgenommen. Der klinische Befund imponierte immer als isolierte Atrophie, lediglich anfänglich sind Reflexabschwächungen beschrieben worden, die späterhin nicht mehr vorhanden waren.

KG 6 (22): Hans N., 57 Jahre, Architekt, geboren und wohnh. Köln.
FA: o. B.
EA: Frühgeburt im 8. Monat, angeblich normale Entwicklung. Um das 30. Lebensjahr kam es häufig zu Bronchitiden. Zu der gleichen Zeit hatte Pat. zweimal seelische Erschöpfungszustände. Während des Krieges Einsatz an der Ostfront. Bei Kriegsende mußte sich Pat. von Jugoslawien bis nach München zu Fuß durchschlagen, kam dort völlig entkräftet und stark abgemagert an. Im Herbst 1945 fiel eine Verschmächtigung und dunkelblau-rote Verfärbung des linken Beines auf. Herbst 1946 stellten sich Zehen- und Wadenkrämpfe links ein. Pat. wurde deswegen 1947 in der Univ.-Nervenklinik München untersucht. Man fand eine Atrophie des ganzen linken Beines mit einer Umfangsdifferenz von — 4,5 cm am Oberschenkel und — 2,5 cm am Unterschenkel. Der Patellar- und Achillesreflex waren links abgeschwächt. Die Haut über dem linken Unterschenkel war atrophisch, schmutzig-braun pigmentiert, die Behaarung vermindert. Beiderseits bestand starke Krampfaderbildung. Der lumbale Liquor war regelrecht zusammengesetzt. Als Diagnose wurde eine „vegetative Neuritis" angenommen.
Im Verlauf blieb das Krankheitsbild zunächst stationär. Weiterhin bestanden Wadenkrämpfe. Pat. konnte seiner Arbeit noch nachgehen. 1951 kam es jedoch zu einer Verschlechterung mit deutlicher Schwäche des linken Beines und mit Schmerzen am lateralen Fußrand. Deswegen 1953 erneute Einweisung in die Univ.-Nervenklinik München (Begutachtung): Muskelatrophie am linken Bein und linkem Gesäß, geringe Atrophie im linken M. sternocleidomastoideus und deltoideus links gegenüber rechts, ohne Parese. Reflexe unauffällig, Sensibilität

nicht gestört. Die atrophischen Muskeln waren elektrisch voll erregbar. Röntgenologisch an
Schädel, Wirbelsäule, Tibia und Fibula keine pathologischen Veränderungen. Von internistischer
Seite unauffällige Verhältnisse; dermatologisch fand sich eine Unterhautatrophie im Bereiche
des linken Beines und eine streifenförmige Rötung in den Segmenten Th10/Th11 linksseitig. Es
wurde damals eine Acr. chron. atr. Herxheimer diagnostiziert.

1962 Begutachtung durch die Univ.-Nervenklinik Würzburg. An Beschwerden gab Pat. jetzt
gelegentliches Taubheitsgefühl im Bereich des linken Kniegelenkes an. Die Atrophie des linken
Beines hatte sich nicht verschlechtert. Auf Befragen berichtete Pat. von mehrfachen „Insekten-
stichen" in der Zeit seiner Gefangenschaft.

Untersuchungsbefund: Intern bis auf eine gelegentliche Extrasystolie keine Besonderheiten.
Die linke Gesichtshälfte war etwas kleiner ausgebildet als die rechte. Ausgeprägte Varicosis an
beiden Unterschenkeln. Von dermatologischer Seite lag eine ausgeprägte Livedo reticularis vor
mit Verstärkung in den Acren, das Bild der Acrocyanose hervorrufend. Dichtere netzige und
mehr braune Zeichnung in einer Partie an der linken Schulter und über dem linken Schulter-
blatt, sowie die ganze linke vordere Brustpartie einbeziehend. Gleiche Veränderungen in der
linken Lendenregion, von dorsal bis nach ventral zum Nabel reichend, auch über der linken
Gesäßgegend, am linken Knie und Unterschenkel. Die Haut stellte sich papierdünn, glatt, glänzend dar, beim Verschieben feine Fältelung. Deutliche Teleangiektasien. Atrophie des sub-
cutanen Fettpolsters; Behaarung in der linken Achsel und um die linke Mamille vermindert,
im Bereich der veränderten Bauchpartie und am linken Unterschenkel fehlend.

Neurologisch stellte Herr Prof. Broser eine Muskelatrophie am linken Bein fest, die über
die Hautatrophie hinausging, mit einer Umfangsdifferenz von — 6 cm am Oberschenkel und
— 3,5 cm am Unterschenkel (keine Verkürzung der linken Extremität). Keine meßbare Parese,
keine latente Parese. Die Eigenreflexe waren seitengleich vorhanden, pathologische Reflexe nicht
auslösbar. Sensible Störungen wurden nicht angegeben. Die Atrophie im linken Schulterbereich
war nicht mehr erkennbar. Laborbefunde: Blutbild unauffällig, Blutsenkung 9/22 mm n. W.
Blutzucker, Rest-N, Serumlabilitätsproben, Serumelektrophorese unauffällig. Im Elektrokardiogramm Verdacht auf coronare Mangeldurchblutung. Im Oszillogramm der Beine keine
sicheren Unterschiede der Pulswellen.

Elektrische Muskeluntersuchung: Die Chronaxie für die kleinen Fußmuskeln sowie für die
langen Zehen- und Fußstrecker und -beuger im Seitenvergleich unauffällig, keine Reizpunkt-
verschiebung, normale faradische Ansprechbarkeit.

Elektromyogramm: Nadelableitung aus dem atrophischen M. tib. ant. und M. quadriceps
fem. links ohne sichere Spontanaktivität. Schon bei geringer Innervation Muster interferieren-
der Aktivität. Einzelpotentiale leicht verkürzt, aber mit deutlicher Polyphasie und kurzer
Spikedauer. Im Quadriceps ist die Polyphasie noch deutlicher: in einzelnen Abschnitten keine
sichere Verkürzung, in einzelnen „Nestern" jedoch Potentiale von 2—4 msec Dauer. Leitgeschwindigkeit im proximalen Anteil des N. fibularis 46 m/sec, im distalen Anteil 40 m/sec.
Beurteilung: Das Elektromyogramm muß, für sich genommen, im Sinne einer Myopathie gedeutet werden. Kein sicherer Anhalt für Beteiligung der peripheren Nerven.

Röntgenweichstrahlaufnahme (Prof. Bonse): am linken Ober- und Unterschenkel merkliche
Muskelatrophie. Sichere Auslöschungsphänomene fehlen, keine Kalkeinlagerungen. Kein Anhalt
für Dermatomyositis.

Hautbiopsie (Doz. Dr. Klingmüller): Epidermis mit mäßiger Atrophie, stellenweise deutliche
Melaninablagerungen in der Basalschicht. Im Corium perivasculäres lymphocytäres Zellinfiltrat.
Stellenweise Aufquellung der zarten Kollagenfasern mit Fibrocytenvermehrung. Die Homo-
genisierung der Kollagenfasern deutet eher auf eine Fibrose nach einer Hautatrophie als auf
eine begleitende Kollagenfaserveränderung wie bei der Sklerodermie hin. Die elastischen Fasern
sind stark vermindert.

Die besonderen Kennzeichen dieser Erkrankung sind chronischer Verlauf mit
Defektheilung (Muskelatrophie ohne meßbare Funktionsstörung bei Fehlen sonstiger
neurologischer Ausfälle), das „myopathische" Bild im Elektromyogramm und eine
lokalisatorische Beziehung zu der Acr. chron. atr. Die wichtigsten Erkrankungen, die
hier differentialdiagnostisch in Frage kommen, sind Myositis und Dermatomyositis.
Der Verlauf ist für beide Krankheiten nicht typisch. Die Weichstrahlaufnahme ergab

auch keine Verkalkungen. Die Hautveränderungen ließen eine Dermatomyositis, ebenso eine Sklerodermie ausschließen. Bemerkenswert erscheint die anamnestische Angabe über Sensibilitätsstörungen, welche eine periphere Nervenerkrankung vermuten lassen könnten. Eine „vegetative Neuritis" scheint nur auf Grund der damals noch nicht als Acr. chron. atr., sondern vermutlich als neurogene Veränderung diagnostizierten Hautatrophie angenommen worden zu sein. Diese ohnehin problematische Diagnose muß wohl abgelehnt werden.

Wir müssen noch auf das „myopathische" elektromyographische Bild eingehen. Der Befund ist für eine abgelaufene oder in Gang befindliche Myopathie (Myositis) nicht vollauf beweisend, sondern könnte auch auf eine distale Neuronitis (BOWENS, 1959) zurückgehen (siehe dazu im Kapitel über die elektromyographischen Befunde). Somit wird schon die Abgrenzung Neuritis-Myositis schwierig. In Anbetracht dessen, daß eine Dermatomyositis ausscheidet, geben die Klagen über Gefühlsstörungen sogar einen gewissen Hinweis für eine nervöse Beteiligung. Leider war der Pat. zudem nicht bereit, eine Muskelbiopsie vornehmen zu lassen, so daß letztlich die Frage unentschieden bleiben muß.

Als sichere Merkmale bleiben aber die zeitliche und lokale Beziehung zu dem Hautleiden. Sie dürfen natürlich nicht überbewertet werden, sind jedoch das einzig Greifbare. Wir haben deshalb den Eindruck gewonnen, daß hier ein Zusammenhang zwischen neurologischem und dermatologischem Leiden besteht. Eine gewisse Ausnahme bildet der vorliegende Fall insofern, als er der einzige ist, bei dem wir eine annähernd segmentale Anordnung eines der Hautherde (Bauch: Th_{10} / Th_{11} links) beobachten konnten. Etwas Derartiges sehen wir ja eigentlich nur beim Zoster, bei angeborenen Dermatosen und bei der Morphaea. Alle drei Leiden konnten anamnestisch und befundmäßig ausgeschlossen werden.

Nunmehr kommen wir zu den *polyneuritischen Krankheitsbildern*. Ein 62jähr. Patient bemerkte 1950 am linken Bein die ersten Anzeichen der Acr. chron. atr., welche 1957 diagnostiziert und mit Penicillin behandelt wurde. Ein Jahr später traten in diesem Bein Beschwerden auf und breiteten sich auch auf andere Extremitäten aus. Neurologisch bestand eine Polyneuritis in asymmetrischer Ausprägung mit besonderem Betroffensein des linken Beines. Die symptomatische Behandlung brachte Besserung, besonders die Paresen bildeten sich zurück. 1964 war jedoch noch ein in seiner asymmetrischen Verteilung völlig gleichartiger, nur leichterer Befund zu erheben.

KG 7 (14): Bernhard Sch., 62 Jahre, Beamter, geboren bei Marktheidenfeld, wohnhaft Wiesentheid.

FA: 1 Bruder verstarb an Herzinfarkt, 1 Bruder an unbekanntem Hirntumor, 1 Schwester an Genital-Carcinom.

EA: 1914 Diphtherie, 1926 Otitis media rechts, 1948—1950 „rheumatische" Beschwerden in der linken Schultergegend. Seit dieser Zeit Gefühl der Enge auf der Brust und Schmerz in der linken Thoraxseite, in den linken Arm ausstrahlend (kardial bedingt?). 1951 Handgelenksfraktur rechts.

Seit etwa 1950 bildeten sich Hautveränderungen am linken Bein heraus, die später auch die linke Hand und den linken Arm ergriffen. Pat. berichtete, er sei oft von Holzböcken gebissen worden, meistens an den Beinen.

Ambulante Vorstellung in der Univ.-Hautklinik Würzburg 1957. Es wurde folgender Befund erhoben: Am linken Arm, besonders über der Streckseite des Vorderarmes und Ellbogens, außerdem an beiden Fußrücken, an beiden Ober- und Unterschenkeln und über dem M. glutaeus beiderseits in nahezu symmetrischer Anordnung flächenhafte, leicht infiltrierte Herde mit zigarettenpapierdünner, atrophischer Haut und livid-roter Verfärbung. Erhebliche Sklerosierung an beiden Unterschenkeln. Daneben anetodermatische Herde, über Oberschenkeln und Glutaei verstreut. Kirschgroße, indolente Lymphknoten inguinal beiderseits. Blutsenkung 21/40 mm n. W. — 21/46 mm n. W.

Therapeutisch erhielt Pat. 10 Mill. E Penicillin. Im Verlaufe bildeten sich die Efflorescenzen zurück. Im April 1958 klagte Pat. jedoch über Taubheitsgefühl im linken Bein, später auch im linken Arm, über Kältegefühl und über häufige Wadenkrämpfe links. Stationäre Durchuntersuchung in der Neurologischen Univ.-Klinik Würzburg vom Mai bis Juni 1958. Man fand eine mäßige Adipositas, zerklüftete große Tonsillen, eine Hypertonie von 195/105 mm Hg. Gallenblasengegend druckschmerzhaft. Die Halswirbelsäule war empfindlich gegen Klopfen und Stauchung. Der linke Arm zeigte eine ausgedehnte Hautatrophie, weniger die Unterschenkel. Die früher festgestellten livid-roten Infiltrate hatten sich gut zurückgebildet. Von neurologischer Seite bestand eine leichte Schwerhörigkeit rechts, Zehen- und Fersengang links waren nicht möglich. Deutliche Parese der Fußheber und des M. ext. hall. long. beiderseits, der Mm. extensor digit. brev. und triceps surae links. Keine sichere Muskelatrophie. Im Knie-Hacken-Versuch leichte Unsicherheit links. Patellarreflexe beiderseits im Vergleich zu den Armreflexen schwach auslösbar, der linke Achillesreflex fehlte, der rechte war nur mit Jendrassik eben zu erhalten. Keine Pyramidenbahnzeichen. Hypaesthesie und Hygalgesie am linken Arm bis zur Schulter, am linken Bein bis zur Hüfte, am rechten Fuß bis knapp oberhalb der Knöchelregion reichend; an allen drei Extremitäten mit distaler Betonung. Der rechte Arm war nicht betroffen. Vibrationsgefühl am linken Arm herabgesetzt, an beiden Unterschenkeln aufgehoben. Lagegefühl am linken Fuß erloschen (siehe Abb. 4, Mitte).

Laborbefunde: Im Blutbild 5 % Eosinophile, Blutsenkung 9/23 mm n. W., Magensaft normazide. Serumlabilitätsproben o. B. Kein Anhalt für prädiabetische Stoffwechsellage oder Porphyrinurie. Röntgenologisch an der Lendenwirbelsäule leichte Spondylosis-deformans-Veränderungen. Liquor 12/3 Zellen, 49 mg% Eiweiß (leicht sanguinolent). Mastixreaktion IV, V, VI, IV, III.

Diagnose: Polyneuritis ungeklärter Ursache. Es wurde Vitamin-B-Komplex und Niconacid gegeben. Darunter besserten sich die neurologischen Ausfälle.

Nachuntersuchung am 27. 4. 1964: Auf Befragen gab Pat. an, daß die Besserung angehalten habe und daß er derzeit beschwerdefrei sei. Im Bereich des Integumentes fanden wir ausgedehnte Hautatrophien an beiden Unterschenkeln, livid-rote Verfärbung der Beine und über den Patellae. Die Ausbildung entsprach den Veränderungen von 1958, doch hatte die Hautatrophie eine etwas größere Ausdehnung. Die neurologische Untersuchung ergab eine Schwerhörigkeit rechts. Paresen waren nicht sicher nachweisbar, auch Muskelatrophien nicht. Arm- und Beinumfänge seitengleich. Bei der Koordinationsprüfung nur angedeutete Unsicherheit in der Zielbewegung beider Beine. Die Eigenreflexe waren an den Armen gerade auszulösen, der Brachio-Radialis-Reflex beiderseits allerdings nicht sicher. An den Beinen komplette Areflexie. Keine Pyramidenbahnzeichen. In strumpf- und handschuhförmiger Verteilung Hypaesthesie und Hypalgesie am linken Arm in der Mitte des Oberarmes, am linken Bein, handbreit unter dem Knie beginnend und distal deutlich zunehmend. Vibrationsgefühl an beiden Füßen erloschen, an der linken Hand herabgesetzt. Lagesinn am linken Fuß sehr unsicher. 2-P.-Diskriminationsvermögen: An den Fingerkuppen 9 mm beiderseits, am linken Bein schlechter als am rechten, jedoch noch im Normbereich; am Fußrücken links 54 mm, rechts 49 mm.

Es ist eigentümlich, daß eine derartige subakut auftretende Polyneuritis sich in ihrer asymmetrischen Verteilung über 6 Jahre hält. Ein Teil der Beschwerden, insbesondere die Paresen, waren anfänglich wieder zurückgegangen, andere dagegen nämlich die Reflexausfälle, waren fortgeschritten. Inzwischen hatte sich der Patient an seine Beschwerden jedoch gewöhnt, so daß er sie offenbar nicht mehr registrierte. Dies ist nicht der Verlauf der Polyneuritiden, wie sie uns sonst begegnen. Es muß eine außerordentlich hartnäckige, chronisch verlaufende Noxe unterstellt werden. In dieser Hinsicht bestehen Ähnlichkeiten mit der durch Contergan hervorgerufenen Polyneuropathie (BROSER, 1962; BECKER, 1961; RAFFAUF, 1961; SCHEID u. Mitarb., 1961; eigene Beobachtungen). Es ist sicherlich auch nicht richtig, wenn man das Bild von 1964 einfach als Restzustand der 1958 durchgemachten Erkrankung ansehen will. Die Reflexausfälle, die sich eher zurückzubilden pflegen, hatten sich ganz im Gegenteil ausgedehnt. Die sensible Störung wiederum hatte sich aufgehellt, war aber keineswegs wesentlich zurückgegangen. Die Asymmetrie, gerade mit der ganz offensichtlichen und konstanten Betonung an der von dem Hautleiden besonders stark ergriffenen Extremität, ist ungewöhnlich und bemerkenswert. Da auch in diesem Fall keine andere Ursache ausfindig gemacht werden konnte, da sich das Leiden so überaus chronisch gehalten hat und wegen der topographischen Beziehungen glauben wir einen Zusammenhang mit der Hautkrankheit annehmen zu dürfen.

Einen in seiner Beziehung zur Hautaffektion gleichartigen Befund bot eine Patientin, die seit ihrem 12. Lebensjahr eine Acr. chron. atr. am linken Arm hatte. Das Leiden blieb lange Jahre stationär, unterbrochen von gelegentlichem Fortschreiten. Von der polyneuritischen Störung waren in erster Linie die Arme, aber auch noch ein Bein ergriffen, an der erkrankten Extremität bestanden Paresen und Atrophien.

KG 8 (52): Karoline H., 66 Jahre, Hausfrau, geboren und wohnhaft Marktheidenfeld.
FA: 1 Schwester leidet an Epilepsie.
EA: Pat. berichtete, sie sei früher immer gesund gewesen.
Beginn der Hauterkrankung etwa im 12. Lebensjahr. Pat. bemerkte am linken Oberarm rote Flecken, die sich langsam weiter ausbreiteten und 6 Jahre später den ganzen linken Arm ergriffen hatten. Mit 45—47 Jahren fiel der Pat. erstmals eine Verdünnung der Haut auf. Die Veränderungen dehnten sich allmählich immer weiter aus, es kam jedoch über Jahre hin zu einem Stillstand. Schließlich wurde der linke Arm kraftlos. Über Gefühlsstörungen klagte Pat. nie. Sie gab an, sie sei häufig von Holzböcken gebissen worden.
Stationäre Einweisung in die Univ.-Hautklinik Würzburg im August 1953.
Man fand eine mäßige Adipositas, an thorakalen und abdominalen Organen sonst normale Verhältnisse. Schwerhörigkeit links. Die Haut des linken Ober- und Unterarmes zeigte eine stark ausgeprägte Atrophie mit lappiger, schlaffer Veränderung und eine braun-rote bis weinrote, teils violett-rote Verfärbung. In großen Partien sichtbare Gefäßzeichnung, an anderen Stellen talgig-weiche Infiltrate. Die Schulterpartie war frei, der Handrücken jedoch mitergriffen, die Finger wiederum frei. In der linken Axilla gut verschiebliche, mittelderbe kirschgroße Lymphknoten. Blutbild o. B. In der Elektrophorese Verminderung des Albumins bei Vermehrung der gesamten Globuline. Sabin-Feldman-Test 1:64. Suboccipitaler Liquor: 1/3 Zellen, 20 mg % Eiweiß, Mastrixreaktion III, II, II, I.
Hautbiopsie von linken Unterarm: Orthokeratose, atrophische Epidermis, im Corium dichte lymphocytäre Infiltrate, nur spärliche Plasmazellen. Diagnose: Acr. chron. atr. (Dr. HAUSER).
Pat. wurde mit 10 Mill. E Penicillin behandelt. Darunter kam es zu einem deutlichen Rückgang der entzündlich ödematösen Veränderungen.
Erneute stationäre Aufnahme in der Univ.-Hautklinik Würzburg im Oktober 1959, jetzt wegen eines Rezidivs im Bereich der Beine. Pat. war nach wie vor adipös. Das Herz war nach links verbreitert. Arrhythmia absoluta. Leichte Blutdruckerhöhung auf 170/95 mm Hg. Abdominalorgane unauffällig. Die Haut des ganzen linken Armes war noch lappig und schlaff, rot-livide verfärbt und zeigte ausgeprägteste Atrophien. Im übrigen gleicher Befund wie 1953.
Weichstrahlaufnahme des linken Oberarmes: Umschriebene Verbreiterung der Cutislinie, sonst kein wesentlicher Befund in der Cutis (Prof. BONSE).
Hautbiopsie vom linken Oberarm: Hochgradig atrophischer, vollständig entzündungsfreier Zustand nach behandelter Acr. chron. atr. (Doz. Dr. HAUSER).
Nachuntersuchung 12. 6. 1964: Auf Befragen gab Pat. an, daß sie keinerlei Gefühlsstörungen habe, daß aber jetzt die Kraft im linken Arm deutlich geringer sei als rechts. Die Haut zeigte die gleichen ausgedehnten Hautveränderungen wie 1959. Blutzucker o. B., keine Porphyrinurie. Kein Anhalt für Leberschädigung.
Aus dem neurologischen Status ist hervorzuheben: Schwerhörigkeit links, Parese des M. triceps brachii, der Flexoren und Extensoren am Vorderarm, ohne daß einzelne Muskeln beson-

ders paretisch gewesen wären, deutlichere Parese der Handinnenmuskeln unter Aussparung der Opposition und Abduktion des Daumens, leichte Atrophie der Interossei. Die Armeigenreflexe und Patellarreflexe waren lebhaft und symmetrisch auszulösen. Die Achillesreflexe waren demgegenüber jedoch auffällig schwach. Am linken Arm, über dem distalen Ansatz des M. deltoideus beginnend, in handschuhförmiger Ausbreitung mit distaler Betonung wurde Hypalgesie und Hypaesthesie angegeben. Am rechten Arm waren die sensiblen Störungen weniger stark ausgeprägt, die proximale Begrenzung lag 2 Querfinger distal des Ellbogens; handschuhförmige Ausbreitung. Am linken Bein nur am Fuß, etwa handbreit über dem Sprunggelenk beginnend, Hypaesthesie und Hygalgesie, ebenfalls mit distaler Betonung. Das rechte Bein war frei. Vibrationsempfinden am linken Ellbogen, an beiden Händen und an beiden Füßen abgeschwächt. Lagesinn nicht gestört. Bestimmung der Druckpunkte: Am linken Handrücken innerhalb veränderter Haut sind 12 Druckpunkte/cm² zu finden. Am rechten Handrücken 42/cm². Die Schwelle ist in beiden Fällen gleich, aber insgesamt mit 6,0 g erhöht (Abb. 4, unten).

Elektromyogramm: Nadelableitung aus dem M. biceps brachii links: bei maximaler Innervation noch dichtes Interferenzmuster, in Ruhe keine Spontanaktivität. Einzelpotentiale vermehrt polyphasisch, mit niedriger Amplitude. Potentialdauer auf 4.5 msec (2—7 msec) deutlich verkürzt. N. musculo-cutaneus links: maximale Leitgeschwindigkeit mit 67 m/sec noch im Normbereich. Die Potentialdauer ist jedoch mit 30 msec ganz erheblich verlängert. Es finden sich außerdem pathologische Nachentladungen, die bei direkter Muskelreizung nicht auftreten. Beurteilung: Das Myogramm könnte auf eine primär am Muskel ansetzende Schädigung hinweisen (Myositis?). Die Nachentladungen sind jedoch neurogenen Ursprungs.

In diesem Fall ergab sich wie im Fall 6 elektromyographisch ein Bild wie bei einer primären Myopathie. Andererseits war die Sensibilitätsstörung zweifellos auf dem Boden einer Nervenschädigung entstanden. Es liegt daher nahe — in dem Bemühen, alle Störungen auf eine Ursache zurückzuführen — auch den Myogrammbefund als Ausdruck einer Nervenschädigung zu deuten, nämlich als distale Neuronitis (BOWENS), doch läßt sich ein sicherer Beweis dafür nicht erbringen. Lediglich die Nachentladungen bei Nervenreizung deuten in diese Richtung. Die geplante Muskelbiopsie scheiterte an der Weigerung der Patientin, so daß eine weitere Klärung nicht möglich war. Ganz genau wie bei dem vorhergehenden Patienten finden sich Chronizität, auf die aus dem seit Jahren bestehenden Beschwerdebild geschlossen werden kann, und eigentümliche topographische Verteilung.

Handschuhförmige Sensibilitätsstörungen nur an den Armen hatte eine andere Patientin. Die „neuritische" Schädigung konnte elektromyographisch nachgewiesen werden.

KG 9 (36): Maria S., 60 Jahre, Bauersfrau, geboren und wohnh. in Höhefeld.

FA: Vater starb an Darmkrebs, 1 Tante hatte „Zucker".

EA: Mit 22 Jahren Appendektomie, mit 39 Jahren Kropfoperation. 1945—1949 wiederkehrende Magenbeschwerden. 1961 trat eine Schwellung, Rötung und Blauverfärbung der linken Hand und des linken Armes in Erscheinung. Dabei bestand starkes Brennen der Haut. Pat. weiß, daß sie häufig von Holzböcken gebissen worden ist.

Stationäre Einweisung in die Univ.-Hautklinik Würzburg Dezember 1961.

Der Allgemeinbefund war gut. Thorakal- und Abdominalorgane ließen keinen pathologischen Befund erkennen. Blutbild unauffällig. Blutsenkung 30/65 mm n. W. An der Streckseite des linken Unterarmes, übergreifend auf die Außenseite, proximal mäßig scharf begrenzt, sah man bläulich-rote, etwas teigige Erytheme, die streifenförmig nach distal sich erstreckten. Die Epidermis war leicht verdünnt, von zahlreichen Teleangiektasien durchzogen. Dorsal über dem linken Handgelenk, auf Handrücken übergreifend, flächenhaft ausgedehnte, mäßig scharf begrenzte weinrote Effloreszenzen ebenfalls mit Teleangiektasien. Über der Streckseite des linken Unterschenkels im mittleren Drittel zigarettenpapierdünne atrophische Haut.

Hautbiopsie vom linken Unterschenkel: Typischer Befund für Acr. chron. atr. (Dr. NISHIYAMA).

Es wurden 12 Mill. E Penicillin gegeben. Innerhalb der nächsten Monate besserten sich die Hautveränderungen.

Nachuntersuchung am 11. 3. 1964: Pat. erzählte, daß sie in den letzten Monaten häufig ein pelziges Gefühl in der rechten Hand und in den rechten Fingern verspürt hatte, teilweise auch Schmerzen im 1. und 2. Strahl. Von interner Seite fanden sich keine Auffälligkeiten.

Hautbefund: Etwas mehr als fünfmarkstückgroßer, deutlich atrophischer Bereich im proximalen Anteil des Handrückens, mehr nach radial gelegen, mit durchscheinendem Venengeflecht. Gleiche Hautveränderungen handtellergroß über dem linken Ellenbogen, etwas länglich nach distal ziehend. Gleicher Bezirk im proximalen Unterschenkeldrittel links über der Vorderseite.

An den Hirnnerven waren keine Ausfälle festzustellen. Die Abduktions- und Adduktionsbewegungen der Finger der linken Hand waren kraftlos. Parese für die Daumenopposition und Abduktion links. Keine sichere Parese der langen Unterarmstrecker und -beuger. Sichere Atrophien waren nicht zu erkennen. Eigenreflexe an Armen und Beinen lebhaft, symmetrisch auslösbar, demgegenüber jedoch auffällig schwache Achillesreflexe. Keine pathologischen Reflexe. Die sensible Prüfung ergab eine Hypaesthesie und Hypalgesie handschuhförmig an beiden Händen und Vorderarmen bis knapp unterhalb der Ellbogengelenke, links etwas höher hinaufreichend und intensiver ausgebildet als rechts. Beine frei. 2-Punkte-Diskriminationsvermögen: An den Fingerbeeren 5 mm beiderseits, sonst unauffällig. Vibrationsempfinden und Lagesinn nicht sicher beeinträchtigt (Abb. 8).

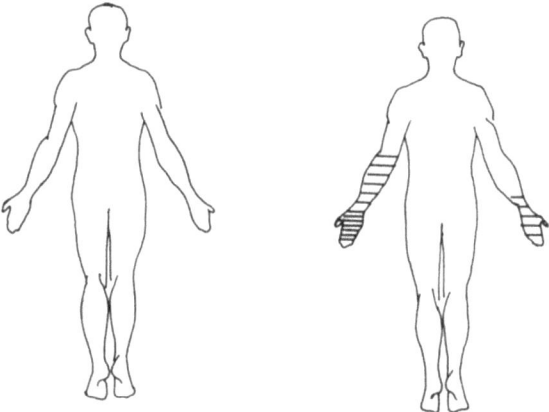

Abb. 8. Pat. Maria S. Ausbreitung der Hautveränderungen (links) und der sensiblen Ausfälle (rechts)

Elektroneurogramm des linken N. ulnaris: Maximale Leitgeschwindigkeit mit 48 m/sec an der unteren Normgrenze, terminale Überleitungszeit mit 3,7 msec gering verzögert, Streubreite mit 17 m/sec und Potentialdauer mit 18 msec pathologisch verbreitert. N. medianus rechts: Maximale Leitgeschwindigkeit mit 55 m/sec im Normbereich, terminale Überleitungszeit mit 7,1 msec auf das Doppelte verzögert, Streubreite mit 25 m/sec erheblich heraufgesetzt. Beurteilung: Das Elektroneurogramm beweist eine Schädigung der peripheren Nerven, wie man sie beispielsweise bei einer Polyneuritis findet.

Störungen fast nur an den Beinen sahen wir bei einer Patientin, die schon frühzeitig (bereits mit Beginn des Hautleidens) über Schwäche der Beine klagte. Lediglich die Beeinträchtigung des Vibrationsempfindens und das pathologische Elektroneurogramm weisen auf eine Miterkrankung der Arme hin.

KG 10 (46): Frieda W., 58 Jahre, Hausfrau, geboren und wohnhaft in Krum.
FA: o. B.
EA: 1951 traten rötlich-livide Veränderungen am linken Bein, 1957 auch am rechten Bein hervor. Gleichzeitig kam es zu einem Gefühl der Müdigkeit und Schwäche in den Beinen.

Schmerzen oder Paraesthesien wurden nicht geklagt. Pat. erinnert, daß sie vor mehr als 12 Jahren von Holzböcken gebissen worden war.

Ambulante Vorstellung in der Univ.-Hautklinik Würzburg im Februar 1962. Hautbefund: Diffus an beiden Beinen, bis auf die Nates reichend, flächenhafte, leicht livide Rötung der Haut mit deutlicher Atrophie an der Vorder- und Innenseite des Oberschenkels und an der Vorder- und Außenseite des Unterschenkels sowie über der Patella. Nach Behandlung mit 10 Mill. E Penicillin gingen die roten Stellen rasch zurück, auch das Schwere- und Schwächegefühl in den Beinen verlor sich; Pat. fühlte sich allgemein besser.

Nachuntersuchung am 22. 6. 1964: Die Hautatrophie war wie 1962 über beiden Kniescheiben, den Vorderseiten der Oberschenkel und der Vorder- und Innenseite der Unterschenkel vorhanden. Im übrigen keine wesentliche Infiltratbildung. Neurologisch keine Störungen im Bereich der Hirnnerven, keine Paresen, keine Muskelatrophien. Koordination intakt, Patellarreflexe beiderseits mit Jendrassik eben zu bekommen. Achillesreflexe beiderseits aufgehoben, Armeigenreflexe dagegen lebhaft. Keine Zeichen einer Pyramidenbahnschädigung. Die Untersuchung der sensiblen Funktion ergab Hypalgesie und Hypaesthesie der Beine mit deutlicher distaler Betonung. Proximale Grenze handbreit unter den Knien angegeben. Wattereize werden an den Zehen beiderseits wahrgenommen. Vibrationsempfinden an Fingern und Füßen abgeschwächt, Bewegungsgefühl an den Zehen beiderseits unsicher. 2-Punkte-Diskriminationsvermögen: Fingerbeeren beiderseits 3 mm, Unterschenkel rechts 64 mm, links 59 mm, Fußrücken rechts 45 mm, links

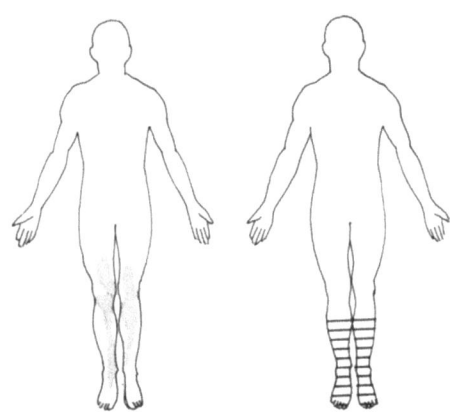

Abb. 9. Pat. Frieda W. Lokalisation des Hautleidens (links) und der sensiblen Störung (rechts)

42 mm. Am rechten Fußrücken finden sich 12 Druckpunkte/cm², die Reizschwelle ist auf 2,5 g erhöht. Links am Fußrücken werden 23 Druckpunkte/cm² gefunden, die Reizschwelle ist auch hier auf 2,5 g erhöht (Abb. 9).

Elektroneurogramm des linken N. ulnaris: Maximale Leitgeschwindigkeit mit 67 m/sec unauffällig. Terminale Überleitungszeit mit 3,9 msec leicht verzögert, Streubreite mit 25 m/sec ganz deutlich erhöht. Potentialdauer mit 18 msec pathologisch verbreitert. Beurteilung: Das Neurogramm spricht für eine Schädigung im Sinne einer Neuritis.

Die Signifikanz der elektroneurographischen Befunde wird noch in einem späteren Abschnitt diskutiert werden. Unserer Erfahrung nach läßt die elektrische Untersuchung in den beiden letzten Fällen keine Zweifel an einer peripheren Nervenschädigung. Bei beiden Patientinnen mußten wir auf eine eingehende Untersuchung möglicher anderer Ursachen verzichten, da keine von ihnen stationär aufgenommen werden wollte. So können wir natürlich nicht mit Sicherheit behaupten, eine andere Ursache läge nicht vor. Wir waren wiederum von der Lokalisation der neurologischen Ausfälle beeindruckt. Daß in dem letzten Fall die stärksten Störungen an den von dem Hautleiden befallenen Beinen gefunden wurden, ist noch nicht so verwunderlich, denn alle Polyneuritiden pflegen an den Beinen betont zu sein; doch ist die die Arme betreffende Störung im vorangehenden Fall um so auffälliger.

Ein polyneuritisches Bild mit dissoziierter Empfindungsstörung scheint ebenfalls erwähnenswert.

KG 11 (42): Agnes N., 69 Jahre, Hausfrau, geboren und wohnhaft Stadtprozelten.
FA: o. B.

EA: Seit etwa 1959/60 war eine Rötung an Unterarmen und Unterschenkeln aufgetreten. Im Sommer 1963 breiteten sich diese Veränderungen auf Hände und Füße aus, schließlich auch auf die Innenseite des Oberschenkels und auf die Oberarme. Dazu trat ein Brennen in den Füßen und Kribbelparaesthesien mit „Absterben" der Finger. In der letzten Zeit hätte sich eine Schwäche und Kraftlosigkeit besonders in der rechten Hand bemerkbar gemacht. Mit den Knöcheln knicke sie häufig ein. Es bestünden auch starke Schmerzen in Unterarmen und Unterschenkeln. Eine Erkältungskrankheit oder ähnliches waren nicht vorausgegangen.

Ambulante Vorstellung in der Universitäts-Hautklinik Würzburg im September 1964. Von interner Seite lagen keine Auffälligkeiten vor. Keine Zuckerausscheidung im Urin, Serumlabilitätsproben o. B. Die Haut an Handrücken und Unterarm, besonders im Bereich der Ulnarstreifen, außerdem an der Außenseite der Oberarme, zeigte hellrote bis livid-rote, netzartig angeordnete Erytheme mit deutlicher Atrophie der Epidermis. Auch an den Unterschenkeln, vornehmlich an der Innenseite der Knie, leicht auf die Oberschenkel übergreifend, weniger ausgeprägte bläuliche Erytheme mit zum Teil leichter Schuppung.

Motorische Ausfälle bestanden in Form einer Parese der Daumenopposition, der Abduktion und Adduktion des rechten Kleinfingers und des M. interosseus I (Rechtshänderin!). Eine sichere Muskelatrophie war nicht zu beobachten. Achillesreflexe gegenüber den Patellar- und Armreflexen auffällig schwach, im übrigen symmetrisch. Keine pathologischen Reflexe. Sensibel war eine ausgesprochen dissoziierte Empfindungsstörung in den Beinen festzustellen, in der Mitte der Oberschenkel beginnend und distal zunehmend. Nur über den frisch infiltrierten Hautveränderungen an der Innenseite des rechten Knies auch Hypaesthesie. An den Armen manschettenförmig am Oberarm mit Betonung an der Innenseite Hypaesthesie und Hypalgesie (nicht segmental oder peripher einzuordnen). Bewegungsgefühl intakt, Vibrationsempfinden an den Füßen abgeschwächt. 2-Punkt-Diskriminationsvermögen: An der Fingerbeere beiderseits 4 mm, am Vorderarm in der befallenen Hautpartie rechts und links 30 mm, am Unterschenkel rechts 34 mm, links 37 mm.

Elektroneurogramm des linken N. ulnaris: Maximale Leitgeschwindigkeit mit 51 m/sec sowie terminale Überleitungszeit mit 2,9 msec und Potentialdauer mit 16 msec noch im Normbereich. Streubreite mit 19 m/sec deutlich pathologisch erhöht. Beurteilung: Das Elektroneurogramm spricht für eine leichte Störung, wie man sie zum Beispiel bei einer Neuritis findet.

Polyneuritische Komponente und lokale Störung (an den Oberarmen in der veränderten Haut) sind hier miteinander kombiniert. Daß auch eine latente neuritische Schädigung der Arme vorlag, beweist der neurographische Befund. Die Dissoziation in der Beeinträchtigung der Empfindungsqualitäten ist das besondere an dieser Krankengeschichte. Da außerdem hypaesthetische Bezirke in frisch infiltrierter Haut am Oberarm und an der Innenseite des Knies angegeben wurden, könnte man an eine noch inkomplette Störung denken. Der Verlauf konnte leider nicht verfolgt werden.

Auffällig segmental angeordnete, dissoziierte Sensibilitätsstörungen, die an den Befund einer Syringomyelie erinnerten, fanden wir in einem anderen Fall. Lediglich die gleichzeitige leichtere Störung an den Beinen ließ eine Polyneuritis wahrscheinlich werden.

KG 12 (73): Marianne B., 60 Jahre, Hausfrau, geboren im Sudetengau, wohnhaft Wertheim.
FA: 1 Schwester leidet an Asthma bronchiale.
EA: 1955 bildeten sich rötlich-blaue Hautveränderungen an der linken Hand, die dann auf den linken Arm, später auf den rechten Vorderarm und auf die Oberarme sich ausbreiteten. Die Finger fühlten sich über längere Perioden wie tot an, später kamen Einschlafgefühl sowie Krämpfe in Unterarm und Unterschenkeln hinzu. In den letzten 2 Jahren wurde der linke Arm in zunehmendem Maße schwach und kraftlos. Pat. war viel von Zecken gebissen worden.

Stationäre Einweisung in die Univ.-Hautklinik Würzburg im Oktober 1962. Bei der Aufnahme war der allgemeine Zustand gut. Die inneren Organe ließen keine Ausfälle erkennen. Die Haut zeigte am linken Arm, proximal bis etwa zum unteren Oberarmdrittel reichend, livid-rote, ziemlich scharf begrenzte Erytheme. Besonders intensiv war die Tönung über der

Streckseite der Extremität. Das Unterhautgewebe war gering teigig geschwollen, vorzüglich der Unterarm. Beginnende Atrophie und Transparenz der Haut auf dem Handrücken. Am linken Ellbogen fanden sich erbsgroße, mäßig gut abgrenzbare Knoten derber Konsistenz. Ähnliche, aber weniger ausgeprägte Veränderungen bot auch der rechte Arm. Blutbild nicht verändert, Blutsenkung 7/20 mm n. W., Röntgenweichstrahlaufnahme des linken Unterarmes: In der Subcutis vermehrt grobtrabekuläre Zeichnung, die für Acr. chron. atr. spricht (Prof. BONSE).

Hautbiopsie vom linken Unterarm: Acr. chron. atr. (Doz. Dr. KINGMÜLLER).

Pat wurde mit 2mal 10 Mill. E Penicillin behandelt. Daraufhin besserten sich sowohl die Beschwerden als auch die Hautveränderungen.

Die Nachuntersuchung am 27. 10. 1964 ergab, daß die Erytheme an den Armen deutlich abgeblaßt waren. Es bestand noch eine Atrophie über dem linken, angedeutet auch über dem rechten Handrücken. Leichte Infiltration über der Streckseite der Grundphalangen der linken Hand. Am rechten Arm war nur noch eine Partie im Ulnarstreifen leicht livide verfärbt. Von neurologischer Seite konnten keine Ausfälle an den Hirnnerven festgestellt werden, keine Paresen, keine Muskelatrophien. Die Eigenreflexe waren seitengleich vorhanden, Zeichen einer Pyramidenbahnschädigung lagen nicht vor. Im Bereich der Sensibilität fand sich eine deutliche Hypalgesie und Thermhypaesthesie, also eine dissoziierte Empfindungsstörung, in einem ziemlich eindeutig segmental begrenzten Bezirk beiderseits von C_5—Th_2, links jedoch stärker ausgebildet. Die Hypalgesie und Therhypaesthesie war an den Händen betont, am linken Arm auch in einem Streifen bei C_8 verstärkt vorhanden. Berührungsreize wurden überall gut empfunden. Weiter bestand an den distalen Partien der Unterschenkel, die Füße einbeziehend, in strumpfförmiger Verteilung ebenfalls eine dissoziierte Empfindungsstörung, die jedoch keineswegs so deutlich ausgeprägt war wie an den Armen. Vibrationsgefühl an den Fingerbeeren stark, an den Handgelenken weniger stark herabgesetzt, an den Zehen leicht gestört. Lagesinn unauffällig. 2-Punkte-Diskriminationsvermögen: An der Fingerbeere beiderseits 3 mm, am Handrücken links 39 mm, rechts 41 mm, am Fußrücken 29 mm beiderseits.

Lumbaler Liquor 4/3 Zellen, 32 mg-% Einweiß, Mastixreaktion III, II, II, I. Röntgenologisch an der Halswirbelsäule keine pathologischen Veränderungen außer einer mäßigen Osteoporose.

Daß die 2-Punkte-Diskrimination keine pathologischen Werte ergab, unterstreicht noch den Befund der dissoziierten Empfindungsstörung. Sowohl segmentale Ausfälle als auch dissoziierte Störungen sind schon bei der Acr. chron. atr. beschrieben worden (KIRISHIMA, 1940; Fall 9 von HERXHEIMER u. HARTMANN, 1902; ATTINGER, 1917). In dem Fall HELLERs (1925) konnte infolge des plötzlichen Todes des Patienten sogar das Rückenmark untersucht werden. Es erwies sich morphologisch als nicht verändert. Das segmentale Bild in unserem Fall kann wohl nur über eine Schädigung der Nervenwurzeln zustande gekommen sein. Zumindest waren keine Symptome einer medullären Erkrankung vorhanden. Auch das Röntgenbild der Wirbelsäule zeigte keine Veränderungen, die für eine so ausgedehnte sensible Störung verantwortlich gemacht werden könnten.

Noch einmal sahen wir — aber nur an einem Arm lokalisiert — *segmentale Ausfälle*. Bei dieser Patientin wurde 1958 die Diagnose einer Acr. chron. atr. gestellt. Die wegen der Beschwerden veranlaßte neurologische Untersuchung verlief damals negativ. Die Beschwerden wurden auf eine Periarthritis humero-scapularis zurückgeführt. 1964 dann hatte sich trotz Rückbildung der Hautveränderungen eine segmentale Sensibilitätsstörung an der befallenen Extremität entwickelt.

KG 13 (68): Antonie D., 51 Jahre, Hausfrau, geboren in Dorfprozelten, wohnh. Faulbach.
FA: o. B.
EA: Mit 5 Jahren schwere Lungenentzündung. Sonst nie krank gewesen. 1957 bildeten sich am rechten Ellbogen blau-rote Flecke, die sich langsam ausbreiteten und innerhalb eines halben Jahres den ganzen rechten Oberarm einbezogen. Dabei erhebliche Beschwerden im rechten Arm:

ziehende Schmerzen, Taubheitsgefühl, gelegentlich Ameisenlaufen, Müdigkeit, Schweregefühl. Pat. hat gelegentlich Holzbockbisse gehabt.

Stationäre Einweisung in die Univ.-Hautklinik Würzburg im August 1958. Die Allgemein-untersuchung ergab eine Adipositas, große, zerklüftete Tonsillen und eine etwas belegte, feuchte Zunge. Kleinapfelgroße, gut verschiebliche Struma. An den sonstigen inneren Organen keine Ausfälle. Haut: Am rechten Arm mit Betonung über dem Ellenbogen, aber auch am Oberarm und am Vorderarm in landkartenförmiger Anordnung ein flächenhaftes, blau-rotes, mäßig scharf begrenztes Erythem. An einzelnen Stellen waren weißliche zentrale Flächen zu erkennen. Die Haut erschien eher fest, vielleicht leicht atrophisch.

Die ambulante neurologische Untersuchung (Dr. BAMMER) zeigte regelrechte Verhältnisse. Kein Anhalt für segmentale Anordnung der Hautveränderungen.

Hautbiopsie vom rechten Oberarm: Epidermis stellenweise atrophisch. Lympho-histio- und plasmacelluläre Infiltrate im Corium. Elastica fehlt dort, wo Infiltrate liegen. Beurteilung: Beginnende Acr. chron. atr. (Doz. Dr. HAUSER).

Laborbefunde: Blutbild unauffällig, Blutsenkung 24/54 mm n. W., röntgenologisch Peri-arthritis humero-scapularis rechts. Unter der Behandlung mit 10 Mill. E Penicillin bildeten sich die Hautveränderungen weitgehend zurück. Vorübergehend besserten sich auch die Beschwerden, kehrten später jedoch wieder.

Nachuntersuchung 20. 6. 1964: Hautatrophie in einem handtellergroßen Bezirk über dem rechten Ellenbogen, etwas über der Ulna nach distal ziehend. Umgebung praktisch nicht gerötet. In der befallenen Hautpartie ausgeprägte Venenzeichnung. Klinisch lagen keine Anhaltspunkte für eine Periarthritis humero-scapularis mehr vor. Neurologisch an den Hirnnerven keine Ausfälle. Die grobe Kraft war am ganzen rechten Arm in diffuser Verteilung leicht herabgesetzt, indessen bestanden keine gröberen Paresen und keine umschriebenen Muskelatrophien. Das Muskelrelief des rechten Armes wirkte auch im ganzen nicht atrophisch. Die Eigenreflexe an Armen und Beinen waren seitengleich vorhanden, keine pathologischen Reflexe. Die sensible Prüfung deckte am rechten Arm in einem Streifen, der ungefähr dem Versorgungsgebiet von C_8—Th_1 entsprach, nämlich an der Ulnarseite der Hand und des Unterarmes, sowie an der Innenseite des Oberarmes mit scharfer konstanter Begrenzung eine Hypalgesie und Hypaesthesie auf. 2-Punkte-Diskriminationsvermögen: An Daumen und Zeigefinger der rechten Hand 4 mm, an Finger IV und V 6 mm (Abb. 10).

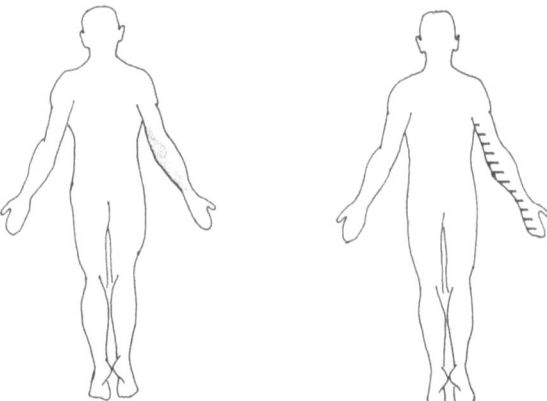

Abb. 10. Pat. Antonie D. Die Sensibilitätsstörung (rechts) folgt weitgehend der Ausbreitung der Hauterkrankung (links), jedoch ohne völlige Übereinstimmung

Elektroneurogramm des rechten N. ulnaris: Maximale Leitgeschwindigkeit mit 55 m/sec, terminale Überleitungszeit mit 2,9 msec im Normbereich, Streubreite mit 14 m/sec leicht pathologisch erhöht. Beurteilung: Der Befund muß im Sinne einer diskreten peripheren Nervenschädigung gedeutet werden, wie beispielsweise bei einer Neuritis.

Röntgenaufnahmen der Halswirbelsäule ließen keine pathologischen Veränderungen erkennen. Eine Liquoruntersuchung wurde von der Patientin nicht gestattet.

Der unauffällige Röntgenbefund spricht gegen eine vertebragene Läsion. Eine spinale Schädigung kann zwar nicht mit Sicherheit ausgeschlossen werden, doch ist sie sehr unwahrscheinlich, da andere Symptome einer Rückenmarksbeteiligung fehlten. Der elektro-neurographische Befund schließlich weist auf eine peripher-neuritische Erkrankung hin. Sechs Jahre vorher lagen keine Abweichungen im neurologischen Befund vor. Sie haben sich erst nach der Therapie und trotz des zufriedenstellenden Rückganges der Hauterscheinungen herausgebildet.

Schließlich sei noch die Krankengeschichte einer Patientin angefügt, die klinisch das Bild einer *Areflexie* bot. Lediglich der Nachweis einer Beeinträchtigung des 2-Punkte-Diskriminationsvermögens deutete auf eine zugrunde liegende (leichteste) Polyneuritis hin, die dann elektroneurographisch bewiesen werden konnte.

KG 14 (50): Wilhelmine G., 55 Jahre, Hausfrau, geboren und wohnhaft in Miltenberg.
FA: o. B.
EA: 1956 Gallensteinoperation; eine Polyneuritis hatte die Pat. früher nicht durchgemacht. 1960 bemerkte Pat. erstmalig Hautveränderungen über beiden Knien, die sich langsam nach proximal bis zur Oberschenkelmitte und nach distal bis zur Knöchelgegend ausbreiteten. Gleichzeitig trat eine Schwellung der Beine auf und Schmerzen, die in der Haut des Ober- und Unterschenkels lokalisiert wurden, sowie Schmerzen im Kniegelenk. Die Pat. berichtete weiter, daß sie häufig von Holzböcken gebissen worden sei.
Ambulante Vorstellung in der Univ.-Hautklinik Würzburg im November 1962. Der Befund lautete: befallen ist die linke untere Extremität bis zur Hüfte, die Nates und den Fuß freilassend. Fleckförmig, teils netzartig, teils flächenhaft ausgebreitete, unscharf begrenzte livid-rote Erytheme, die Gefäße schimmern deutlich durch. Keine ausgeprägte Atrophie der Haut festzustellen. Femorale und inguinale Lymphknoten links gut bohnengroß. Über der Streckseite des Kniegelenkes flacher, derber, gering verschieblicher Knoten. Es wurde die Diagnose einer Acr. chron. atr. gestellt und 10 Mill. E Depot-Penicillin gegeben. Im August 1963 war eine deutliche Besserung eingetreten, nachdem der Hausarzt außerdem noch Baycillin-Tabletten verordnet hatte.
Nachuntersuchung am 12. 6. 1964. Zu dieser Zeit waren die Erytheme fast vollständig abgeheilt. Es zeigte sich noch eine Atrophie über der Unterschenkelstreckseite und über der linken Patella. Die Hirnnerven zeigten keine Ausfälle, keine Paresen, keine sichtbaren Atrophien; Areflexie der Beine, Brachioradialisreflex beiderseits aufgehoben, Biceps- und Tricepsreflexe beiderseits eben zu bekommen. Schmerz-, Berührungs- und Temperaturreize wurden angeblich überall gleich kräftig empfunden; Vibrationsgefühl und Lagesinn nicht sicher gestört. 2-Punkte-Diskriminationsvermögen: Fingerbeere beiderseits 5 mm, Handrücken rechts 21 mm, links 27 mm, Fußrücken rechts 50 mm, links 58 mm.
Elektroneurogramm des linken N. ulnaris: Maximale Leitgeschwindigkeit 56 m/sec, terminale Überleitungszeit 2,5 msec. Streubreite 15 m/sec, Potentialdauer 14 msec. Beurteilung: Keine Herabsetzung der maximalen Leitgeschwindigkeit, terminale Überleitungszeit und Potentialdauer nicht verlängert, jedoch deutliche Erhöhung der Streubreite. Der Befund spricht für eine leichte Störung, wie man sie bei einer leichten Polyneuritis sehen kann.

Ohne Zuhilfenahme der Elektroneurographie und der feineren Sensibilitätsproben hätte man wahrscheinlich ein Adiesches Syndrom (noch ohne Pupillenstörungen) diagnostiziert. Wir haben diesen Fall gerade auch deshalb im einzelnen geschildert, weil er Ähnlichkeit mit einer anderen Patientin hat, bei der auf Grund einer Areflexie und einer leichten Pupillenstörung (jedoch bei Parazentralskotom!) ein Adie angenommen wurde, die später aber eine Polyneuritis entwickelte. Es handelt sich um die KG Nr. 16, die später geschildert wird.

4. Verlauf und Therapie

Zusammenfassend ist hervorzuheben, daß die relative Vielfalt der geschilderten Bilder in den Hintergrund tritt, sobald eine ganze Reihe von Krankengeschichten mit neurologischen Ausfällen bei Acr. chron. atr. berücksichtigt wird. Aus der vorne gegebenen tabellarischen Aufstellung und Auswertung der klinischen Befunde geht hervor, daß in der überwiegenden Mehrzahl polyneuritische Bilder vorkommen. Wenn man so weit geht und auch die neuritischen und segmentalen Störungen als Syndrome mit nur lokaler Manifestation eines allgemeinen, den ganzen Körper betreffenden Krankheitsgeschehens auffaßt — und gewissen Befunde sprechen in den einzelnen Fällen dafür, zum Beispiel in den Krankengeschichten Nr. 5, 12, 13 u. a. — so beträgt der Anteil polyneuritischer Bilder unter den Komplikationen bei der Acr. chron. atr. mehr als 80 %. Wir möchten noch einmal auf die Beobachtung hinweisen, daß die neurologischen Ausfälle, lokalisatorisch gesehen, in ganz besonderer Weise dort hervortreten, wo die schwersten Hautveränderungen sich finden. Dies scheint uns ein wesentlicher, charakteristischer und für die pathogenetischen Überlegungen auch ein bedeutungsvoller Tatbestand zu sein. Ihm kommt umsomehr Gewicht zu, als wir primär nicht von neurologischen Krankheitsbildern ausgegangen sind: wir haben keine Auswahl derjenigen Krankengeschichten getroffen, die in dieses Schema hineinpaßten, vielmehr entstammt die größere Anzahl der hierher gehörigen Erkrankungen einer nicht vorsortierten dermatologischen Patientengruppe. Das schädigende Moment läßt insgesamt betrachtet eine bevorzugte Affinität zum peripheren sensiblen System erkennen. Es können auch motorische Erscheinungen durchaus vorhanden sein; jedoch nur bei zwei Patienten beherrschten sie das Bild. Zwischen dem Ausmaß bzw. der Ausdehnung der Hauterkrankungen, dem Auftreten von Beschwerden und dem Entstehen neurologischer Ausfälle läßt sich eine grobe Parallele ziehen.

Die Einheitlichkeit im Verlauf der einzelnen Krankengeschichten dokumentiert sich in einer ausgesprochenen chronischen Entwicklung der neurologischen Symptomatik, die darin dem Charakter der Hauterkrankung entspricht. Wir hatten Gelegenheit, dies bei rund einem Drittel der Patienten mit neurologischen Ausfällen zu verfolgen, nämlich bei denen, die innerhalb mehrerer Jahre mindestens zweimal untersucht worden sind.

Die Acr. chron. atr. kann ohne irgendwelche Beschwerden beginnen, besonders dann, wenn die primären Efflorescenzen klein sind und sich nur langsam ausbreiten. Früher oder später stellen sich bei rund zwei Dritteln aller Patienten subjektive Störungen ein. Vom Beginn der Hauterkrankung (soweit dieser überhaupt festgelegt werden kann) bis zum Auftreten der Beschwerden können Wochen, Monate oder Jahre, in einzelnen Fällen auch Jahrzehnte, vergehen. In den Fällen mit subakutem Beginn, die wir übersehen — unter einem subakutem Beginn verstehen wir, daß die Acr. chron. atr. innerhalb kurzer Zeit größere Gebiete befällt und ausgeprägte entzündliche Veränderungen hervorruft — waren jedoch meistens frühzeitig heftige Beschwerden, wie Brennen, Schmerzen, häufig Hyperaesthesie, Paraesthesien oder auch Schwächegefühl vorhanden.

In der Regel folgen die neurologischen Ausfälle den subjektiven Störungen nach, nur selten bestehen sie gleichzeitig. Man kann damit rechnen, daß etwa drei Viertel der Patienten, die über Beschwerden klagen, später eine Schädigung der peripheren Nerven erleiden. Die Entwicklung verläuft schleichend, sie kann sich über viele Jahre erstrecken. Gelegentlich wird das Allgemeinbefinden so wenig beeinträchtigt, daß die Patienten die Entstehung der Nervenerkrankung gar nicht bemerken. Der Prozeß kann auch längere Zeit stationär bleiben. Andererseits kommen plötzliche Exacerbationen vor, und es resultiert dann ein angedeutet schubweiser Verlauf, den auch die Acr. chron. atr. gelegentlich erkennen läßt. Neurologisches und dermatologisches Leiden weisen also die gleiche Dynamik auf.

Es scheint so, als ob eine ausreichend frühzeitige und intensive antibiotische Behandlung, beispielsweise mit Penicillin, die spätere Entwicklung neurologischer Symptome verhindern kann. Dies wird durch Fall 1 demonstriert. Doch leider reicht das vorliegende Krankengut nicht aus, um diesen Eindruck zahlenmäßig exakt zu belegen. Systematische Untersuchungen zu dieser Fragestellung wären sicherlich wertvoll. Eines jedoch läßt sich fast ausnahmslos nachweisen, nämlich daß die Beschwerden unter der Penicillinbehandlung zurückgehen. Diese Beobachtung haben schon andere Autoren gemacht (PIRILÄ, 1949 u. a.). Auf der anderen Seite kommt es in vielen Fällen trotz einer vom dermatologischen Standpunkt als ausreichend angesehenen Behandlung zu peripheren neurologischen Bildern, wie die Fälle 4, 5, 7, 13, 16 u. a. zeigen. Dies wird besonders an der Krankengeschichte eines Patienten deutlich, die wir deshalb kurz darstellen wollen.

Es handelt sich um einen Mann, der 1957 einen Zoster ophthalmicus links durchmachte. Die Hautveränderungen waren ihm damals noch nicht aufgefallen, erst 1960 wurde die Acr. chron. atr. als Nebenbefund festgestellt, der neurologische Befund war zu diesem Zeitpunkt noch regelrecht. 4 Jahre später — 3 Jahre bestanden schon Beschwerden, die den Patienten aber nicht gestört hatten — wurde dann eine Polyneuritis vorgefunden.

KG 15 (12): Johann H., 63 Jahre, landwirtschaftlicher Arbeiter, geboren in Münchhof, wohnhaft in Wiesenbronn.
FA: o. B.
EA: 1931 Appendektomie, 1953 Bagatellunfall. Pat. wurde von einem Dachziegel an der linken Schulter getroffen. 1957 schlug ihm ein Ast ins linke Auge. Nach Angaben einer Augenärztin soll sich etwa 14 Tage danach eine „Wundrose" der linken oberen Gesichtshälfte gezeigt haben. Es kam gleichzeitig zu einer Herabsetzung des Visus. Rückbildung des Krankheitsbildes nach etwa 10 Tagen. Da später Narben im linken Stirnbereich gefunden wurden, hat man das Krankheitsbild retrospektiv als Zoster ophthalmicus gedeutet. Es blieben in der linken Gesichtshälfte juckende Paraesthesien, Ameisenlaufen und ziehende Kopfschmerzen zurück. Pat. berichtet weiter, er sei von Zecken gelegentlich gebissen worden.
Stationäre Aufnahme in der Neurologischen Universitätsklinik Würzburg im Mai 1960.
Befunde: Internistischerseits kein pathologischer Befund. Über der linken Stirnpartie, teils in den Haaransatz hineinreichend, kleine reizlose Narben. Als Nebenbefund wurden livid-rote Erytheme an der Streck- und Ulnarseite des rechten Vorderarmes entdeckt mit besonderer Ausprägung über dem Ellbogen. Hier auch deutliche Atrophie mit vermehrter Fältelung und durchscheinenden Venen. Ähnliche Veränderungen fanden sich im proximalen Abschnitt beider Unterschenkel über dem vorderen Aspekt, jedoch ohne wesentliche Hautatrophie. In der rechten Leistenregion waren derbe Knoten, wahrscheinlich vergrößerte Lymphknoten zu tasten.
Neurologischer Befund: Hornhautnarbe links mit starker Visusherabsetzung und quantitativer Einschränkung der Pupillenreaktionen. Die linke Pupille war enger als die rechte, offenbar adhärent. Hypalgesie und Hypaesthesie im 1. und 2. Trigeminusast links. Cornealreflex links aufgehoben, rechts vorhanden. Leichte Ptosis links. Die Uvula wich eine Spur, die Zunge gering nach rechts ab. Paresen oder Muskelatrophien wurden nicht festgestellt. Der linke Achilles- und Patellarreflex waren abgeschwächt. Keine Zeichen einer Pyramidenbahnschädigung. Sensibilität für alle Qualitäten intakt. Blutbild unauffällig. Blutsenkung 3/10 mm n. W. Röntgenologisch an der Halswirbelsäule Verschmälerung des Zwischenwirbelraumes 5/6 und

6/7. Erhebliche reaktive spondylotische Veränderungen. Liquor: 3/3 Zellen, 39 mg-% Eiweiß, Mastixkurve III, IV, IV, III, II, II. Diagnose: Symptomatische Trigeminusneuralgie nach Zoster ophthalmicus, Acr. chron. atr.

Therapeutisch wurden Zentropil und 10 Mill. E Penicillin gegeben. Nachuntersuchung anläßlich einer ambulanten Begutachtung in unserer Klinik 1961: Keine Änderung des klinischen und neurologischen Befundes.

Nachuntersuchung am 5. 10. 1964: Auf Befragen gab Pat. an, daß er seit 3 Jahren zeitweise Schmerzen in den Unterschenkeln hat sowie ein Gefühl von Ameisenlaufen in den Füßen und in der unteren Hälfte der Unterschenkel, verbunden mit pelzigem Gefühl. Keine Schwäche. Abnormer Alkoholkonsum wurde negiert. Besondere Erkrankungen hatte Pat. nicht durchgemacht. Intern kein pathologischer Befund.

Dermatologisch: Livido reticularis am linken und rechten Knie, etwa eineinhalb Handflächen breit auf die Vorder- und Außenseite des rechten sowie Innen-, Vorder- und Außenseite des linken Oberschenkels sowie manschettenförmig in Handbreite auf den Unterschenkel übergreifend. An beiden Ellbogen handtellergroße Bezirke mit deutlich atrophischer Haut und durchscheinenden Venen.

Hautbiopsie vom rechten Kniebereich: Leicht atrophische Epidermis, Abflachung der Papillarleisten. Hautanhangsgebilde nicht sicher vermindert. Im Corium keine nennenswerten Infiltrate, gelegentlich unauffällige rund- und plasmacelluläre perivasculäre Infiltrate, Verminderung des elastischen Fasernetzes. Beurteilung: Mit Zustand nach Acr. chron. atr. vereinbar (Doz. Dr. KLINGMÜLLER).

Neurologischer Befund: Von seiten der Hirnnerven waren die alten Pupillenveränderungen noch nachweisbar, der Cornealreflex aber seitengleich auszulösen. Eine Hypaesthesie bestand nicht. Keine Paresen oder Muskelatrophien, keine Koordinationsstörungen. Eigenreflexe in physiologischer Stärke vorhanden, keine pathologischen Reflexe. Herabsetzung der Schmerz-, Temperatur- und Berühungsempfindung an Armen und Beinen mit distaler Betonung, proximal handbreit oberhalb der Ellbogen und handbreit unterhalb der Knie abschließend. An den Füßen war die Temperaturwahrnehmung besonders deutlich gestört. Vibration an den Füßen nur schwach erkannt. Lagesinn an den Großzehen leicht beeinträchtigt. 2-Punkte-Diskriminationsvermögen: Fingerbeeren 6 mm, Handrücken beiderseits 37 mm, Unterschenkel rechts 85 mm, links 77 mm, Fußrücken rechts 61 mm, links 67 mm.

Elektromyogramm des linken N. ulnaris: Maximale Leitgeschwindigkeit mit 50 m/sec im Normbereich. Terminale Überleitungszeit mit 4,5 msec deutlich verlangsamt, Streubreite mit 18 m/sec deutlich erhöht. Potentialdauer mit 17 msec pathologisch verbreitert. Beurteilung: Deutliche Zeichen einer Leitfunktionsstörung, sowohl im markhaltigen als auch im distalen, wahrscheinlich marklosen Abschnitt, wie man sie beispielsweise bei Neuritiden sieht.

Lumbaler Liquor regelrecht zusammengesetzt. Im Urin keine Porphyrin- und Zuckerausscheidung, kein Eiweiß. Die Probe mit der Desmoidpille verlief positiv.

Selbst wiederholte Penicillinbehandlungen scheinen also in einem späteren Stadium keine sichere Wirkung mehr zu entfalten. Von den 12 Pat., deren Krankheitsverlauf wir durchschnittlich über 6 Jahre verfolgen konnten (zwischen 2 und 8 Jahren), zeigten 7 trotz der Behandlung mit Penicillin ein Fortschreiten der neurologischen Symptomatik. In diesem Zusammenhang sei besonders auf die Krankengeschichten Nr. 5 und 7 und auf Nr. 16 hingewiesen. Bei 5 Pat. entwickelten sich die neurologischen Ausfälle erst nach einer „abgeschlossenen" Behandlung, doch ließ sich in diesen Fällen das beschwerdefreie Intervall nicht exakt bestimmen. Dieses Verhalten wird besonders durch die KG Nr. 13 demonstriert. Hierbei müssen auch die meisten anderen, nicht geschilderten Fälle unserer 37 Pat. gerechnet werden, die früher nicht neurologisch untersucht worden sind. Bei ihnen wurde die periphere Nervenschädigung erst lange Zeit nach einer Therapie entdeckt. Man könnte deshalb vielleicht erwägen, ob die periphere Nervenschädigung bei der Acr. chron. atr. durch eine Penicillinbehandlung gefördert wird. Dies dürfte aber wohl kaum zutreffen. Wir sahen 5 Pat. vor Beginn jeglicher Therapie. Sie zeigten die gleiche Symptomatik wie die behandelten Fälle.

Die therapeutischen Erfolge gegenüber den neurologischen Komplikationen befriedigen also keineswegs und fordern zu weiteren Untersuchungen auf.

5. Fälle, bei denen die Zuordnung der neurologischen Störungen zur Acr. chron. atr. fraglich ist

Noch einige weitere Krankengeschichten müssen besprochen werden. Es sind dies einmal diejenigen, die wohl anders gedeutet worden wären, hätte man schon zum Zeitpunkt der ersten neurologischen Untersuchung gewußt, daß peripher-neurologische Ausfälle bei der Acr. chron. atr. vorkommen (a). Zum anderen sind es Krankheitsbilder, deren periphere Störungen zwar mit der Acr. chron. atr. zusammenhängen könnten, denen aber auch eine ander Ursache zugrunde liegen kann (b). Schließlich soll erläutert werden, warum bei einigen Patienten, die eine ähnliche neurologische Symptomatik aufweisen wie die vorne geschilderten typischen Fälle, ein Zusammenhang abgelehnt wird (c).

a) Zur Acr. chron. atr. gehörige Bilder. Bei einer 65jähr. Pat. wurden 1957 zufällig Reflexausfälle gefunden. Da außerdem eine Anisokorie und träge Pupillenreaktion auf der einen Seite vorlagen, nahm man ein Adiesches Syndrom an. 7 Jahre später war der Pupillenbefund gleich geblieben, die Areflexie an den Beinen hatte sich komplettiert, und es fanden sich auch deutliche polyneuritische Symptome.

KG 16 (15): Helene Sch., 65 Jahre, bis 1946 Landarbeiterin, dann Haushälterin. Geboren in Obergisbach, wohnhaft Kupprichhausen.
FA: o. B.
EA: 1917 mehrfach „Nierenbluten". 1947 Otitis media rechts. 1953 wurde eine Geschwulst unter der rechten Mama entfernt, die Art des Tumors blieb unbekannt. 1956 wurde ein Rentenantrag wegen „Herzleiden" abgelehnt.
1957 kam Pat. wegen Verdachts auf ein Schädelhirntrauma in die Poliklinik der Neurologischen Univ.-Klinik Würzburg zur ambulanten Untersuchung. Man fand Reflexabweichungen und veranlaßte deswegen die stationäre Aufnahme im November 1957.
Pat. berichtete, sie habe im August 1957 einen Schlag auf die linke Gesichtsseite bekommen, sei gestürzt und kurz bewußtlos gewesen. Kein Erbrechen, kein Verwirrtheitszustand, keine Benommenheit, keine Blutung aus Nase, Mund oder Ohren. Im übrigen habe sie nie irgendwelche Beschwerden gehabt. Seit etwa 10 Jahren bestanden blau-rote Veränderungen an den Beinen und ein Knoten unter der linken Kniescheibe.
Befunde: Ausreichender allgemeiner Zustand. Leichte diffuse, verschiebliche Struma. An Thorakal- und Abdominalorganen kein pathologischer Befund. Blutdruck 135/85 mm Hg. An beiden Unterschenkeln, besonders im distalen Drittel, links mehr als rechts, am linken Unterarm (hier besonders im Bereich der Ellbogen und über dem Handrücken) netzförmige, blau-rote Erytheme mit atrophischen Hautbezirken. Knapp unterhalb der linken Patella haselnußgroßer, derber Knoten.
Neurologisch fand sich eine leichte Anisokorie mit rechts etwas weiterer Pupille, die nicht sehr ausgiebig auf Licht, aber prompt auf Konvergenz reagierte. Konvergenzschwäche rechts. Augenklinisch: Rechts Parazentralskotom dicht unterhalb des Fixierpunktes. Keine sicheren Paresen, keine Atrophien. Eigenreflexe an den Armen rechts gegenüber links abgeschwächt. Patellarreflex links und beide Achillesreflexe aufgehoben. Patellarreflex rechts eben zu bekommen. Keine Pyramidenbahnzeichen. Angeblich keine Ausfälle gegenüber Schmerz-, Berührungs- und Temperaturreizen.
Blutbild unauffällig. Blutsenkungsreaktion 3/17 mm n. W. Grundumsatz + 20 %. Röntgenaufnahmen der Lendenwirbelsäule zeigten Osteoporose, Spondylosis deformans, Osteochondrose bei Lendenwirbelkörper 3/4 und eine Verengung des Foramen intervertebrale L 3/4. Am Schädelskelet kein pathologischer Befund.
Weichstrahlaufnahme der linken Kniegegend: Inhomogene Weichteilverdichtung mit einzelnen kleinfleckigen Verkalkungen (Prof. Bonse). Das Hirnstrombild war angedeutet paroxysmal

verändert (ohne sichere pathologische Bedeutung). Im Liquor fanden sich 5/3 Zellen, 25 mg-%
Eiweiß. Mastixreaktion IV, III, II, I. Elektrokardiogramm unauffällig.

Diagnose: Adiesches Syndrom. Wegen der Acr. chron. atr. wurde Pat. mit 20 g Streptomycin behandelt. Da keine Besserung erreicht wurde, nochmalige Behandlung mit 12 Mill. E
Penicillin.

Nachuntersuchung am 25. 4. 1964: Pat. berichtet jetzt, daß sie mehrfach Zeckenbisse gehabt
habe. Schon seit 1954/55 habe sie ständig Müdigkeitsgefühl in den Beinen bemerkt, die Hautveränderungen seien etwas früher bereits vorhanden gewesen. 1957 Verstärkung der Müdigkeit
und des Schweregefühls, besonders im linken Bein. Hinzutreten von Schmerzen. Sie habe aber
auch Gefühlsstörungen im linken Fuß und in den Fingerspitzen gehabt. Auf die Behandlung
mit Streptomycin sei eine deutliche Besserung der Schmerzen und des Schweregefühls in den
Beinen eingetreten, die Gefühlsstörungen seien geblieben.

Hautbefund: Abgesehen von den atrophischen Bezirken im Bereich beider Unterschenkel
und der linken Patella sowie über dem linken Handrücken und dem linken Ellenbogengelenk,
keine sicher infiltrativen Veränderungen mehr nachweisbar.

Der neurologische Befund bot nach wie vor eine Anisokorie; die rechte Pupille war ein
wenig weiter als die linke und reagierte etwas träge (etwa gleicher Befund wie 1957). Jetzt war
darüber hinaus eine leichte Parese des rechten Quadriceps und des linken M. tib. anterior nachzuweisen, letzterer war auch atrophisch. Wadenumfänge (Linkshänderin!) links — 1,5 cm.
Komplette Areflexie der Beine, Eigenreflexe an den Armen nur angedeutet zu bekommen. Keine
Pyramidenbahnzeichen. In handschuh- und strumpfförmiger Verteilung bestand eine Hypaesthesie und Hypalgesie mit deutlicher distaler Betonung an allen 4 Extremitäten, wobei die
proximale Grenze am Ellenbogen und Knie angegeben wurde. Vibrationsempfinden am linken
Knie herabgesetzt, am linken Fuß aufgehoben. Bewegungsgefühl an der linken Großzehe
leicht gestört. 2-Punkte-Diskriminationsvermögen: Fingerbeeren beiderseits 12 mm, Unterschenkel links 115 mm, rechts 98 mm.

Elektromyogramm: Nadelableitung aus dem M. tibialis anterior links. Stark gelichtetes
Interferenzmuster, Verkürzung der Einheitspotentiale auf 6,5 msec (4—8,5 msec). Form der
Potentiale meist unauffällig. Maximale Leitgeschwindigkeit im proximalen Anteil des N.
fibularis communis mit 45 m/sec noch im Normbereich, im distalen Abschnitt mit 20 m/sec
deutlich verlangsamt. Außerdem schließen sich an das Muskelpotential pathologische Nachentladungen über eine lange Zeitdauer an. Beurteilung: Das Myogramm spricht für eine
neurogene Atrophie des linken Tibialis anterior mit einer Verzögerung der Leitgeschwindigkeit im distalen Abschnitt, wie man sie bei bestimmten Polyneuritiden sieht.

Lumbaler Liquor regelrecht zusammengesetzt.

In diesem Fall hat es sich sicherlich nicht um ein Adiesches Syndrom gehandelt.
Ein wesentliches Kriterium für die Annahme einer Pupillotonie ist, daß keine anderen
organischen Störungen gefunden werden, die Ursache der Augensymptome sein können. Die Anisokorie und die träge Pupillenreaktion auf dem rechten Auge bei unserer
Patientin kann aber ohne weiteres mit dem Parazentralskotom erklärt werden und
geht, wie zu vermuten ist, auf eine früher unbemerkt abgelaufene retrobulbäre Neuritis zurück. Andere ophthalmologische Erkrankungen (Uveitis, Chorioretinitis) sind
im Hinblick auf den unauffälligen Augenhintergrundsbefund weniger wahrscheinlich.
Die Augensymptome sind über 7 Jahre stationär geblieben. Eine eigentliche Pupillotonie mit typischem Befund bestand jedenfalls 1964 nicht. Nun gibt es zwar durchaus
Rückbildungen der Pupillenveränderungen beim Adie-Syndrom (Literatur bei HEUBERGER, 1954; WALSH, 1957). Jedoch auch der erste Befund von 1957 zeigt, daß
schon damals eine echte Pupillotonie nicht vorgelegen hat. Die Areflexie muß wohl
als Ausdruck einer bereits 1957 latent vorhanden gewesenen Polyneuritis angesehen
werden, die sich langsam weiter entwickelt hat (siehe dazu Fall 14). 1964 war der
klinische Befund jedenfalls eindeutig, das elektroneurographische Ergebnis für eine
Polyneuritis beweisend. Die Symptomatologie paßt sich demnach zwanglos in das

Bild ein, das wir bei anderen Patienten mit Acr. chron. atr. gesehen haben. Die wahrscheinliche retrobulbäre Neuritis dürfte unabhängig davon zu einem uns unbekannten Zeitpunkt abgelaufen sein (siehe auch Fall Nr. 17 und Nr. 25). Vielleicht wäre es möglich gewesen, schon 1957 diskrete Sensibilitätsstörungen nachzuweisen, hätte man empfindlichere Untersuchungsmethoden angewendet.

Bei einer anderen Patientin wurde eine Multiple Sklerose diagnostiziert. Sie bemerkte das Hautleiden erstmals während einer Gravidität im Jahre 1951. Es bestanden Beschwerden, die nicht über den Rahmen der üblichen Beschwerden bei der Acr. chron. atr. hinausgingen. 1957 kam es ein halbes Jahr nach einer Mumpserkrankung zu einer retrobulbären Neuritis mit Sehverschlechterung.

KG 17 (30): Hildegard K., 35 Jahre, Hausfrau, wohnhaft und geboren in Ansbach.

FA: Der Vater der Pat. ist mit 57 Jahren an Gehirnhautentzündung gestorben.

EA: Als Kind Mittelohrentzündung, 1938 Appendektomie, 1951, während der zweiten Gravidität der Patientin, schwoll ihr linkes Bein an und verfärbte sich blau-rot. Etwas später stellte sich ein Schweregefühl, noch später Schmerzen und Kraftlosigkeit im linken Bein ein. Auf Massagen hin soll eine leichte Besserung eingetreten sein. Beschwerden machten sich aber immer wieder bemerkbar. November 1956 wurde die rechte Hand kraftlos. Es kam ein Gefühl von Taubheit und Pelzigkeit im linken Bein hinzu, das sich bis zur Hüfte erstreckte. Im Frühjahr 1957 machte Pat. eine Mumpserkrankung durch. Im September 1957 trat unter Kopfschmerzen in der linken Stirn eine Sehverschlechterung auf dem linken Auge auf.

Stationäre Aufnahme in der Neurologischen Univ.-Klinik Würzburg im Dezember 1957. Aus dem allgemeinen und internen Befund waren außer vergrößerten und zerklüfteten Tonsillen keine Besonderheiten zu erwähnen. Die Haut des ganzen linken Beines und der linken Gesäßhälfte zeigte netzförmige blau-rote Untersuchungsmethoden. An der linken Ferse über der Achillessehne tastete man eine walnußgroße, derbe, umschriebene Schwellung. Das rechte Gesäß war ebenfalls blau-rot, das rechte Bein jedoch weniger intensiv verfärbt. Ähnliche Veränderungen fanden sich auch am rechten Unterarm und über dem rechten Handrücken.

Neurologischer Befund: Temporale Abblassung der linken Papille, die scharf begrenzt erschien. Mäßige Einschränkung der Außengrenzen für Haitzmarken. Absolutes Zentralskotom von etwa 15°. Visus auf 1/25 reduziert. Leichte Parese für den Faustschluß und des M. biceps rechts, leichte Parese der Strecker und Beuger des rechten Kniegelenkes. Achillesreflexe beiderseits nur mit Jendrassik eben zu bekommen. Patellarreflexe und Armreflexe lebhaft, symmetrisch. Keine Pyramidenbahnzeichen. Bauchhautreflexe seitengleich vorhanden. Hypaesthesie und Hypalgesie an beiden Unterschenkeln und Füßen mit distaler Betonung. Fragliche Herabsetzung des Vibrationsempfindens am linken Fuß. Lagesinn intakt.

Blutbild unauffällig, Blutsenkung 23/50 mm n. W. Im Liquor 4/3 Zellen, 15 mg-% Eiweiß, Mastixreaktion IV, III, III, II — auch bei Kontrolle unauffällig.

Hautbiopsie vom linken Unterschenkel: Fast keine epidermale Atrophie. Geringfügiger Elasticaschwund. Im ganzen Corium circumvasale lympho-histiocytäre und plasmacelluläre Infiltrate. An den Gefäßen Wandverbreiterungen und Adventitiawucherungen. Beurteilung: Verdacht auf Acr. chron. atr. (Dr. HORNSTEIN).

Diagnose: Retrobulbäre Neuritis links, Verdacht auf Multiple Sklerose, Acr. chron. atr. Pat. wurde mit Rohkost, Bettruhe, einem kombinierten Vitamin-B-Präparat und mit 10 Mill. E Penicillin behandelt. Außerdem wurde die Tonsillektomie durchgeführt.

Zur Nachuntersuchung im Mai 1964 erschien die Pat. nicht. Sie schrieb uns aber, daß sich die Störungen gut zurückgebildet hätten und das sie derzeit keine Beschwerden mehr habe.

Sich hier ein exaktes Bild zu machen, ist schon schwieriger. Zunächst darf wohl als sicher unterstellt werden, daß die Patientin 1957 eine frische retrobulbäre Neuritis durchmachte. Die Atrophie des linken Sehnerven, die konzentrische Gesichtsfeldeinschränkung und das absolute Zentralskotom sind Symptome, die diese Diagnose stellen lassen. Schon 6 Jahre vorher, ungefähr gleichzeitig mit dem Hautleiden, setzten Beschwerden ein und zwar an dem Bein, an dem die ersten Efflorescenzen aufgetaucht waren. Von einem typischen schubweisen Verlauf der Beschwerden kann nicht die Rede sein, vielmehr haben sie sich langsam progredient entwickelt. In dem Befund fällt eine halbseitige, den rechten Arm und das rechte Bein betreffende leichte Parese auf. Jedoch konnten keine Zeichen einer zentralen Läsion nachgewiesen werden: Im Gegenteil, die Achillesreflexe waren abgeschwächt, nur mit Jendrassikschem Handgriff eben zu bekommen. An den Armen war keine Seitendifferenz der Eigenreflexe vorhanden, die Bauchhautreflexe ließen sich lebhaft und seitengleich auslösen. Die Hypaesthesie könnte zwangslos auch einer polyneuritischen Störung zugeordnet werden. Eine nennenswerte Beeinträchtigung der Hinterstrangfunktion bestand nicht. Und schließlich war der lumbale Liquor auch bei Kontrolle immer völlig regelrecht zusammengesetzt. Es fällt immerhin auf, daß so viele Besonderheiten bei dieser Patientin zusammentreffen sollen. Natürlich schließen die festgestellten Symptome (negative Liquorbefunde, fehlende Pyramidenbahnzeichen, auslösbare Bauchhautreflexe, Abschwächung der Eigenreflexe) für sich genommen die Diagnose einer Multiplen Sklerose nicht aus. Doch die Kombination aller dieser Umstände läßt Zweifel an der Richtigkeit der Diagnose aufkommen. Übrigens wurde auch 1957 von den ersten Untersuchern die Diagnose nicht als völlig sicher angesehen. Dies drückt sich in der Diagnosestellung „retrobulbäre Neuritis, *Verdacht* auf Multiple Sklerose" aus. 7 Jahre danach war noch kein Rezidiv aufgetreten. Nach allem glauben wir, daß auch in diesem Fall das Zusammentreffen einer retrobulbären Neuritis mit peripheren neuritischen Ausfällen bei Acr. chron. atr. gegenüber der Annahme einer Multiplen Sklerose die größere Wahrscheinlichkeit besitzt. Die Symptomatologie war darüber hinaus gerade an den Extremitäten ausgebreitet, die vom Hautleiden befallen waren.

Die dritte Patientin wurde nur ambulant untersucht. Sie hatte Kopfschmerzen, sah einen Schleier vor den Augen. Neurologisch bestand eine leichte Unschärfe der rechten Papille und eine Abducensparese rechts. Außerdem war der rechte Achillesreflex erloschen. Wegen dieses Reflexausfalles soll die Krankengeschichte geschildert werden.

KG 18 (29): Ottilie K., 53 Jahre, Hausfrau, geboren und wohnhaft in Gerchsheim.
FA: o. B.
EA: Als Kind hatte Pat. Diphtherie, mit 32 Jahren eine Fehlgeburt. Anfang Februar 1962 bemerkte sie ein Druckgefühl hinter dem rechten Auge, Schleiersehen sowie Kopfschmerzen in der Stirn- und Scheitelgegend. Schon seit 1959/60 bestanden blau-rote Verfärbungen des rechten Beines, seit 1961 auch des linken Beines. Pat. wurde häufig von Zecken gebissen.
Ambulante Vorstellung in der Neurologischen Univ.-Klinik Würzburg am 27. 3. 1962. Von interner Seite wurden keine Auffälligkeiten gefunden. Die Haut zeigte rechts mehr als links an den Unterschenkeln ausgedehnte, unscharf begrenzte, livide Erytheme mit leicht atrophischer Epidermis mit Teleangiektasien und Venektasien. Der neurologische Befund ergab eine nasale Unschärfe der rechten Papille, eine Abducensparese rechts (augenklinisch bestätigt). Die grobe Kraft war nicht beeinträchtigt, Muskelatrophien nicht vorhanden. Der rechte Achillesreflex fehlte (keine Ischialgie vorausgegangen!). Sonst fanden sich sehr lebhafte, seitengleiche Eigenreflexe. Keine pathologischen Reflexe. Schmerz-, Berührungs- und Temperaturreize wurden überall empfunden. Bewegungsgefühl, Lagesinn o. B. Röntgenaufnahmen des Schädels und der Lendenwirbelsäule ließen keine pathologischen Veränderungen erkennen. Im Elektrencephalogramm angedeutete Frequenzlabilität, kein Herbefund, keine Allgemeinveränderungen.
Zur stationären Aufnahme erschien Pat. nicht und antwortete auch nicht auf die Einbestellung zur Nachuntersuchung.

Das zugrunde liegende Leiden konnte nicht geklärt werden, aber es spielt im Hinblick auf unsere Fragestellung auch keine Rolle. Zu vermuten ist entweder ein

Tumor cerebri, der aber durch das Elektrencephalogramm nicht bestätigt werden konnte, oder eine Gefäßerkrankung im Bereich des Hirnstammes. Selbst wenn man berücksichtigt, daß ein multilokulärer Prozeß, etwa Metastasenbildungen bei einem (unbekannten) Malignom, vorhanden gewesen sein kann, so erklärt auch dies nicht die Aufhebung des rechten Achillesreflexes. Der häufigste Grund für einen derartig isolierten Reflexausfall ist wohl eine früher durchgemachte Ischialgie. Aber gerade die Möglichkeit einer solchen oder ähnlichen Erkrankung verneinte die Patientin ausdrücklich auf die gezielte Befragung hin. Auch das Röntgenbild gab nicht den geringsten Anlaß, eine vertebragene Schädigung anzunehmen. Eine carcinomatöse Polyneuropathie — wenn man die Annahme eines metastasierenden Malignoms voraussetzt — würde doch zumindest mit Sensibilitätsstörungen oder gar mit symmetrischen Ausfällen einhergehen. Der Einwand der Asymmetrie ist auch gegen die Überlegung zu erheben, daß eine allgemeine Gefäßsklerose mit Erkrankung der Vasa nervorum den Reflexausfall hervorgerufen hat. Wieder können wir auf die auffällige lokalisatorische Übereinstimmung hinweisen: der Achillesreflex ist an dem Bein erloschen, welches zuerst an der Acr. chron. atr. erkrankte und welches die ausgedehnteren Hautveränderungen aufwies. Hierzu sei auch an die anderen Krankengeschichten erinnert. Daß „isolierte" Reflexausfälle bei der Acr. chron. atr. vorkommen, beweist eine andere Beobachtung, die wir machen konnten; auch die Fälle Nr. 14 und 16, bei denen die sensiblen Störungen nur mit diffizileren Untersuchungsmethoden herausgearbeitet werden konnten oder sich erst später eingestellt hatten, mußten bei flüchtiger Untersuchung als Areflexien erscheinen. Wir glauben also, daß bei unserer Patientin der Reflexausfall mit dem Hautleiden zusammenhängt. Die Frage, ob nicht vielleicht auch die Hirnnervenausfälle auf die Acr. chron. atr. zurückgehen, soll anhand eines anderen Falles noch diskutiert werden (siehe Fall Nr. 25).

Wir sahen noch eine Patientin, die wir über mehrere Jahre verfolgen konnten. Sie hatte ausgeprägte und langsam fortschreitende bulbäre Symptome sowie Zeichen eines allgemeinen und cerebralen Abbaues. Da außerdem Hinweise für eine Gefäßerkrankung gegeben waren, konnte die Diagnose eines bulbären Gefäßprozesses mit größter Wahrscheinlichkeit gestellt werden. Bei ihr nun fand sich eine Muskelatrophie am linken Unterschenkel, die mit dem Grundleiden nicht in Einklang zu bringen war.

KG 19 (25): Maria F., 58 Jahre, Hausfrau, geboren und wohnhaft im Frammersbach.
FA: 1 Bruder sei seit dem 12. Lebensjahr am ganzen Körper gelähmt.
EA: Im Frühjahr 1950 machte Pat. eine Gesichtslähmung rechts durch, die sich rasch zurückbildete. Seit Herbst 1950 bestanden „rheumatische" Schmerzen in den Beinen. Sie klagte außerdem über Schwindelgefühl, das besonders bei starken Bewegungen des Kopfes in Erscheinung trat. Weiter wurden diffuse Kopfschmerzen angegeben.
Erste stationäre Aufnahme in der Neurologischen Univ.-Klinik Würzburg im März 1955. Bei der Pat. wurde an Herz- und Kreislauforganen, abgesehen von einer mäßigen Hypertonie von 160/105 mm Hg, kein pathologischer Befund festgestellt. Abdominalorgane o. B. Am Augenhintergrund waren leichte Kaliberschwankungen der Gefäße zu erkennen. Restzustand nach peripherer Facialisparese rechts mit geringer Kontrakturbildung und angedeuteten pathologischen Mitbewegungen. Sonst bestanden keine Paresen. Der linke Unterschenkel erschien schmächtiger als der rechte (diffuse Atrophie?). Die koordinativen Leistungen waren nicht beeinträchtigt. Eigenreflexe an den Beinen eine Spur linksbetont. Bei Prüfung des Fußsohlenreflexes fand sich links ein Spreizphänomen. Die Bauchhautreflexe waren links leicht abgeschwächt. Im Bereich der Sensibilität ergaben sich keine sicheren Ausfälle. Psychisch fiel eine Weitschweifigkeit, eingeschränkte Auffassungsgabe sowie eine leichte Vergeßlichkeit und Kritiklosigkeit auf.
Laborbefunde: Blutbild unauffällig. Blutsenkung 16/44 mm n. W. Röntgenologisch am Schädel keine pathologischen Befunde. Audiologisch diskrete linksseitige Schallempfindungs-

schwerhörigkeit. Die Vestibularisprüfung deckte eine zentrale Nystagmusbereitschaft nach rechts auf. Elektrokardiogramm o. B. Als Diagnose wurde eine labile Hypertonie und cerebrale Durchblutungsstörungen angenommen. Die Hautveränderungen an den Beinen, die damals schon sicher bestanden haben, fanden keine Erwähnung.

2 Jahre danach, im Mai 1957, erneute Aufnahme in der Neurologischen Univ.-Klinik Würzburg. An Beschwerden brachte die Pat. immer noch Schwindelerscheinungen und Kopfschmerzen vor, dazu ein Gefühl von allgemeiner Müdigkeit. Auf Befragen berichtete sie, daß ihre Schrift in den letzten Jahren unsicher geworden sei, daß sie sich gelegentlich einmal beim Trinken verschlucke, daß sie Mühe hätte, das Wasser zu halten und daß die Sprache schwächer geworden sei. Bezüglich der Hautveränderungen berichtete sie, sie habe schon seit vielen Jahren eine blaurote Verfärbung der Haut an den Beinen bemerkt. Sie sei auch gelegentlich von Holzböcken gebissen worden.

Pat. befand sich in einem ausreichenden Allgemeinzustand. Sie hatte eine mäßige, weiche, verschiebliche Struma. An den Thorakalorganen kein pathologischer Befund. Blutdruck jetzt 155/80 mm Hg. Abdominalorgane o. B. An beiden Unterschenkeln, betont über der Streckseite, sich aber auch auf die Beugeseite hin ziehend, unter Einschluß der Kniescheiben, an den Nates und über dem Olecranon beiderseits fanden sich blau-rote, unscharf begrenzte Erytheme. Stellenweise wurde eine Atrophie der Epidermis mit feiner Fältelung der Haut deutlich. Das Venensystem schimmerte durch.

Der Augenhintergrund bot das gleiche Bild, vereinzelt waren allerdings auch Kreuzungsphänomene nachweisbar. Zustand nach alter Facialisparese rechts. Schallempfindungsschwerhörigkeit links. Geringer Nystagmus in beiden Endstellungen. Fragliche Blickparese nach oben. Der Gang war unsicher, breitbeinig. Sichere Paresen konnten nicht festgestellt werden. Das ganze linke Bein war diffus atrophisch. Umfangsdifferenzen betrugen 2,5—3,0 cm. Zielbewegungen wurden besonders an den Beinen leicht unsicher durchgeführt. Patellarreflexe und Achillesreflexe waren linksbetont, der Bauchhautreflex linksseitig abgeschwächt. Links bestand eine Dorsaltendenz der Großzehe bei Auslösung des Babinski. Rossolimo beiderseits positiv. Sensibilität für alle Qualitäten intakt. Psychischer Befund: Leichte Merkfähigkeitsstörung, allgemeine Verlangsamung, Schwerbesinnlichkeit. Die Sprache wirkte dysarthrisch, nicht aphasisch. Röntgenologisch am Schädelskelet kein pathologischer Befund, an der Halswirbelsäule leichte degenerative Veränderungen. Blutbild unauffällig, Blutsenkung 39/70 mm n. W. Hypazider Magensaft. Die Diagnose lautete: „Durchblutungsstörungen im Versorgungsbereich der A. basilaris mit bulbärer Symptomatik. Acr. chron. atr.". Therapeutisch wurden 10 Mill. E Penicillin, Euphyllin und Venostasin gegeben. Daraufhin kam es zu einer Besserung der subjektiven Störungen.

Nachuntersuchung im Mai 1959: Pat. klagte über Zunahme der Gleichgewichtsstörungen. Im übrigen wurden die gleichen Klagen wie früher vorgebracht. Der Befund zeigte jetzt eine beginnende Adipositas. Klinisch bestand ein Lungenemphysem im Anfangsstadium. Der 2. Aortenton war betont, der Blutdruck auf 160/95 mm Hg erhöht. Abdominalorgane o. B. Die Erytheme hatten sich weitgehend zurückgebildet. Atrophische Bezirke fanden sich noch über der Streckseite der Unterschenkel, über beiden Kniescheiben und über den Ellbogen. Neurologisch: Fundus hypertonicus I. Facialisparese unverändert. Behinderung nach oben zu blicken. Keine sicheren Paresen. Die diffuse Atrophie des linken Beines war eher noch fortgeschritten, Umfangsdifferenz jetzt 3—4 cm. Breitbeiniger, stapfender, unsicherer Gang. Blindgang nicht möglich. Beim Rombergschen Versuch ungerichtete Fallneigung. Intentionstremor der linken Hand. Die Zeigeversuche wurden an den Beinen unsicher durchgeführt. Dysdiadichokinese links. Eigenreflexe an den Armen sowie Petallarreflexe links wie rechts symmetrisch gesteigert, Achillesreflexe beiderseits nicht besonders lebhaft, Trömner und Rossolimo beiderseits positiv, Zehenspreizen und Dorsalneigung der Großzehe bei Bestreichen der linken Fußsohle. Corneomandibular-Reflex beiderseits angedeutet vorhanden. Schmerz-, Berührungs- und Temperaturreize wurden überall empfunden. Vibrationsgefühl war am linken Unterschenkel und Fuß aufgehoben, der Lagesinn hier unsicher. Pat. wirkte allgemein verlangsamt, Aufmerksamkeit und Merkfähigkeit waren jetzt gröber gestört. Es bestanden eine Dysaesthesie und Schluckbeschwerden. Röntgenologisch an der Halswirbelsäule Streckhaltung und Osteochondrose, Verschmälerung des Zwischenwirbelraumes 5/6. Liquor: 5/3 Zellen, 22 mg-% Eiweiß, Mastrixreaktion IV, III, III, II.

Auf die Einbestellung zur Nachuntersuchung im April 1964 erfuhren wir, daß die Patientin vor 2 Jahren daheim plötzlich verstorben ist. Die Todesursache konnte nicht ermittelt werden.

Unter Berücksichtigung der sich langsam entwickelnden Erkrankung, der neurologischen Symptomatologie, der Hypertonie und der Gefäßveränderungen am Augenhintergrund wird wohl niemand an der Richtigkeit der Diagnose eines Gefäßprozesses zweifeln. Doch die Muskelatrophie am linken Bein paßt nicht in dieses Bild. Wie soll man sie erklären? Eine Inaktivitätsatrophie scheidet wohl aus, denn das Ausmaß der Atrophie war erheblich, während kein Anhalt dafür bestand, daß die Patientin besonders das atrophische Bein schonte. Eine nennenswerte linksseitige zentrale Parese lag nicht vor, so daß man die Muskelatrophien auch nicht darauf zurückführen kann. Der Umstand, daß die Parese sich unter der Beobachtung weiter ausbildete, läßt einen Restzustand nach früher durchgemachten Erkrankungen (Poliomyelitis) ausschließen. Eine Spätmyopathie wird auf Grund der Lokalisation und der übrigen Befunde recht unwahrscheinlich. Zu diskutieren wäre noch eine Myositis, aber auch dafür ist der Verlauf nicht charakteristisch.

Wir haben gesehen, daß gemeinsam mit der Acr. chron. atr. Muskelatrophien — auch isoliert — vorkommen, die nicht auf eine andere Ursache zurückgeführt werden können (siehe Krankengeschichte Nr. 6). Da auch bei dieser Patientin eine ausgedehnte Acr. chron. atr. vorlag, die an den Beinen begonnen hatte und hier auch am stärksten ausgeprägt war, liegt es nahe, die Muskelatrophien auf die Hauterkrankung zu beziehen. Ein derartiger Zusammenhang besitzt gegenüber den anderen Möglichkeiten zumindest die größte Wahrscheinlichkeit.

Es stellt sich aber noch eine weitere Frage. Im Teil B 5., Seite 13, haben wir schon darauf hingewiesen, daß gelegentlich bei der Acr. chron. atr. Veränderungen im Sinne einer Thrombosierung und Intimaverdickung bis zur Obliteration an den arteriellen und venösen Gefäßen vorkommen. Diese finden sich besonders in der Tiefe der Cutis und Subcutis — wenn einmal von den fibroiden Knoten abgesehen wird (vergleiche die Arbeiten von KRYSTALOWICZ, 1901; HERXHEIMER u. HARTMANN, 1902; RUSCH, 1906; BRÜNAUER, 1935). Eine enge Beziehung zu den als typisch für die Acr. chron. atr. angesehenen Zellproliferationen im Corium, die meist perivasculär liegen, besteht bei diesen Gefäßveränderungen nicht. Daß es sich um sekundäre Veränderungen an den Gefäßen handelt, muß angenommen werden, da sie keineswegs bei allen Patienten mit Acr. chron. atr. beobachtet werden, wenn sie aber vorhanden sind, an bestimmten Stellen besonders hervortreten, jedoch gar nicht in Parallele zu dem klinischen Bild zu bringen sind. Es wäre nun aber denkbar, daß diese mehr oder weniger lokal beschränkten Gefäßalterationen sich generalisieren und zu einer allgemeinen Gefäßerkrankung führen. Allein anhand der bisher vorliegenden Kasuistiken läßt sich diese Frage nicht entscheiden. Auch unsere Fälle bringen dazu keine Befunde, die in die eine oder andere Richtung weisen. Gegen die Annahme einer Generalisierung des Gefäßleidens spricht jedoch, daß bei den Patienten, die diesen histologischen Befund geboten haben, in der Regel keine Symptome einer allgemeinen Gefäßerkrankung gefunden wurden. Diese Frage verdient jedoch noch weiter untersucht zu werden.

b) Fragliche Krankengeschichten. Die in der folgenden Gruppe zusammengefaßten Patienten zeigten einzelne Befunde, die zwar Ausdruck einer Nerven- oder Muskelschädigung bei Acr. chron. atr. sein könnten, die aber ebenso gut auf das neurologische Leiden bezogen werden oder überhaupt eine andere Ursache haben könnten.

Eine 36jähr. Pat., bei der die Diagnose einer Multiplen Sklerose gestellt wurde, machte 1952 eine als Erythema nodosum gedeutete Hauterkrankung durch. 1958 wurde dann eine fleckförmig anetodermatische Form der Acr. chron. atr. an den Beinen festgestellt, die etwa gleichzeitig mit Beschwerden in den Beinen (Schmerzen, pelziges Gefühl, Überempfindlichkeit der Haut) wenige Jahre zuvor aufgetreten waren. Neurologisch fand sich eine Hyperaesthesie am linken Bein mit Hypaesthesie in einem Streifen an der Innenseite des Beines innerhalb der hyperaesthetischen Zone. Sichere Ausfälle von seiten anderer zentraler oder peripher-nervöser Systeme waren nicht nachzuweisen. Lediglich der Liquor zeigte eine isolierte Verschiebung der Eiweiß-körper.

KG 20 (13): Maria J., 36 Jahre, Krankenschwester, geboren im Sudetengau, wohnhaft Gerolzhofen.

FA: Großvater mütterlicherseits starb an einem Magencarcinom, der Vater mit 49 Jahren an Apoplexie.

EA: Zangengeburt. Als Kind hat Pat. mehrfach Anginen durchgemacht, in deren Folge es einmal zu einer Mittelohreiterung links kam. 1952 traten rot-blaue Knoten an den Beinen auf, die als Erythema nodosum aufgefaßt wurden. Gleichzeitig wurde eine chronische Tonsillitis festgestellt und eine Tonsillektomie vorgenommen. Danach blaßten die Eryteme ab. 1953 kam es zu stärkerer Gewichtszunahme. Im gleichen Jahr wurde Pat. wegen einer Anämie behandelt. 1955 bemerkte sie leicht erhabene, rundliche, blau-rote Hautveränderungen am linken Ober-schenkel, die sich ausbreiteten und 1958 auch den linken Unterschenkel erfaßten. Seit Januar 1957 bestanden leichte ziehende Schmerzen im linken Bein. 4 Monate danach führte schweres Heben zu Rückenschmerzen, die nicht ausstrahlten und nicht auf Husten und Niesen verstärkt wurden. Man sprach von „Lumbago". In den folgenden Wochen klangen die Beschwerden ab. Beim Aufrichten aus gebückter Haltung schmerzte der Lendenwirbelsäulenbereich jedoch immer noch. Pat. wurde dann ein viertel Jahr lang in einem Münchener Krankenhaus unter der Diagnose „Discusprolaps" behandelt. Sie wurde nicht ganz beschwerdefrei, bis 1958 — wie-derum nach schwerem Heben — erneut eine Schmerzattacke auftrat. Jetzt sei das linke Bein auch teilweise pelzig geworden, an anderen Partien dagegen überempfindlich.

Stationäre Aufnahme in der Neurologischen Univ.-Klinik Würzburg im Februar 1958. Die etwas adipöse Patientin befand sich in gutem allgemeinen Zustand. An Torakal- und Abdomi-nalorganen kein pathologischer Befund. Leicht diffuse Struma. Klopfschmerz in der oberen Lendenwirbelsäule und paravertebraler Druckschmerz links in Höhe von L₅. Lendenwirbelsäule frei beweglich. Über der linken Kniegelenkstreckseite fielen angedeutet flächenhafte, diskrete livid-rote Erytheme mit leichter Atrophie auf. Daneben in ganzer Ausdehnung über der Innen- und Vorderseite des linken Oberschenkels zahlreiche, deutlich eingesunkene fleckförmige atrophische Veränderungen.

Hinsichtlich des neurologischen Status ist zu erwähnen: Myopie beiderseits, im übrigen keine Ausfälle an den Hirnnerven. Keine Paresen, keine Muskelatrophien. Patellarreflex und Achilles-reflex links lebhafter als rechts, jedoch auch rechts sicher nicht abgeschwächt (links gesteigert?). Keine pathologischen Reflexe. Überempfindlichkeit gegenüber Berührungs-, Schmerz- und Tem-peraturreizen am ganzen linken Bein mit distaler Begrenzung am Knöchel, nach cranial zu ent-lang des Darmbeinkammes abschließend, intensiver ausgebildet an der Außenseite der linken Knieregion. Darüber hinaus Hypaesthesie in einem handbreiten Streifen, knapp über der Patella beginnend und sich außen auf den Unterschenkel bis ins untere Drittel fortsetzend. Bei einer späteren Untersuchung war auch das Gebiet des N. cut. fem. lat. einbezogen. Lagesinn und Bewegungsgefühl nicht sicher gestört. Vibrationsempfinden intakt.

Laborbefunde: Blutbild unauffällig. Blutsenkung 7/18 mm n. W. Grundumsatz ± 0 %. Zuckerbelastung nach Staub-Traugott o. B. Röntgenologisch an Brust- und Lendenwirbelsäule Streckhaltung, keine degenerativen Veränderungen. Im Liquor 4/3 Zellen, 31 mg-% Eiweiß; Mastixkurve IV, VI, VII, VI, V, IV, III.

Hautbiopsie vom linken Oberschenkel: Mäßige epidermale Atrophie, circumvasale lympho-
plasmocytäre Entzündung im Corium, mäßige Verschmälerung des Coriums, elastische Fasern
insgesamt vermindert. Beurteilung: Anetodermia maculosa Jadassohn (Dr. HORNSTEIN).

Die Vorstellung in der Neurochirurgischen Abteilung der Univ.-Klinik Würzburg ergab
die gleichen Befunde. Eine Wurzelschädigung wurde für äußerst unwahrscheinlich gehalten.

Abschließende Diagnose: „Verdacht auf entzündliche Nervenerkrankung (Multiple Sklerose?). Acr. chron atr." Therapeutisch erhielt Pat. 10 Mill. E Penicillin.

Auf die Aufforderung zur Nachuntersuchung schrieb uns Pat., daß sie aus beruflichen
Gründen nicht kommen könnte. Die Beschwerden seien seit der Spritzenbehandlung zurückgegangen und sie habe derzeit keinerlei Beschwerden mehr.

Die Symptomatologie dieser Patientin entspricht nicht in jeder Hinsicht der
gestellten Diagnose. Besonders die Hyperaesthesie ist ungewöhnlich für eine multiple
Sklerose. Daneben aber weist die — wenn auch fragliche — Reflexsteigerung auf eine
zentralnervöse Schädigung hin, und der Liquorbefund ist sogar recht typisch, wenn
auch eine Pleocytose fehlt. Die langdauernde Rücken- und Beinbeschwerde könnte
als sogenanntes „rheumatisches" Vorstadium der Multiplen Sklerose aufgefaßt werden
(siehe SCHALTENBRAND, 1943). Ein Verlauf in Krankheitsschüben läßt sich aus der
Anamnese nicht ablesen, aber es kann ja eine Ersterkrankung vorgelegen haben. Auch
das lange rezidivfreie Intervall von 6 Jahren spricht nicht unbedingt gegen die
Annahme einer Multiplen Sklerose; dennoch handelt es sich insgesamt betrachtet nicht
um das typische Bild. Insbesondere die Sensibilitätsstörungen gleichen denen, die wir
bei der ersten Patientin (KG Nr. 1) gesehen haben, und sind sehr verdächtig auf einen
Zustand bei Acr. chron. atr. Da es jedoch nicht möglich ist, die Diagnose einer Multiplen Sklerose mit stichhaltigen Gründen zu widerlegen, möchten wir zumindest zur
Diskussion stellen, ob nicht einzelne Symptome auf die Acr. chron. atr. zurückgehen.
Eine Entscheidung in der einen oder anderen Richtung läßt sich wohl nur anhand
einer Autopsie fällen.

Zwei andere Patienten waren an einem Hemiparkinson erkrankt. Von diesen
scheint uns besonders die eine Krankengeschichte erwähnenswert. Es handelt sich um
eine 57jähr. Frau, die seit 8 Jahren unter der Acr. chron. atr. litt. Ein Jahr vor der
Untersuchung begann das extra-pyramidal-motorische Leiden, gleichzeitig mit Schmerzen und einem Gefühl von Kraftlosigkeit. Wir fanden ein rechtsseitiges Hemiparkinsonsyndrom sowie Muskelatrophien und Paresen an Schultern, Armen und im
Beckengürtel.

KG 21 (23): Rosa, B., 57 Jahre, Bauersfrau, geboren in Obereuerheim, wohnhaft Volkach.
FA: o. B.

EA: 1921 Claviculafraktur rechts nach Sturz von einer Heufuhre. 1941 Unterkiefer-
operation rechts (Diagnose unbekannt). Seit etwa 8 Jahren bestanden bläulich-rote Verfärbungen beider Beine. Im Winter 1962 traten Schmerzen im rechten Knie auf, die sich bis zum rechten
Fuß ausbreiteten; weiterhin kam es zu Kreuzschmerzen und Schmerzen zwischen den Schulter-
blättern. Pat. klagte über Paraesthesien an der Außenseite des linken Oberschenkels. Im Frühjahr 1963 stellte sich eine leichte Kraftlosigkeit des rechten Armes ein. Seit Sommer 1963
bemerkte Pat. ein Zittern im rechten Arm und eine Verschmächtigung der Muskulatur. Pat.
erinnerte sich, häufig von Zecken gebissen worden zu sein.

Einweisung in die Neurologische Univ.-Klinik Würzburg im November 1963. Es wurde ein
leicht reduzierter allgemeiner Zustand festgestellt bei allgemeiner Abmagerung. An Thorakal-
und Abdominalorganen kein pathologischer Befund. Blutdruck 150/100 mm Hg. An beiden
Unterschenkeln und Fußrücken fanden sich flächenhafte, teils sklerosierte und narbig veränderte
mittel- bis dunkelbraune Hyperpigmentierungen und eine ausgeprägte Varicosis. Gleichzeitig
waren in diesem Bereich, jedoch auch am linken Oberschenkel, unscharf begrenzte, fleckige oder

flächenhaft ausgebreitete livide Erytheme zu erkennen. Nach der Hautbiopsie vom linken Unterschenkel (Befund Dr. ISHIKAWA) handelt es sich um eine typische Acr. chron. atr.

Die Aufnahme-Untersuchung zeigte eine ausgedehnte, mäßige Atrophie der Schultermuskulatur, der Mm. biceps und triceps brachii links wie rechts, Scapula-a-lata-Stellung rechts. Auch die Mm. quadriceps femoris waren beiderseits atrophisch. Der rechte Arm konnte nicht über die Horizontale gehoben werden (Serratusparese). Parese des Triceps brachii sowie der Kniestrecker beiderseits. Arm, Hand und Fuß der rechten Seite ließen einen Ruhetremor erkennen. Im rechten Arm war der Muskeltonus rigorartig erhöht. Der rechte Arm pendelte auch beim Gehen weniger ausgiebig. Unsicherheit bei den Zielbewegungen der Arme. Eigenreflexe an Armen sowie Patellarreflexe symmetrisch gesteigert, Achillesreflexe dagegen schwach. Beidseits zeigte sich eine Dorsalneigung der Großzehe bei Prüfung des Babinskischen Phänomens. Schmerz-, Berührungs- und Temperaturreize wurden angeblich überall empfunden. Vibrationsempfinden und Lagesinn intakt. Zahlenerkennen an den Beinen deutlich unsicher. Labor: Blutbild unauffällig, lediglich 5 % Eosinophile. Blutsenkungsreaktion 16/29 mm n. W. Magensaft hypazide. Serumelektrophorese unauffällig. Röntgenologisch an der Halswirbelsäule starke Verschmälerung des Zwischenwirbelraumes zwischen Halswirbelkörper 7 / Brustwirbelkörper 1. Im Bereich der Brustwirbelsäule rechts-konvexe Skoliose mit geringer Osteoporose und Spondylosis deformans. Elektroencephalogramm unauffällig. Im Liquor 3/3 Zellen, 31 mg-% Eiweiß, Mastixreaktion III, II, II, I, I. Serologisch: Komplementbindungsaktionen auf Poliomyelitis- und Coxsackie-Viren negativ. Neutralisationstest gegen Polimyelitis, Typ I 1:32, Typ II 1:96, Typ III 1:32. Gegen Coxsackie, Typ A 2 1:1024 positiv, gegen Typ B 1 negativ. Neutralisierende Antikörper gegen Frühsommer-Meningoencephalitis-Virus nicht nachweisbar. Muskelbiopsie aus dem rechten M. tibialis anterior: Kein sicher pathologischer Befund (Prof. SCHALTENBRAND).

Elektromyogramm: Nadelableitung aus dem entspannten M. triceps brachii rechts ohne Spontanaktivität. Bei maximaler Innervation dichtes Interferenzmuster. Potentialdauer mit 10 msec (7—12 msec) im Normbereich. Form der Einzelpotentiale unauffällig. Aus dem M. tibialis anterior links ebenfalls keine Spontanaktivität. Bei maximaler Innervation jedoch deutlich gelichtetes Interferenzmuster bei Verkürzung der Einheitspotentiale auf 7,0 msec (4—12 msec), außerdem deutlich vermehrte Polyphasie der motorischen Einheiten. Maximale Leitgeschwindigkeit des N. fibularis communis links mit 41 m/sec noch im Normbereich; doch kommt es zu deutlichen pathologischen Nachentladungen. Beurteilung: Normbefund im M. triceps brachii; im M. tibialis anterior Kombination sicherer neurogener und verdächtiger myogener Befunde. Ein derartiges Bild ist bei dem Krankheitsbild der distalen Neuronitis beschrieben worden.

Die Diagnose lautete: „Hemiparkinson rechts, Muskelatrophien, Acr. chron. atr., abgelaufene Coxsackie-Virus-Infektion?". Pat. erhielt außerdem 10 Mill. E Penicillin.

Muskelatrophien beim Parkinsonsyndrom sind bekannt. Darauf haben zuletzt HUFSCHMIDT, SCHALTENBRAND und SOLCHER (1960) hingewiesen. In den meisten Veröffentlichungen zu diesem Thema wurde herausgestellt, daß es sich dabei um Folgen einer spinalen Schädigung mit Vorderhornzelldegeneration handelt (SALUS, 1929; FROMENT, 1925; WIMMER u. NEEL, 1928; JAKSCH, 1926; SCHMIDT, 1921; JANSCO, 1928; DeNICOLO, 1929; STERN, 1928; LHERMITTE u. Mitarb., 1938; BETZ, 1952). Van BOGAERT u. RADERMECKER berichteten 1954 über eine Sippe, in der Krankheitsbilder vom Typ der Amyotrophischen Lateralsklerose und des Parkinsonsyndromes offenbar auf hereditärer Grundlage miteinander im Wechsel aufgetreten waren. Eine begleitende Polyneuritis oder Mononeuritiden bei der Encephalitis epidemica nahmen BOSTRÖM (1921), SCHARNKE u. MOOG (1924), LILIENSTEIN (1923), MARGULIS (1926) und KAHLMETER (1927) an, doch ist in manchen dieser Fälle der Zusammenhang keineswegs erwiesen. Bei unseren Patienten scheidet eine spinale nukleäre Atrophie aus: klinische, myographische und bioptische Untersuchungen sprechen dagegen. Man muß vielmehr eine primäre Myopathie oder eine periphere Nervenschädigung annehmen, letztere besitzt jedenfalls nach dem Elektromyogramm die größte Wahrscheinlichkeit; der histologische Befund ergab keine auffälligen, abweichenden Veränderungen im Muskelparenchym.

Nun gibt es auch Beobachtungen, daß Infektionen mit Coxsackie-Viren Neuritiden, aber auch das Bild einer Myositis oder Dermatomyositis hervorrufen können (ZWEYMÜLLER, 1953; BORIKOVA u. KOPECNY, 1958; CAROMAN u. Mitarb., 1957). Der hohe Titer gegenüber Coxsackie-Typ A 2 im Neutralisationstest bei unserer Patientin ist immerhin verdächtig.

Wenn man schließlich noch eine Muskelatrophie bei Acr. chron. atr. diskutieren will, so stehen drei mögliche Ursachen der Muskelatrophien etwa gleichwertig nebeneinander. Wir können und möchten keine Entscheidung fällen.

Durch die Hautbiopsie konnte die Acr. chron. atr. gesichert werden, so daß auf der anderen Seite die von BÄFVERSTEDT (1953) beobachtete Kombination eines postenzephalitischen Parkinsonsyndroms mit trophischen Hautveränderungen für unsere Patientin nicht in Frage kommt.

Bei dem anderen Patienten mit einem Parkinsonsyndrom bestanden die Hautveränderungen am rechten Unterschenkel wahrscheinlich seit 1942. 1955 beginnend, entwickelte sich ein Hemiparkinsonsyndrom rechts, das später auch auf den linken Arm übergriff. Als Ursache wurde 1958 eine allgemeine und cerebrale Gefäßsklerose angenommen. 1964 war der Patient psychisch bereits so weit abgebaut, daß man eine exakte Sensibilitätsuntersuchung nicht durchführen konnte. Er gab Hypaesthesie und Hypalgesie am rechten Unterschenkel und Fuß an. Es muß offen bleiben, ob diese Empfindungsstörung zentraler oder peripherer Natur war.

Bemerkenswert ist eine Beobachtung, bei der wahrscheinlich eine Acr. chron. atr. mit einem Boeckschen Sarkoid der Muskulatur kombiniert war. Die Krankengeschichte wurde bereits von BAMMER (1958) im Nervenarzt veröffentlicht. Die Patientin erkrankte unter dem klinischen Bild einer Spätmyopathie. Sie hatte schon 36 Jahre lang eine Acr. chron. atr., die zuletzt an allen vier Extremitäten lokalisiert war.

KG 22 (28): Maria H., 59 Jahre, Hausfrau, geboren in Heigenbrücken, wohnhaft Aschaffenburg.

FA: 1 Schwester, die schwachsinnig gewesen sein soll, starb mit 30 Jahren in einer Heil- und Pflegeanstalt.

EA: 1924 Cholecystektomie, 1930 Narbenbruchoperation. Es bildete sich erneut eine Hernie, die 1931 nachoperiert werden mußte. 1934 Operation eines Bauchwandbruches rechts hinten. 1939 entwickelte sich hier eine Narbenhernie. 1948 operrative Eröffnung eines Abscesses („Nierenkarbunkel") im Bereich der linken Niere, welche nicht mitentfernt wurde. Im Anschluß an diese Nierenoperation soll sich das spätere Leiden entwickelt haben: Beim ersten Aufstehversuch stürzte Pat. rücklings zu Boden und konnte danach die Beine nicht mehr anheben. Sie lag 3 Wochen im Bett. Eine Fraktur sei damals nicht festgestellt worden. Pat. besserte sich so weit, daß sie wieder ohne Unterstützung gehen konnte, sie zog jedoch die Fußspitzen nach. Besonders auch das Treppensteigen fiel ihr schwer. Bei jedem Schritt klagte sie über Kreuzschmerzen. Auch die Hände wurden allmählich kraftlos. 1953 fiel es ihr schwer, die Arme über dem Kopf zu halten (Wäsche aufhängen). Seit 1956 war es ihr nicht mehr möglich, die Treppen alleine zu steigen. Im März 1957 stürzte sie neuerdings auf den Boden. Die Röntgenaufnahme ergab jetzt eine alte Kompressionsfraktur des 1. Lendenwirbelkörpers sowie degenerative Veränderungen an den benachbarten Wirbeln. Bezüglich der Hautveränderungen gab Pat. an, daß sie schon 1928 blau-rote kleine und große Flecken an beiden Beinen bemerkt hatte. Sie sei in ihrem Leben außerdem oft von Holzböcken gebissen worden.

Stationäre Aufnahme in der Neurologischen Univ.-Klinik Würzburg im Mai 1957.

Befund: Vorzeitig gealterte Frau in leicht reduziertem Allgemeinzustand. Leichte Lippencyanose, geringfügige prätibiale Ödeme. Linksverbreiterung des Herzens. Blutdruck 150/100

mm Hg. Abdominalorgane klinisch unauffällig. Beiderseits inguinal kirschgroße, derbe Lymphknoten. An beiden Unterschenkeln waren über der Außenseite in einem etwa zweihandflächen-
großen Bezirk flächenhafte, livide Erytheme zu erkennen, deren Oberfläche von feinen Teleangiektasien durchzogen war. Ähnliche Veränderungen mit leichter Atrophie der Epidermis
fanden sich an beiden Ellbogen. Von seiten der Hirnnerven wurden keine Ausfälle festgestellt.
In annähernd symmetrischer Ausbildung ausgedehnte Muskelatrophien, die Mm. supra- und
infraspinam, deltoideus, biceps brachii sowie die Handstrecker betreffend. Die kleinen Handmuskeln, die Muskeln des Beckengürtels und der Beine waren nicht sicher atrophisch. Kein
Faszikulieren. Die Umfangsmaße wurden an Armen und Beinen nicht über 1 cm hinausgehend
seitendifferent gemessen. Schleppender, stapfender Gang. Herunterhängen der Fußspitzen.
Zehen- und Fersengang, ebenso Treppensteigen, nicht möglich. Behinderung beim Aufstehen
und Aufrichten aus dem Sitzen. Fallhandstellung beiderseits. Bei der Einzelprüfung fand sich
eine hochgradige Parese des Biceps brachii und der Handstrecker beiderseits, eine deutliche
Parese für die Abduktion im Schultergelenk, für die Fußhebung (Tibialis-Peronaeus-Gruppe),
eine Parese der Innen- und Außenrotation im Schultergelenk, des M. triceps brachii, der Beuger
der Hand, der Hüftbeuger und Hüftstrecker sowie der Beuger im Kniegelenk und des M. triceps
surae. Der Tricepsreflex rechts sowie die Patellarreflexe waren auszulösen. Im übrigen bestand
eine Areflexie. Bei Bestreichen der Fußsohle Spreizphänomen und inkonstante Dorsalneigung
der Großzehe. Sensibilität für alle Qualitäten intakt.

Laborbefunde: Blutbild unauffällig. Blutsenkung 25/53 mm n. W. Serumeiweißverhältnis,
bis auf eine diskrete Erhöhung der γ-Globuline, nicht pathologisch verändert. Blutzuckertages-
kurve und Zuckerbelastung nach Staub-Traugott unauffällig. Erhöhung des Grundumsatzes auf
$+ 36$ bzw. $+ 45\%$. Röntgenaufnahmen des Schädels, der Hände und der Füße zeigten nur
eine allgemeine Osteoporose. Zustand nach alter Kompressionsfraktur des 1. Lendenwirbelkörpers
mit Keilwirbelbildung (Verschmälerung der vorderen Wirbelkante). Auf der Thoraxaufnahme
stellten sich anfangs keine Veränderungen dar. Erst im Verlauf einer komplizierenden Pneumo-
nie wurde eine verstärkte Lungen- und Hiluszeichnung beschrieben. Daneben zahlreiche Kalkeinlagerungen im Hilus und streifige Verschattung der Lungenspitzen. Nach dem Urteil der Medi-
zinischen Univ.-Poliklinik Würzburg handelte es sich dabei nicht um Veränderungen, die für einen
Morbus Boeck charakteristisch waren, sondern eher um alte spezifische Veränderungen. Auf dem
Pyelogramm Erweiterung des linken Nierenbeckens, die untere Kelchgruppe stellte sich nicht dar.

Weichstrahlaufnahme des rechten Oberarmes und des rechten und linken Ellenbogens: Es
kommen für Acr. chron. atr. typische Veränderungen zur Darstellung. Keine fibroiden Knoten
nachweisbar. Infiltrate in der Muskulatur nicht zu erkennen (Doz. Dr. BONSE). Im Elektrencephalogramm wurde ein unregelmäßiger Grundrhythmus gefunden, der keine sicher pathologische Bedeutung hat. Liquor: 3/3 Zellen, 27,5 mg-% Eiweiß, Mastixreaktion IV, III, II, II, I.
Kreatin und Kreatininausscheidung im Harn spontan und unter Belastung im Normbereich.
Die Testung mit gereinigtem Tuberkulin ergab einen Schwellenwert bei 10,0 E.

Hautbiopsie aus dem rechten Unterschenkel (zu einem späteren Zeitpunkt entnommen):
Deutliche epidermale Atrophie mit Einebnung des Papillarkörpers, keine wesentliche Entzündung. Corium leicht verschmälert, keine granulomatösen Strukturen, Elasticaschwund. Beurteilung: Mit Zustand nach behandelter Acr. chron. atr. sehr gut vereinbar (Dr. HORNSTEIN).

Splenogramm: Völlig normales Bild, keinerlei Hinweise für Boeck-Infiltrate in der Milz;
auch für andersartige Erkrankungen keine Veränderungen (Dr. ZACH). Sternalpunktat: zell-
reiches Mark mit geringer Vermehrung der plasmacellulären Elemente. Erythropoese und
Myelopoese o. B. Thrombopoese regelrecht, keine markfremden Elemente im Sinne einer lokali-
sierten epitheloidzelligen Infiltration, kein Anhalt für Morbus Boeck (Dr. ZACH).

Elektromyogramm: Verkürzung der Aktionspotentialdauer in den Streckern am Unterarm
auf etwa 5 msec (Dr. HUFSCHMIDT). Muskelbiopsie aus dem linken Deltoideus: Zahlreiche
rundliche Granulome mit Epitheloidzellen innerhalb der Muskulatur. In wechselnder Ausdehnung werden diese von Lymphocyten durchsetzt. Viele Granulome enthalten Riesenzellen von
verschiedener Gestalt, einige mit Einschlüssen im Cytoplasma. Kerne dieser Zellen, teils rand-
ständig, teils ungeordnet gelagert. Keine Einschmelzungen oder Verkäsungen. An den Blutgefäßen keine Auffälligkeiten (Prof. SCHALTENBRAND).

Pat. verstarb 10 Monate später daheim unter den Zeichen eines Herzversagens. Eine
Autopsie wurde nicht vorgenommen.

Es ist außerordentlich zu bedauern, daß kein Obduktionsbefund vorliegt. So müssen wir uns mit den Ergebnissen der ein Jahr vor dem Tode der Patientin durchgeführten klinischen Untersuchung begnügen. Wir wissen letztlich auch nicht, welches die Todesursache gewesen ist. Zwei Dinge sind zunächst wesentlich: das histologische Bild der Haut und das der Muskelveränderungen. Von dermatologischer Seite wurden innerhalb der affizierten Hautpartien typische histologische Veränderungen gefunden, nicht aber riesenzellhaltige Granulome. Nun handelte es sich um Material, das einige Zeit nach einer intensiven Behandlung entnommen wurde. Wir wissen, daß sich gerade die Infiltrate nach einer solchen Therapie zurückbilden (siehe HAUSER, 1955). Im histologischen Befund wird deshalb auch darauf hingewiesen, daß die Veränderungen mit einem Zustand nach behandelter Acr. chron. atr. sehr gut vereinbar waren. Es darf wohl unterstellt werden, daß in unbehandeltem Zustand andere, ausgedehntere Infiltrate vorgelegen hatten. Die Veränderungen in der Haut hatten sich also bereits gewandelt. Immerhin sprach das histologische Bild gegen einen Haut-Boeck; dies ist ein wesentlicher Punkt, der zu berücksichtigen ist. Innerhalb des Muskelparenchyms — und nur hier!, alle anderen Organe waren frei — fanden sich die granulomartigen Zellproliferationen mit Riesenzellen und epitheloidartigen Zellformen, auf die sich die Diagnose gestützt hatte. Da wir zunächst Zweifel an der histologischen Diagnose eines Morbus Boeck hegten aus Überlegungen heraus, die weiter unten noch ausgeführt werden, haben wir Herrn Prof. DHOM[5] und Herrn Prof. ERBSLÖH[5] um Rat befragt. Beide bestätigten, daß es sich nicht um reine epitheloidzellhaltige Granulome handelte, sondern daß diese sich zum großen Teil aus Lymphocyten und histiocytären Elementen zusammensetzten. Nach der großen Erfahrung von Herrn Prof. ERBSLÖH ist aber dieser Befund das häufigste Bild beim muskulären Boeck (ERBSLÖH u. DIETEL, 1959).

In diesem Zusammenhang möchten wir auf den Fall Nr. 2 hinweisen. Bei dieser Patientin mit dem typischen Bild einer Acr. chron. atr. fanden sich in der Haut Granulome mit Riesenzellen. Es handelt sich dabei keineswegs um eine isolierte Beobachtung. Seit der Mitteilung HODARAs (1913) haben mehrere Autoren Riesenzellen bei der Acr. chron. atr. gesehen: ATTINGER, 1917; KLAAR, 1921; JESSNER, 1921; EHRMANN u. FALKENSTEIN, 1925; HERMANN, 1929; FELDMANN, 1932; STUMPKE, 1933; GOTTRON, 1942. Unter diesen heben ATTINGER, JESSNER und GOTTRON ausdrücklich hervor, daß es sich um Riesenzellen vom Langhans-Typ handelte. Bei KLAAR und GOTTRON waren darüber hinaus typische epitheloidzellhaltige Granulome vorhanden (übrigens hatte auch die Patientin von STUMPKE genau wie unser Fall eine Hyperthyreose). In keinem dieser Fälle wurde die Diagnose eines Morbus Besnier-Boeck-Schaumann ernsthaft in Erwägung gezogen. Diesen Beobachtungen sind vier andere gegenüberzustellen, in denen von den Autoren selbst eine Kombination von Morbus Boeck und Acr. chron. atr. angenommen oder zumindest für möglich gehalten wurde. In den Fällen von GOLDSCHLAG (1928) und GROEGER (1949) fehlen nähere Einzelheiten zum histologischen Befund. Der Patient von MULZER und KEINING (1929) hatte Hautveränderungen, die an ein Boecksches Sarkoid erinnerten, die Infiltrationen enthielten aber keine Riesenzellen. Keiner dieser drei Fälle überzeugt wirklich. Die

---

[5] Herrn Prof. DHOM, Oberarzt des Pathologischen Instituts der Universität Würzburg, und Herrn Prof. ERBSLÖH, Direktor der Neurologischen Universitätsklinik Gießen, möchte ich an dieser Stelle für ihr freundliches Entgegenkommen und ihre Hilfe in der Ausdeutung nochmals sehr herzlich danken.

einzige Beobachtung, aus der man mit einiger Sicherheit auf eine Kombination von Boeck und Acr. chron. atr. schließen kann, ist die von KRINITZ (1956). In seinem Fall heilten die auf die Acr. chron. atr. zu beziehenden Efflorescenzen unter Penicillin ab, gleichzeitig aber schossen Knötchen auf, die histologisch aus Epitheloid- und Riesenzellen zusammengesetzt waren. Der Tuberkulintest war jedoch bei 1 : 100 000 positiv.

Nun ist der Befund selbst der typischen sarkoidartigen Granulome mit Riesen- und Epitheloidzellen keineswegs beweisend für das Vorliegen einer Boeck-Erkrankung. Bekanntlich können Fremdkörpergranulome und die Infiltrate beim Melkersson-Rosenthal-Syndrom ganz gleiche Strukturen bilden (TSCHIBOWSKI u. JABLONSKA, 1949). Was noch zu denken gibt, ist, daß der Tuberkulintest mit gereinigtem Tuberkulin bei 10 E. positiv ausfiel. Bei einem derartigen Befund soll im allgemeinen die Diagnose einer Boeckschen Erkrankung ausgeschlossen werden können. In den meisten der bisher mitgeteilten Fälle einer Sarkoidosis der Muskulatur waren außer der muskulären auch andere Organmanifestationen vorhanden (RICKER u. CLARK, 1949; LANGCOPE u. FREIMAN, 1952; MYERS u. Mitarb., 1952; POWELL, 1953; MAURICIE, 1954; BRUN, 1961; WALLACE u. Mitarb., 1958; DYKEN, 1962; HARVEY, 1959). Bei unserer Patientin konnte jedoch trotz intensivster Suche der Nachweis entsprechender Infiltrationen außerhalb der Muskeln nicht erbracht werden.

Diese Ausführungen sollten nur aufzeigen, warum die Diagnose eines Muskel-Boeck in diesem Falle angezweifelt wurde. Nachdem wir aber auf den Hautschnitten keine Riesenzellgranulome erkennen konnten, nachdem auch eine enge lokalisatorische Beziehung — wie wir sie in den anderen Fällen mit neurologischen Komplikationen bei Acr. chron. atr. gesehen hatten, nicht vorlag, scheint doch die Auffassung, daß Hautleiden und Muskelerkrankung zwei verschiedenen Krankheiten zugehören, die größere Wahrscheinlichkeit zu besitzen. Es ist daher festzustellen, daß einmal eine Acr. chron. atr., daß zum anderen eine granulomatöse Myositis von großer Ausdehnung vorlag. So lange wir weder die Ätiologie des Morbus Boeck noch die der Acr. chron. atr. sicher kennen, wird eine Entscheidung darüber, in welchem Verhältnis beide Krankheitsbilder zueinander stehen, nicht möglich sein. Diese Beobachtung gibt indessen Anlaß, die Fragestellung weiter zu verfolgen.

c) Nicht zur Acr. chron. atr. gehörige Bilder. Wir kommen nun zu den Krankengeschichten derjenigen Patienten, deren neurologische Krankheitsbilder, wie wir meinen, unabhängig von dem Hautleiden entstanden sind.

In einem Fall handelt es sich um eine Polyneuritis, die unmittelbar nach einer Auslandsreise des Patienten aufgetreten war, innerhalb von 10—14 Tagen ihren Höhepunkt erreichte und nach 2—3 Monaten wieder abklang.

KG 23 (17): Josef G., 54 Jahre, Pfarrer, geboren in Worms, wohnhaft Froschhausen.

FA: Der Vater litt an einer Schüttellähmung und hatte Muskelatrophien. Die Mutter sei an einem „Sarkom" im Kopf gestorben. 1 Schwester ist herzkrank.

EA: 1920 Otitis media, die zur Zeit der Aufnahme noch nicht ausgeheilt war. 1948 wurde ein Ulcus duodeni festgestellt. Es schlossen sich über 10 Jahre typische Ulcusbeschwerden an mit Verstärkung der Schmerzen im Oberbauch zum Frühjahr und Herbst jeden Jahres. Durch einen Autounfall kam es 1952 zu einer Gehirnerschütterung leichten Grades. 1958 wurde ein rechtsseitiger Leistenbruch operiert. Seit 1953 hat Pat. jährlich mehrwöchige Reisen in die Mittelmeerländer und nach Skandinavien unternommen. Er sei dabei viel von Insekten gestochen worden. 1959, etwa 4 Wochen nach Beendigung einer Reise durch Syrien und den Libanon bemerkte Pat. kribbelnde Paraesthesien in den Fingerspitzen. Tage danach stellte sich ein Taubheitsgefühl der Füße ein, das sich rasch über beide Beine ausbreitete und am Körper bis in Brusthöhe hochstieg. Es kam eine Schwäche in den Beinen und eine Unsicherheit beim Gehen hinzu. 4 Wochen nach Einsetzen der Beschwerden war Pat. nicht mehr alleine gehfähig. Es erfolgte stationäre Aufname im St. Vinzenzkrankenhaus, Hanau, im August 1959. Man fand eine chronische Tonsillitis und beherdete Zähne. 7 Zähne wurden gezogen. Blutsenkung von 5/16 mm n. W. auf 16/38 mm n. W. ansteigend. Im Blutbild dokumentierte sich eine Hyperglobulie infolge Exsikkose. Neurologisch (Dr. MEUSERT) fand sich eine Areflexie der Beine, distal betonte Paraesthesien, eine Ataxie der Beine. Verlegung in die Neurologische Univ.-Klinik Würzburg Ende August 1959.

Der allgemeine Zustand war reduziert, die Lippen hatten eine leicht cyanotische Farbe. Thorakal- und Abdominalorgane ohne pathologischen Befund. Cyanotische kalte Füße.

Konsiliarische Untersuchung durch Doz. Dr. HAUSER von der Univ.-Hautklinik Würzburg: Maculöse anetodermatische Form der Acr. chron. atr. über dem rechten Ellbogen. Am rechten Handrücken, auf die distale Vorderarmpartie übergreifend, livid-rotes Erythem. Der neurologische Befund ergab eine schlaffe Paraparese der Beine mit Betonung in den distalen Muskelgruppen. Deutliche Ataxie der Beine bei Gehversuchen und bei Zielbewegungen. Geringere ataktische Zeichen an den Armen als an den Beinen. Totale Areflexie, keine Zeichen einer Pyramidenbahnschädigung. Hypaesthesie und Hypalgesie, querschnittförmig, im Bereich der ganzen unteren Körperhälfte etwa bei den Mamillen beginnend und nach distal zunehmend. Vibrationsempfinden an den Beinen deutlich gestört. Lagesinn fast aufgehoben.

Blutbild unauffällig. Blutsenkung 13/39 mm n. W. Serumlabilitätsproben ohne pathologischen Ausfall. In der Serumelektrophorese Erhöhung der γ- und α-Fraktion. Keine Verschiebung der Elektrolyte im Serum. Röntgenologisch auf der Thoraxaufnahme und bei der Magenbreipassage kein pathologischer Befund. Liquor 11/3 Zellen, 188 mg-% Eiweiß, Mastixkurve V, V, VI, VII, VIII, XI, XI, X. Therapeutisch wurde Cortison unter Schutz von Penicillin-Streptomycin verabreicht. Unter dieser Behandlung besserten sich die sensiblen Störungen innerhalb von $2^{1}/_{2}$ Monaten, die grobe Kraft kehrte zurück, die Ataxie verschwand. Bei der Entlassung, ein Vierteljahr nach der Aufnahme, war nur noch die Areflexie der Beine nachweisbar. Anläßlich einer Nachuntersuchung 1960 waren die Patellarreflexe wieder auslösbar, Paraesthesien oder Sensibilitätsstörungen bestanden nicht.

Nachuntersuchung am 20. 4. 1964: Auf Befragen berichtete Pat., daß die Hautveränderungen bereits seit 1939 bestanden hätten. Er hätte jedoch von dieser Seite nie Beschwerden gehabt. Zur Zeit fühle er sich ganz gesund. Abgesehen von den anetodermischen Herden mit atrophischer Haut am rechten Ellenbogen, waren keine Veränderungen mehr erkennbar. Die neurologische Untersuchung zeigte völlig unauffällige Verhältnisse. Alle Reflexe waren wieder vorhanden. Sensibilitätsstörungen oder ataktische Zeichen wurden nicht mehr gefunden.

Klinisch handelt es sich also um das typische Bild einer Polyradiculo-Neuritis mit einem Guillain-Barréschen Liquorsyndrom. Mehrere Dinge sprechen gegen eine ätiologische Beziehung zu dem Hautleiden: Die Acr. chron. atr. bestand zwar schon lange vorher (etwa 20 Jahre), hatte sich aber kaum ausgebreitet und war auf den rechten Arm beschränkt geblieben. Beschwerden bestanden nie. Die Polyradiculo-Neuritis trat akut in Erscheinung. Sie ging mit massiven Liquorveränderungen einher und klang auch rasch wieder ab. Bereits ein Jahr nach dem akuten Stadium war der neurologische Befund, abgesehen von aufgehobenen Achillesreflexen, regelrecht, und 1964 konnten gar keine Abweichungen mehr nachgewiesen werden. Es fehlt also der chronisch-schleichende Beginn. Die neurologischen Symptome sind nicht fortgeschritten und haben sich auch nicht gehalten. Symptomatologie und Dynamik dieser Polyneuritis sind also ganz anders als bei den Krankheitsbildern, bei denen wir die Störungen auf die Acr. chron. atr. zurückgeführt haben. Beherdete, vereiterte Zähne, eine chronische Tonsillitis und die kurz vorher angetretene Auslandsreise mit der Möglichkeit zu vielerlei Infektionen sind Bedingungen, die in den ätiologischen Überlegungen berücksichtigt werden müssen. Die klinische Abklärung hinsichtlich der auslösenden Ursache mißlang. Man kann die verschiedensten infektiösen Erkrankungen in Erwägung ziehen, doch ist damit nicht viel gewonnen. Der Charakter der

Erkrankung dieses Patienten indessen unterscheidet sich so sehr von den übrigen Fällen, daß unseres Erachtens ein Zusammenhang mit dem Hautleiden abgelehnt werden muß.

Bei einer anderen Patientin war es ebenfalls die Symptomatologie, die einen Zusammenhang unwahrscheinlich werden ließ. Sie erkrankte 20 Jahre vor der stationären Aufnahme an einer Acr. chron. atr. der Arme und Beine und 8 Jahre vorher an einer Syringomyelie.

KG 24 (5): Elisabeth E., 61 Jahre, Hausfrau, geboren in Güntershausen, wohnhaft Reichenberg.
FA: o. B.
EA: Als Kind hatte Pat. häufig Otitis media und eitrige Angina. Etwa seit 20 Jahren bemerkte sie blau-rote Flecken an beiden Beinen. Sie soll häufig von Zecken gebissen worden sein. 1942 zog sie sich eine Verbrennung an der linken Schulter zu, ohne es zu bemerken. Seit 1955 bestehen Schmerzen im rechten Arm, die als Rheumatismus gedeutet wurden. 1956 trat eine Schwellung des rechten Ellbogengelenkes auf. Die Schmerzen breiteten sich gleichzeitig auf Schulter, Hals und rechten Arm aus. Seit dieser Zeit pelziges Gefühl der Finger der rechten Hand. Seit 1957 Schmerzen auch im linken Arm.
Stationäre Aufnahme in der Neurologischen Univ.-Klinik Würzburg im Juli 1958. Mäßiger allgemeiner Zustand bei Adipositas. Leichte Lippencyanose. Herzfigur nach links verbreitert, Systolikum über allen Ostien. Blutdruck 220/130 mm Hg. An den Abdominalorganen kein sicher krankhafter Befund. Flächenhafte bis netzige, unscharf begrenzte, blau- bis gelbrote Erytheme mit geringer Hautatrophie waren an beiden Beinen zu erkennen, in Höhe des Sprunggelenkes beginnend, sich bis auf Oberschenkel und Nates erstreckend. An beiden Unterarmen, besonders im Bereich der Ellbogen und auf die Oberarme übergreifend, gleiche Veränderungen.
Von neurologischer Seite ist zu erwähnen: Links Lidspalte und linke Pupille etwas enger als die rechte (Horner?). Grobe Kraft im rechten Arm mehr als im linken herabgesetzt, jedoch ohne lokalisierte Paresen. Keine sicheren Muskelatrophien. Trizepsreflex beiderseits, Bicepsreflex rechtsseitig aufgehoben, links vorhanden. Brachioradialis-Reflex beiderseits auszulösen. Achilles- und Patellarreflexe symmetrisch vorhanden, links Spreizen der Zehen bei Bestreichen der Fußsohle, rechts konstante Dorsalneigung der Großzehe. An beiden Armen und über der Schulter- und Halspartie wurden dissoziierte Empfindungsstörungen angegeben, die nicht der typischen segmentalen Anordnung entsprachen, sondern Brust- und Rückenpartie frei ließen. Vibrationsempfinden am 2.—4. Finger rechts sowie an beiden Füßen aufgehoben, Lagesinn nicht sicher gestört. Blutbild unauffällig. Blutsenkung 26/49 mm n. W., bei Kontrolle auf 54/90 mm n. W. angestiegen. Röntgenologisch am Schädelskelet kein pathologischer Befund, an der Halswirbelsäule deutliche Osteochondrose, am rechten Ellenbogengelenk degenerative Veränderungen im Sinne einer Arthrosis. Weichstrahlaufnahme der rechten Kniegegend: Medial in der Subcutis grobtrabekulär vermehrte Zeichnung (Prof. BONSE). Im Liquor fanden sich 2/3 Zellen, 41 mg-% Eiweiß, Mastixkurve IV, IV, V, VI, V, IV, III. Hautbiopsie vom rechten Kniegelenk: Beginnende epidermale Atrophie. Darunter ein bandförmiges lympho-histiocytäres Zellproliferat, zum Teil aus Plasmazellen zusammengesetzt. Corium insgesamt verschmälert. Die Elastica fehlt im Bereich der Zellproliferation. Beurteilung: Ein für eine Acr. chron. atr. typischer Befund (Doz. Dr. HAUSER).
Diagnose: Syringomyelie, Acr. chron. atr. als Nebenbefund.
Es erfolgte eine Röntgenbestrahlung in 32 Sitzungen, entsprechend 2800—3000 R. Außerdem wurden 10 Mill. E Penicillin gegeben.
Auf die Aufforderung zur Nachuntersuchung hat die Pat. nicht geantwortet.

Obgleich der Beginn der Erkrankung sehr spät liegt (52. Lebensjahr), ist das Grundleiden zweifellos eine Syringomyelie. Segmentale dissoziierte Empfindungsstörungen hatten wir zwar auch unter den Komplikationen bei der Acr. chron. atr. kennengelernt, doch waren sie nie so hochgradig, daß die Pat. unbemerkt sich hätte Verbrennungen zuziehen können. Die begleitenden Zeichen einer Pyramidenbahnschädigung und die erheblichen trophischen Störungen am rechten Ellbogengelenk sind außerdem typisch für eine Syringomyelie. Weder zentral-motorische Ausfälle noch nennenswerte Veränderungen der Trophik hatten wir in Begleitung der Acr. chron. atr. beobachten können.

Ein Krankheitsbild mit Gelenksbeschwerden, Stauungspapille, Pleocytose und einer leichten einseitigen Ventrikelerweiterung war bei einem unserer Patienten aufgetreten. Dieser Kombination wegen wurde er bereits 1960 auf der 25. Tagung der Deutschen Dermatologischen Gesellschaft von SCHULZ vorgestellt.

KG 25 (80): Adolf K.[6], 48 Jahre, Arbeiter, wohnhaft und geboren in Braunschweig.

FA: o. B.

EA: 1943 Furunkulose, 1945/46 „rheumatische" Beschwerden mit Schwellung des rechten Fuß- und Kniegelenkes. 1947 ähnliche Beschwerden im linken Bein. 1948 Schwellung der Gelenke beider Beine für etwa 8 Wochen, die sich dann zurückbildeten. Seit 1953 waren auch die oberen Extremitäten befallen mit vorübergehender auffallender Knotenbildung an Händen und Armen.

Seither blieb Pat. praktisch nicht mehr beschwerdefrei. Gewichtabnahme von 25 Pfund. 1955 traten livid-rötliche Verfärbungen an beiden Beinen auf. Subjektiv bestand Schweregefühl im rechten Arm. 1958 kam es zu anfallsweise auftretendem Herzjagen, Dyspnoe und Schwindel, und es erfolgte Einweisung in das Krankenhaus Braunschweig. Diagnose: „Polyarthritis chronica"; der Verdacht auf Periarteriitis nodosa wurde nicht bestätigt. Therapie: Decortin, Butazolidin. Damals wurde erstmals eine Stauungspapille rechts von 2 Dioptrien festgestellt.

Verlegung in die Univ.-Hautklinik Hamburg (Prof. KIMMIG) im Februar 1959.

Befund: Lymphknoten axillar vergrößert. Systolicum über allen Ostien. Leber 2 Querfinger vergrößert. Im Blutbild relative Lymphocytose von 65 %. Blutsenkung 16/34 mm n. W., auf 36/64 mm n. W. ansteigend. Gesamteiweiß 5,0 g-%. Die Elektrophorese zeigte eine Erhöhung der α_2-Fraktion. Serumeisen 46 γ-%. Zuckerbelastung o. B. Das Elektrokardiogramm erfaßte eine Erregungsrückbildungsstörung. Die Milz war röntgenologisch vergrößert. Röntgenologisch fleckige Entkalkung der Mittelhandknochen und Epiphysen. Die Haut war an beiden Beinen insgesamt bläulich verfärbt, ebenso an den Handrücken. Am Ellbogen und über der Ulnarkante beiderseits umschriebene bläulich-rote Infiltrate, daneben an beiden Unterarmen punktförmige bläuliche Flecken ohne Infiltrat. Die Epidermis an den Händen imponierte deutlich atrophisch. Blaß-bräunliche Hautverfärbung mit Schuppung und Jucken über beiden Schultergelenken sowie an der Unterschenkelaußenseite rechts. Finger und Zehen waren deformiert und standen in Ulnardeviation. Die rechte Pupille war weiter als die linke, der Visus rechts und links 5/4. Beiderseits fand sich eine Stauungspapille von 2—3 Dioptrien. Grobe Kraft unauffällig, keine Muskelatrophien. Armreflexe und Patellarreflexe lebhaft, symmetrisch, Achillesreflexe demgegenüber beiderseits abgeschwächt, keine Pyramidenbahnzeichen. Sensibilität: Hyperpathie über der rechten Schienbeinkante in einem Bezirk, der peripheren oder segmentalen Versorgungsgebieten nicht zugeordnet werden konnte. Im Elektroencephalogramm stellte sich eine „fokale Dysrhythmie" links temporo-parietal dar. Im Liquor isolierte Pleocytose von 50/3 Zellen. Die Luftfüllung ergab eine Vergrößerung des rechten Seitenventrikels. Das Arteriogramm zeigte rechts wie links ein unauffälliges Gefäßbild. Diagnose: „Acr. chron. atr. mit Gelenkbeteiligung und Eiweißverschiebung. Verdacht auf Hirntumor".

Therapie: 3 mal 12 Mill. E Penicillin. Danach Besserung der subjektiven Störungen. Bei der Kontrolle, 8 Wochen später, war der Liquor regelrecht zusammengesetzt. Die Kontrolle des Augenhintergrundes ergab 1960 keine Prominenz der Papillen mehr.

Nachuntersuchung am 15. 7. 1964: Auf Befragen gab Pat. an, er habe 1937/38 auf dem Ruß-land-Feldzug einen Zeckenbiß gehabt, aus dem sich ein lokales Granulom entwickelt hätte. Die Hautveränderungen bestünden wohl schon seit 1945. 1950—1956 seien Krämpfe in den Waden, in Unterarmen und im Gesäß aufgetreten. Damals hätte auch eine Schwäche in den Beinen bestanden. Die Empfindung an den Beinen sei gestört gewesen. Deutliche Besserung dieser Beschwerden nach Penicillin-Behandlung. Er sei wieder arbeitsfähig geworden. Von dermatologischer Seite war noch eine geringe Atrophie an beiden Unterschenkeln vorhanden und

---

[6] Ref. Arch. klin. exp. Derm. **213**, 873 (1961).

besonders im Knöchelbereich ausgebildet. Keine Infiltrationen. Der neurologische Status war in jeder Hinsicht regelrecht.

Die Krankengeschichte bietet einige Besonderheiten. Die seit 1945/46 bestehenden Gelenkbeschwerden können nicht einfach als Folge oder als Ausdruck der Acr. chron. atr. angesehen werden. Die Knotenbildungen an den Händen 1953 könnten jedoch fibroide Knoten gewesen sein. Erst 1955 wurden die Beine in einem von dem Pat. selbst bemerkten Ausmaß von dem Hautleiden erfaßt. Noch 1958 stellte man die Diagnose einer Polyarthritis chronica und bezog auch die kardialen Beschwerden auf dieses Leiden. Ob die Prominenz der Sehnervenpapillen Ausdruck einer intrakraniellen Drucksteigerung war, kann nicht mehr mit völliger Sicherheit geklärt werden. Immerhin fehlt die anamnestische Angabe über eine nennenswerte Visusbeeinträchtigung. Es ist kaum anzunehmen, daß sie, da die Erkrankung doppelseitig ausgebildet war, dem Patienten entgangen sein sollte; es wurde ja auch eine augenfachärztliche Untersuchung durchgeführt. Andererseits wurde eine Pleocytose festgestellt. Auch die fokale Dysrhythmie temporo-parietal links im Elektroencephalogramm weist darauf hin, daß nicht eine einfache Erhöhung des Schädelinnendruckes vorgelegen hat. Auf Grund des gutartigen Verlaufes, der jetzt über 5 Jahre verfolgt werden kann, scheidet ein intrakranieller raumfordernder Prozeß aus. Pleocytose und Elektroencephalogramm-Befund im Zusammenhang mit der Vorgeschichte sprechen entweder für einen embolischen Prozeß (Mikroembolie) oder für eine (flüchtige) entzündliche Affektion des Zentralnervensystems. Im Gefolge solcher Erkrankungen sind Stauungszeichen am Augenhintergrund selten, doch kommen sie immerhin vor (fortgeleitetes Ödem?) (Ford, 1952; Walsh, 1957).

Bei unseren anderen Patienten haben wir regelmäßig einen unauffälligen Nervenwasserbefund erheben können. Die Pleocytose im vorliegenden Fall fällt also aus dem bekannten Rahmen heraus (siehe dazu das Kapitel über die Liquorbefunde auf S. 75). Wir glauben deshalb, daß die zu vermutende umschriebene Encephalitis nichts mit der Acr. chron. atr. zu tun hat, eine Embolie müßte sowieso auf das kardiale Leiden zurückgeführt werden. Ähnliche Überlegungen gelten auch für die Papillenunschärfe und Abduzensparese bei einer früher geschilderten Patientin (Krankengeschichte Nr. 18).

In diesem Zusammenhang sei auch kurz auf die Frage der retrobulbären Neuritis eingegangen. Entzündungen des Sehnerven hatten wir bei zwei anderen Patienten unserer Untersuchungsreihe gesehen (Krankengeschichte Nr. 16 und 17). Bei der einen von ihnen ließ sich das Datum der Erkrankung nicht bestimmen; die andere machte die retrobulbäre Neuritis zu einem Zeitpunkt durch, zu dem sie die Hauterkrankung schon hatte. Lediglich ein weiterer Fall einer Acr. chron. atr. mit einer Sehnervenentzündung ist uns aus der Literatur bekannt geworden (Pünder, 1959). Es erhebt sich die Frage, ob ein innerer Zusammenhang zwischen beiden Krankheiten besteht. Mehrere Gründe sprechen dagegen: die Kombination wird äußerst selten beobachtet; bei der großen Frequenz der Acr. chron. atr. und der relativen Häufigkeit der retrobulbären Neuritis ist ein gelegentliches Zusammentreffen aber nicht verwunderlich und berechtigt nicht zu irgendwelchen Schlüssen. Wir glauben, daß die Acr. chron. atr. nur mit peripher-neuritischen Schädigungen einhergeht. Der Sehnerv stellt aber einen vorgeschobenen Teil des Gehirns dar, der üblicherweise bei Polyneuritiden nicht miterkrankt. Lediglich Fälle von Polyradiculitis Guillain-Barré lassen gelegentlich eine Beteiligung des Sehnerven erkennen: Papillenödem fanden Kyrieleis (1931),

MIRUS (1939), FORD u. WALSH (1943), SCHALTENBRAND (1944), DREW u. MAGEE (1950), WALSH (1957) und SCHALTENBRAND u. BAMMER (1961). Aber auch echte retrobulbäre Neuritiden sollen vorkommen (SHUMWAY, 1935; WALSH, 1957; SCHELLER, 1953; SCHALTENBRAND, 1951).

Endlich bleiben noch die 5 Pat. mit Acr. chron. atr. und einer Ischialgie oder ischialgieformen Beschwerden zu besprechen. Anhand von 2 Krankengeschichten sollen Fragestellung und Deutungsmöglichkeiten aufgezeigt werden.

Eine 50jähr. Pat. klagte ein Jahr nach Beginn des Hautleidens am rechten Arm über Schmerzen in dieser Extremität. Klinisch wurde ein „Cervicalsyndrom" festgestellt. 4 Jahre danach war eine Ischias links, dann rechts aufgetreten. Der Befund deutete auf eine Allgemeinerkrankung im Sinne einer Polyneuritis hin.

KG 26 (11): Margot W., 50 Jahre, Hausfrau, geboren in Geiersdorf/Schlesien, wohnhaft Marktheidenfeld.

FA: Die Mutter der Pat. ist an Lebercirrhose gestorben, 1 Neffe der Pat. soll an Diabetes mellitus leiden.

EA: 1932 Appendektomie, 1957 Abrasio wegen starker Blutungen. 1958 stürzte Pat. aus äußerer Ursache vom Fahrrad. Sie hatte keine wesentlichen Verletzungen. 1959 bemerkte sie eine blau-rote Verfärbung des rechten Armes. Etwa zur gleichen Zeit stellten sich zunehmende Kreuzschmerzen ein, die als Lumbago gedeutet und mit Irgapyrin behandelt wurden. Januar 1960 Grippeerkrankung. Seit Februar 1960 bestehen Schmerzen im rechten Arm. Pat. berichtete weiter, sie sei häufig von Zecken gebissen worden.

Stationäre Aufnahme in der Neurologischen Univ.-Klinik Würzburg April 1960. Befunde: Guter allgemeiner Zustand, an Thorakal- und Abdominalorganen keine pathologischen Veränderungen. Vergrößerte Lymphknoten in der rechten Halsregion. Klinisch an der Halswirbelsäule keine Veränderung zu erkennen. Haut: Am linken Unterarm, geringgradig auch auf dem Handrücken und auf der Oberarmbeugeseite, unscharf begrenzte, fleckförmige, lividrote Veränderungen mit Teleangiektasien. Keine sichere Atrophie. Neurologisch findet man einen Druckschmerz der Schultermuskulatur rechts und über dem Ansatz des M. deltoideus und der Unterarmstrecker. Leichte schmerzhafte Abduktionshemmung der rechten Schulter. An Hirnnerven und Motorik keine sicheren Ausfälle. Der linke Patellarreflex ist abgeschwächt, der linke Achillesreflex fehlt, der rechte Achillesreflex ist nur mit Jendrassikschem Handgriff zu bekommen. Keine Sensibilitätsstörungen. Labor: Blutbild unauffällig, Blutsenkung 16/36 mm n. W. Röntgenologisch an der Halswirbelsäule leichte Verschmälerung der Zwischenwirbelräume 4/5 ohne reaktive Veränderungen. Halsrippen beiderseits. Linkskonvexe Skoliose der oberen, rechtskonvexe Verbiegung der mittleren Brustwirbelsäule ohne wesentliche degenerative Veränderungen. Im Bereich der Lendenwirbelsäule beginnende Spondylosis deformans, Hemilumbalisation des 1. Sacralwirbels. Periarthritis humero-scapularis rechts. Liquor 2/3 Zellen, 22,5 mg-% , Mastixreaktion III, II, II, I.

Diagnose: „Cervicalsyndrom, Acr. chron. atr.". Es werden physikalische Maßnahmen durchgeführt und Pat. erhält 10 Mill. E Penicillin.

Nachuntersuchung am 16. 10. 1964: Auf Befragen gibt Pat. an, derzeit keine Beschwerden zu haben. Auf die Behandlung seien die Hautveränderungen gut zurückgegangen, auch die Beschwerden hätten sich zurückgebildet. Im Januar 1964 sei eine „Ischias" (ausstrahlende Schmerzen in das rechte Bein) aufgetreten, seither bestünden Gefühlsstörungen an der rechten Großzehe. Derzeit habe sie Schmerzen im linken Bein, die keine Verstärkung auf Husten oder Niesen erfahren. Die Untersuchung zeigt, daß die Hautveränderungen praktisch zurückgebildet sind.

Neurologisch: Hirnnerven o. B. Motorik: keine sicheren Paresen, keine Muskelatrophien, Koordination ungestört. Reflexe: Achillesreflexe beiderseits nicht auszulösen, Patellarreflexe beiderseits sehr schwach, Eigenreflexe an den Armen mittellebhaft, symmetrisch, keine Zeichen einer Pyramidenbahnschädigung. Sensibilität: Hypaesthesie und Hypalgesie am rechten Fuß und Unterschenkel in einem Gebiet, das wahrscheinlich einer Reststörung im Segment L4 entspricht. Außerdem leichte Hypaesthesie und Hypalgesie an sämtlichen Zehen, links wie rechts.

Elektroneurogramm des rechten N. ulnaris: Maximale Leitgeschwindigkeit mit 60 m/sec und terminale Überleitungszeit mit 3,2 msec noch im Normbereich, Streubreite mit 23 m/sec erheblich erhöht. Beurteilung: Die Veränderungen im Elektroneurogramm sind im Sinne einer leichten polyneuritischen Störung zu deuten.

Der lumbale Liquor konnte nicht untersucht werden; auch Röntgenaufnahmen der Lendenwirbelsäule wurden verweigert, da Pat. Selbstzahlerin war.

Bei der anderen Patientin traten 1955 nach einem „Verhebetrauma" Kreuzschmerzen auf. 4 Jahre danach kam es zu ischialgiformen Beschwerden im linken Bein. Neurologisch fand sich ein annähernd segmentaler Ausfall bei L_5/S_1 links. Weitere 5 Jahre später war das Krankheitsbild fortgeschritten, die Störungen mußten mehr auf eine Ischiadicusschädigung bezogen werden, wobei nach dem Elektromyogramm eine distale Erkrankung diagnostiziert werden konnte.

KG 27 (19): Viktoria M., 47 Jahre, Hausfrau, geboren in Neuss/Rhein, wohnhaft Miltenberg.

FA: unauffällig.

EA: 1933 Appendektomie, 1955 verspürte Pat. beim Anheben einer schweren Kiste plötzlich starke Schmerzen im Kreuz. Sie hielt einige Tage Bettruhe ein. Unter Einreibungen und Irgapyrin besserten sich die Beschwerden. 1959 traten Schmerzen im linken Bein auf und auch Schmerzen im linken Unterbauch. Es wurde eine Ischialgie diagnostiziert. Bei der Durchuntersuchung fand sich von gynäkologischer Seite ein Gewächs an der Gebärmutter, das operativ entfernt wurde. 1960 bemerkte Pat. Kribbeln und Einschlafgefühl an beiden Beinen, am linken jedoch verstärkt. Später ließ sich die Anamnese dahingehend ergänzen, daß die sehr heftigen Schmerzen wenige Tage vor der Aufnahme sistierten und daß jetzt sensible Störungen im linken Bein auftraten, insbesondere der Fuß und die Rück- und Außenseite des Beines fühlten sich pelzig an; auch deswegen glaubte die Pat. schlecht laufen zu können. Die Schmerzen wurden als schneidend und reißend geschildert, sie wurden durch Husten und Niesen erheblich verstärkt.

Stationäre Aufnahme in der Neurologischen Univ.-Klinik Würzburg im Mai 1960. Bei der Untersuchung bot Pat. eine allgemeine Adipositas. Die Schilddrüse war etwas vergrößert, jedoch weich und verschieblich. An den übrigen inneren Organen waren keine Besonderheiten festzustellen. Die gynäkologische Untersuchung ergab einen Zustand nach supravaginaler Uterusamputation, im übrigen einen unauffälligen Befund. Als Nebenbefund — der Pat. war es gar nicht aufgefallen — wurden livid-rote Erytheme mit teils leichter Atrophie der Haut entdeckt, und zwar in einem Bezirk, der knapp oberhalb der Patella beginnend sich über dem inneren, vorderen und äußeren Aspekt des linken Unterschenkels bis in Höhe der Knöchel hinabzog. Deutlich atrophische Haut mit vermehrter Runzelung fand sich auch in einem handtellergroßen Bezirk über dem rechten Ellenbogen.

Die neurologische Untersuchung ergab an den Hirnnerven keinerlei Ausfälle. Der M. triceps surae war links paretisch. Sichere Muskelatrophien waren nicht festzustellen. Mit dem linken Bein wurden die Zielbewegungen etwas unsicher ausgeführt. Der linke Achillesreflex fehlte, der rechte war nur angedeutet zu bekommen. Zeichen einer Pyramidenbahnschädigung lagen nicht vor. Bei der sensiblen Prüfung fand sich ein hypaesthetischer und hypalgetischer Bezirk an der Rückseite des linken Beines, auf die Fußsohle und auf das Gesäß übergreifend. Die Verteilung entsprach annähernd den Segmenten L_5/S_1.

Das Blutbild zeigte eine Eosinophile von 4%, war im übrigen unauffällig. Die Blutsenkung betrug 13/23 mm n. W. Röntgenologisch linkskonvexe Skoliose der Brustwirbelsäule und Spondylosis-deformans-Veränderungen, jedoch keine gröbere Schädigung im Bereich der Bandscheiben. Auf den Aufnahmen der Lendenwirbelsäule waren ebenfalls Spondylosis-deformans-Veränderungen und eine umschriebene Osteochondrose bei L_5/S_1 zu erkennen. Liquor: 9/3 Zellen, 18,5 mg-% Eiweiß, Mastixreaktion III, IV, V, IV, III, II. Diagnostisch wurde eine Ischialgie bei Acr. chron. atr. angenommen. Pat. erhielt therapeutisch ein kombiniertes Vitaminpräparat und 10 Mill. E Penicillin.

Nachuntersuchung am 27. 4. 1964: Die Hauterscheinungen waren, abgesehen von der Atrophie am rechten Ellenbogen, über der linken Patella und über dem linken Unterschenkeldrittel, weitgehend abgeklungen. Im Vergleich zum ersten Befund von 1960 waren die neurologischen Ausfälle deutlich fortgeschritten. Der M. triceps surae links war erheblich paretisch, der Zehenstand auf dem linken Bein nicht möglich, die Wadenumfänge betrugen links —2 cm gegenüber rechts. Der M. extensor digit. brev. war paralytisch und ebenfalls atrophisch, der M. tibialis anterior leicht atrophisch und paretisch. Die Funktion des M. extensor hall. longus war ausgefallen, die des Flexor hall. longus gut, die des Flexor hall. brevis ebenfalls ausgefallen. Glutaei, Kniebeuger und Peronaei spannten sich kräftig an. Der rechte Achillesreflex war schwach auszulösen, der linke fehlte, die übrigen Eigenreflexe waren eher lebhaft und seitengleich vorhanden. Keine Zeichen einer Pyramidenbahnschädigung. An sensiblen Ausfällen wurde eine deutliche Hypaesthesie und Hypalgesie in einem Streifen angegeben, der von der Lendenwirbelsäule aus sich über das Gesäß und die Rückseite des Oberschenkels, über die Rück- und Außenseite des Unterschenkels bis zum lateralen Fußrand erstreckte und wohl den Segmenten L_5/S_1 folgte. Daneben bestand aber eine geringe Hypaesthesie in einem Areal, das weitgehend mit dem Versorgungsgebiet des N. ischiadicus übereinstimmte.

Elektromyogramm: Die Nadelableitung aus dem M. tibialis anterior links ließ bei entspannter Muskulatur keine Spontanaktivität erkennen. Bei maximaler Innervation kam ein gelichtetes Interferenzmuster zur Darstellung, die Dauer der Einzelpotentiale lag mit 7,5 msec (4—10 msec) zumindest an der unteren Grenze der Norm, die Form der Einzelpotentiale zeigte eine etwas vermehrte Polyphasie. Die maximale Leitgeschwindigkeit im proximalen Anteil des N. fibularis wurde mit 50 m/sec bestimmt, was der Norm entspricht, im distalen Anteil lag die maximale Leitgeschwindigkeit bei 32 m/sec und war damit leicht verzögert. Beurteilung: Das Elektromyogramm spricht für eine neurogene Schädigung. Die Herabsetzung der Leitgeschwindigkeit im distalen Anteil des N. fibularis (in seinem Ast zum M. tibialis ant.) sichert eine mehr distal gelegene Schädigung. Möglicherweise handelt es sich um eine sogenannte distale Neuronitis.

Die drei weiteren Krankengeschichten bieten weniger interessante Befunde. Einmal lag ein Cervicalsyndrom vor. 6 Jahre früher war eine Ischialgie rechts abgelaufen; neurologische Ausfälle konnten nicht festgestellt werden. Ein anderes Mal mußte der Ausfall des rechten Achillesreflexes auf eine früher durchgemachte gleichseitige Ischialgie (mit vorübergehender Parese) bezogen werden. Die letzte Patientin hatte eine Ischialgie bei L_4 links. Es fand sich noch eine Hypaesthesie im atrophischen Hautbezirk an der Vorder- und Außenseite des Unterschenkels, die auch einem Rest von L_4 hätte entsprechen können.

Die beiden ersten Fälle zeigten Besonderheiten insofern, als bei beiden eine floride Neuritis bzw. Polyneuritis wahrscheinlich gemacht werden konnte. Dies gilt besonders für Fall Nr. 26. Nicht nur das Neurogramm des Armes, sondern auch die diskreten symmetrischen Sensibilitätsstörungen an den Zehen beider Füße weisen auf eine Polyneuritis hin. Die Beschwerden, die einmal im Arm (Diagnose „Cervicalsyndrom"), dann im rechten und schließlich im linken Bein aufgetreten sind, zeigen ein Wandern, wie man es bei der Neuritis multiplex sieht. Einen in seiner neurologischen Symptomatologie ganz gleichen Fall, der jedoch keine Beziehungen zu einem Hautleiden zeigte, haben wir 1963 veröffentlicht (HOPF, 1963); auch damals konnte elektromyographisch eine polyneuritische Störung nachgewiesen werden. Bei der hier geschilderten Patientin war die Acr. chron. atr. am linken Arm lokalisiert, nicht aber an den Beinen, sie war nicht sehr ausgedehnt. Der Befund der anderen Patientin, deren Krankengeschichte wir geschildert haben, ist durch den Befall des linken Beines und des rechten Armes durch das Hautleiden auffällig, zum anderen durch einen wohl chronisch progredienten Verlauf der neurologischen Erkrankung am befallenen linken Bein, jedenfalls soweit wir die Entwicklung verfolgen konnten. Immerhin blieb der segmentale Charakter der Sensibilitätsstörungen bis zuletzt gewahrt, und auch an der Lendenwirbelsäule zeigten sich deutliche degenerative Veränderungen.

Gerade also in diesen beiden Fällen mag man geneigt sein, einen Zusammenhang mit der Hauterkrankung anzunehmen. Jedoch sind die Ursachen des Ischialgiesyndromes so vielfältig, daß man ohne einen wirklichen auffälligen und greifbaren Befund kaum eine Diagnose stellen kann. Gar nicht selten werden auch Ischialgien im Rahmen entzündlicher Erkrankungen, zum Teil mit erheblichen entzündlichen Liquorveränderungen, beobachtet (DIETSCH, 1939; CORDEL, 1939; LINDSCHAU, 1940; BANNWARTH, 1950; WARTENBERG, 1958; SCHULZ, 1964). In unseren fünf Fällen mit Ischialgie definierte Beziehungen zu der Acr. chron. atr. herstellen zu wollen, würde bedeuten, daß man viele Spekulationen anstellen müßte. Damit aber wäre nichts gewonnen. Diese Frage sollte vielmehr für sich an einer größeren Serie von Patienten bearbeitet werden.

6. Laborbefunde

An hämatologischen Befunden ist lediglich zu erwähnen, daß rund ein Fünftel, nämlich 11 von insgesamt 52 Pat., bei denen das Blutbild differenziert wurde, eine Eosinophilie von mehr als 4 % und von diesem wiederum 9 von mehr als 5 % erkennen ließen. (2mal 4 %, 3mal 5 %, 1mal 7 %, 4mal 8 %, 1mal 37 %). Auf eine gelegentliche begleitende Eosinophilie bei der Acr. chron. atr. haben schon NOBL (1923), MIESCHER (1942), MONCORPS (1947), KUHN (1952) und BOLOGA u. SONNENSCHEIN (1959) aufmerksam gemacht. Eine pathognomonische Bedeutung kommt diesem Befund schon wegen der geringen Häufigkeit nicht zu.

Verschiebungen der Serumeiweißrelationen stellten wir bei 5 von 19 Pat. fest. Es fand sich einmal eine Albuminerniedrigung, in den anderen Fällen eine Erhöhung der α_1-Fraktion (1mal), der γ-Fraktion (2mal) und der α_1- und γ-Fraktion gemeinsam (1mal). Auch diese Befunde bestätigen nur die Beobachtungen anderer Autoren (KOSKIMIES u. Mitarb., 1949; KUHN, 1952; HAUSER, 1955; FUNK u. KRÖBER, 1957; KNOTH, 1958).

Bei 55 Pat. wurde die Blutkörperchen-Sedimentationsgeschwindigkeit bestimmt. Sie lag in der ersten Stunde bei 10 Pat. unter 9 mm, bei 13 zwischen 10 und 13 mm, bei 16 zwischen 20 und 29 mm, bei 11 zwischen 30 und 39 mm, bei 4 Pat. zwischen 40 und 49 mm und 1mal über 50 mm. Diese Werte entsprechen etwa denjenigen, die auch von anderer Seite beschrieben wurden (siehe THYRESSON, 1949; HAUSER, 1955).

7. Ergebnisse der Liquoruntersuchung

Nachdem sich unter den Komplikationen der Acr. chron. atr. weitaus am häufigsten neuritische und polyneuritische Krankheitsbilder finden, interessierte naturgemäß das Verhalten des Liquor cerebro-spinalis. Von 31 unserer 92 Pat. wurde das Nervenwasser untersucht, also in rund einem Drittel der Fälle. Sie setzen sich erklärlicherweise zum größeren Teil aus Patienten der Neurologischen Univ.-Klinik Würzburg zusammen. Demnach handelt es sich sowohl um Patienten, deren Störungen wir auf das Hautleiden bezogen hatten als auch um Patienten mit andersartigen neurologischen Erkrankungen.

Von 31 Liquores zeigten 26 völlig regelrechte Verhältnisse, jedenfalls soweit die gebräuchlichen Untersuchungsmethoden darüber Aufschluß geben konnten. Es wurde Zellzahl und Gesamteiweißgehalt bestimmt und die Mastixreaktion durchgeführt. Diffizilere Methoden, wie die Chromatographie oder Immunoelektrophorese, wur-

den nicht angewendet. Leichteste bis schwerste Liquorveränderungen beobachteten
wir 5mal: ein Patient hatte ein Guillain-Barrésches Syndrom (Eiweißerhöhung auf
188 mg-%, siehe Krankengeschichte Nr. 23), ein anderer eine isolierte Pleocytose
(50/3 Leukocyten, siehe Krankengeschichte Nr. 25). Bei einer dritten Patientin zeigte
sich eine albumino-kolloidale Dissoziation (Ausfall bis VII im 3. Röhrchen bei der
Mastixreaktion, siehe Krankengeschichte Nr. 20). Diese drei gehören zu derjenigen
Gruppe von Patienten, deren neurologische Symptomatik unseres Erachtens nichts mit
der Acr. chron. atr. zu tun hat, sondern unabhängig davon einer anderen Erkrankung
zugerechnet werden muß. Weiterhin wurde bei einer Patientin mit Syringomyelie ein
Ausfall in der Mastixreaktion mit einem Gesamteiweißwert an der oberen Grenze
der Norm festgestellt (siehe Krankengeschichte Nr. 24). Nun geht die Syringomyelie
zwar gewöhnlich nicht mit Liquorveränderungen einher, doch sieht man immer wieder einmal meist geringfügige Eiweißvermehrungen (SCHALTENBRAND, 1951). Außerdem handelt es sich um eine ältere Patientin mit einer Hypertonie; eine allgemeine
und cerebrale Gefäßsklerose darf bei ihr unterstellt werden. Bei cerebralen Gefäß-
erkrankungen aber kann es auch zu derartigen Veränderungen im Liquor kommen
(ROEDER u. REHM, 1942). Der Befund läßt sich also zwanglos auch unabhängig von
dem Hautleiden erklären. Der fünfte Patient schließlich bot eine leichte Eiweiß-
vermehrung auf 49 mg-% und eine flache Mittelzacke in der Mastixreaktion. Seine
Krankengeschichte wurde ebenfalls ausführlich geschildert (siehe Krankengeschichte
Nr. 7). 1958 wurden die Eiweißbestimmungen mit der Bromphenolblau-Reaktion
durchgeführt. Eine Prüfung in späteren Jahren ergab in 96% der Liquores gesunder
Versuchspersonen Eiweißwerte unter 40 mg-% mit gelegentlicher Streuung bis zu
50 mg-% (BAMMER, 1964). Im Zusammenhang mit dem leichten Ausfall in der
Mastixreaktion ist jedoch die Wahrscheinlichkeit groß, daß in unserem Fall ein leicht
pathologischer Liquor vorgelegen hat. Auf der anderen Seite ist zu berücksichtigen,
daß eine, wenn auch geringe, Beimengung von Blut nachgewiesen wurde: makro-
skopische Sanguinolenz, 160/3 Erythrocyten. Außerdem war diese Patientin schon
älter und hatte eine Hypertonie, so daß fraglich ist, wieweit dem Liquor-Befund
wirkliches Gewicht zukommt.

Auf Grund unserer Untersuchungsergebnisse ist also zu sagen, daß Liquorveränderungen bei der Acr. chron. atr. mit den gebräuchlichen Methoden in der Regel nicht
erfaßt werden können. Selbst gröbere neurologische Ausfälle im Gefolge der Hautkrankheit wirken sich offenbar nicht auf die Zusammensetzung der cerebro-spinalen
Flüssigkeit aus. Diese Befunde stehen im Einklang mit denen HAUSERs (1955), welcher
bei 7 seiner Fälle mit Acr. chron. atr. ganz die gleichen Erfahrungen gemacht hat.

8. Histologie

Bei dem Material, das zur Verfügung stand, handelte es sich um Hautbiopsien
von 14 Pat., welche anläßlich einer früheren ambulanten Untersuchung zur Sicherung
der Diagnose aus sichtbar veränderten Hautbezirken entnommen worden waren. Die
Gewebsstücke umfaßten Epidermis und Corium.

Nur in wenigen Fällen war subcutanes Fettgewebe vorhanden. Die maximale
Tiefe der Stücke betrug nur etwa 2—5 mm. Es war also von vornherein nicht zu
erwarten, daß größere Nervenstämmchen oder dicke markhaltige Nervenfasern
erreicht werden konnten. In 6 Fällen wurde Haut von der Dorsalseite des Unter-

schenkels entnommen, in 3 Fällen über der Patella, in je 2 Fällen vom dorsalen Aspekt des Unterarmes und vom Handrücken und einmal vom Fußrücken.

Das bereits formolfixierte Material[7] wurde in Paraffin eingebettet und nach folgenden Methoden gefärbt: Hämatoxylin-Eosin, Markscheidenfärbung nach Heidenhain, Imprägnierung nach Gomori. Alle Präparate zeigten die bekannten und bereits in Teil B 5., Seite 12, geschilderten typischen Veränderungen der Acr. chron. atr.: die entzündliche Infiltration im Corium, den Schwund des elastischen Gewebes und die Atrophie der Haut. Daneben stellten sich auch bei 2 Pat. Gefäßveränderungen im Sinne einer mäßigen Endangitis dar.

Die Durchmusterung nach marklosen Nervenfasern war dadurch erschwert, daß das Gitterfasernetz zum Teil außerordentlich stark vermehrt erschien, besonders in perivasculärer Anordnung[8] (Abb. 11). Sichere pathologische Veränderungen ließen

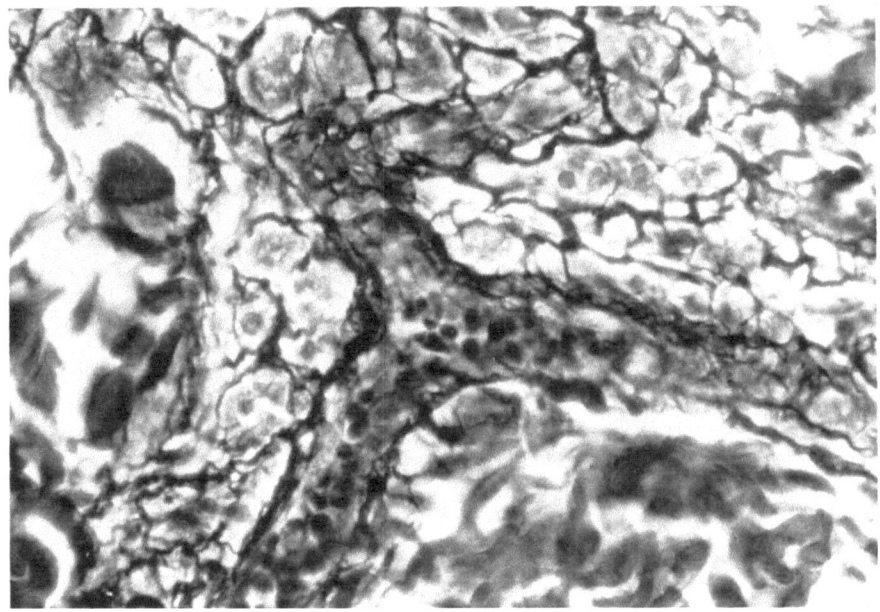

Abb. 11. Perivasculäre Vermehrung und Verstärkung der Gitterfaserzeichnung. Färbung nach Gomori, Vergrößerung 640fach

sich an den Nervenfasern, die über eine mehr oder weniger lange Strecke verfolgt werden konnten, nicht feststellen. Nur in einigen Fällen konnten Endkörperchen aufgefunden werden. Auch diese waren, so weit auf den angefertigten Präparaten erkennbar, in ihrer Struktur nicht verändert. Schließlich fanden sich gelegentlich Nervenfasern mit dünner Myelinhülle. Diese gehören vermutlich dem peripheren vegetativen Nervenplexus an oder aber sie versorgen die Mm. arectores pilorum (eindeutige Beziehungen zu einer dieser Strukturen ließen sich nicht ausmachen). Die Heidenhain-

[7] Für die Überlassung des Materials bin ich der Univ.-Hautklinik Würzburg zu großem Dank verpflichtet.

[8] Hilfreiche Hinweise für die Ausdeutung der Befunde verdanke ich Herrn Dr. Libaldt und Herrn Dr. Henn von der Univ.-Nervenklinik Würzburg.

Präparate zeigten ein weitgehend dem Normalbefund entsprechendes Bild (siehe Abb. 12).

Insgesamt ist also zu sagen, daß wir mit den angewendeten Färbemethoden, und soweit diese anhand einzelner Schnitte beurteilt werden konnten, lichtmikroskopisch

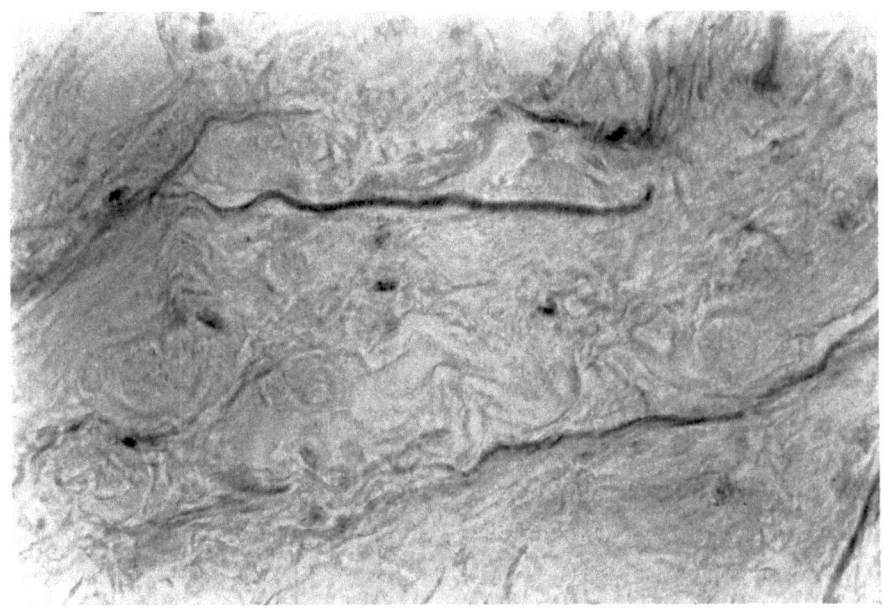

Abb. 12. Dünne, markhaltige Nervenfaser. Markscheidenfärbung nach HEIDENHAIN. Vergrößerung 768fach

erkennbare Veränderungen an den Nerven der Haut nicht nachzuweisen vermochten. Gleiche negative Befunde hatten auch andere Autoren beschrieben (KLINGMÜLLER, 1900; RUSCH, 1906).

In neuerer Zeit hat wohl nur WIEDMANN (1955) neuro-histologische Studien bei der Acr. chron. atr. durchgeführt. Dieser Autor beschrieb ein dichtes Geflecht feinster, mit Silber schwarz imprägnierter Fibrillen, vereinzelt auch zellige Elemente, die er als intracaläre Zellen (FEYRTER) bezeichnete, in und an den verdickten Wänden der kleinsten Arterien. An den Neurofibrillen der Cutis fanden sich variköse Auftreibungen mit regelloser Begrenzung und unterschiedlicher Form und Größe. In diesen Gebilden waren kleinste Lücken wahrnehmbar. Die einzelnen Fasern zeigten in ihrem Verlauf wiederholt feinstkörnigen Zerfall und Vacuolen. An einzelnen Stellen war die plasmatische Grundsubstanz überhaupt nicht erkennbar, an anderen schollig, bröckelig-zerfallen. Im Papillarkörper ließen sich dagegen weder Neurofibrillen noch intracaläre Zellen nachweisen. Nach Penicillinbehandlung gingen diese Veränderungen an den Wänden der Arteriolen wie auch an den Neurofibrillen der Cutis völlig zurück. WIEDMANN schloß daraus, daß es sich bei diesen Neubildungen wie auch bei den anderen Alterationen um vorübergehende reversible Erscheinungen handelt und deutete sie als Reizzustand der Endausbreitungen des vegetativen Nervensystems.

Der Widerspruch zu unseren Ergebnissen ist auf den ersten Blick groß. Es muß jedoch berücksichtigt werden, daß unterschiedliche Färbemethoden angewendet wurden. WIEDMANN bezieht sich auf Schnitte, die nach BIELSCHOWSKY-GROS gefärbt waren, während uns als Färbemethoden die nach HEIDENHAIN und nach GOMORI zur Verfügung standen. Das dichte perivasculäre Fasernetz ließ sich mit der letzteren Färbung ebenfalls erfassen, nur war nicht hinreichend sicher zu differenzieren, ob es sich um bindegewebige Elemente oder um Neurofibrillen handelte. Die gleichen Schwierigkeiten in der Differenzierung ergaben sich bei der Beurteilung der Nervenfasern in der Cutis. Die Silberimprägnierung nach BIELSCHOWSKY-GROS ist dagegen geeignet, die Neurofibrillen selektiv zu färben, was mit der Imprägnierung nach GOMORI nicht möglich ist. So kann man also unsere Ergebnisse und die von WIEDMANN mitgeteilten nicht ganz miteinander vergleichen.

Wenn man aber nach den Untersuchungen von WIEDMANN annehmen muß, daß das vegetative Nervensystem der Peripherie bei der Acr. chron. atr. miterkrankt, so wären doch im Hinblick auf die klinisch-neurologischen Befunde speziell auf die Frage der Beteiligung des cerebro-spinalen Nervensystems gerichtete weitere Studien wünschenswert. Diese konnten jedoch im Rahmen unserer Untersuchungen nur ganz beschränkt durchgeführt werden, da entsprechendes Material nicht verfügbar war. Die Heidenhain-Präparate gaben jedenfalls keinen Hinweis für eine Schädigung der Markscheiden der dünnen myelinisierten Fasern der Haut.

9. Bestimmung der Sinnespunkte

Die Bestimmung der Sinnespunkte ist geeignet, Ausfälle der sensiblen Qualitäten zu objektivieren. Wir haben es jedoch mit einer Methode zu tun, die sehr großen zeitlichen Aufwand und eine optimale Zusammenarbeit von Untersucher und Versuchsperson erfordert. Fehler durch Konzentrationsmangel, vorzeitige Ermüdung und Reaktionsträgheit seitens der Probanden müssen in Rechnung gestellt werden. Da eine überwiegend der Landbevölkerung entstammende, ältere Patientengruppe untersucht wurde, fallen diese Abhängigkeiten besonders ins Gewicht (siehe dazu FRANZ, 1923; STEIN, 1924; von WEIZSÄCKER, 1924; ZUCKER, 1951).

Es war auch nicht beabsichtigt, eine eingehende physiologische Studie durchzuführen. Anhand der verfügbaren Patienten sollte vielmehr nach Art von Stichproben zunächst die Frage geprüft werden, wieweit in atrophischen Hautpartien gegenüber symmetrischen Arealen gesunder Haut eine Rarefizierung von Sinnespunkten oder eine Erhöhung der Reizschwelle vorkommt. Nachdem sich herausstellte, daß bei der Acr. chron. atr. in einem beachtlichen Prozentsatz neurologische Symptome vorkommen, erweiterte sich die Fragestellung dahin, ob außerdem ein Unterschied zwischen Patienten mit neurologischen Störungen und solchen ohne irgend welche Beschwerden nachzuweisen sein würde.

Nach den Untersuchungen VON FREYs (1894, 1896) schien gesichert zu sein, daß den verschiedenen Empfindungsqualitäten jeweils spezialisierte, auch anatomisch abgrenzbare Receptoren zugeordnet sind. In neuerer Zeit dagegen haben vor allem WEDDELL und seine Mitarbeiter (1952, 1953, 1954, 1956) gegen diese Vorstellung Einwände erhoben. Sie glauben, die verschiedenen Reize werden durch die gleichen Receptoren übertragen, wobei ein bestimmter Reiz in den Nervenfasern ein bestimmtes Signal hervorrufe, welches seinerseits die entsprechende Empfindungsqualität vermittle. Auf die Kontroverse kann hier nicht im Einzelnen eingegangen werden. Es sei nur erwähnt, daß diese Theorie keineswegs allgemeine Zustimmung gefunden hat. Immerhin sind auch eine ganze Reihe von Befunden damit nicht in Einklang zu bringen (GRAY u. Mitarb., 1950, 1953; HENSEL u. Mitarb., 1951; siehe ZOTTERMANN, 1959; SWEET, 1959; ROSE u. MOUNTCASTLE, 1959). Eine „Spezifität" des Ansprechens könnte auch Folge einer unterschiedlichen Reizschwelle gegenüber differenten Reizqualitäten sein (HOGG, 1935; HENSEL u. ZOTTERMANN, 1951).

Ungeachtet dieser Problematik haben wir versucht, mit dem ursprünglichen Instrumentarium VON FREYs [9] Zahl und Schwellenwert der Schmerz-, Temperatur- und Druckpunkte zu bestimmen, denn diese Untersuchungstechnik vermag jedenfalls für klinische Fragestellungen noch heute brauchbare Resultate zu liefern. Im Laufe der Untersuchung wurde schon bald offenbar, daß es nicht möglich war, Schmerz-, Temperatur- und Druckpunkte nacheinander bei der gleichen Versuchsperson zu bestimmen. Die Angaben schwankten dann innerhalb großer Grenzen, was nur durch mangelhafte Aufmerksamkeit oder eine Verwechslung der verschiedenen Reizqualitäten zu erklären war. So beschränkten wir uns schließlich darauf, jeweils nur eine einzige Qualität zu prüfen. Zunächst wurde die Reizschwelle bestimmt, sodann die Zahl der Sinnespunkte, wobei wir uns eines Felderstempels zur Abgrenzung eines bestimmten Areals von einem cm² bedienten. Parallele Untersuchungen in symmetrischen kranken (mit Hautatrophie oder klinischen Sensibilitätsstörungen) und gesunden Hautpartien wurden zur Sicherung des Befundes in jedem Falle, in dem dies möglich war, herangezogen.

Wir richteten uns nach folgenden Normwerten: Zahl der Schmerzpunkte 150—200/cm² (VON FREY, 1922; STRUGHOLD, 1923); Zahl der Druckpunkte: am Fuß- und Handrücken 25—44/cm², am Unterarm 15—26/cm² und am Unterschenkel 9—10/cm² (BLIX, 1855; VON FREY u. KIESOW, 1899; STRUGHOLD, 1923); Zahl der Kältepunkte: am Vorderarm 6—12/cm², am Handrücken 8—13/cm², am Unterschenkel 4—6/cm² und am Fußrücken 5—11/cm² (SOMMER, 1900; REIN, 1925). Als normale Schwellenwerte nahmen wir für die Schmerzpunkte 0,3—0,7 g (STRUGHOLD, 1923; VON FREY u. REIN, 1929), für die Druckpunkte 1—3 g (KIESOW, 1904) an. Als pathologisch erhöht wurden die Schwellenwerte auch schon bei geringen Differenzen bei denjenigen Fällen angesehen, in denen Seitenvergleiche mit augenscheinlich gesunden Hautpartien vorgenommen werden konnten.

Insgesamt wurden 16 Pat. auf diese Weise untersucht: 5 von ihnen hatten keinerlei klinisch-neurologische Störungen, bei den anderen 11 Pat. fanden sich lokale Sensibilitätsstörungen, neuritische oder polyneuritische Bilder.

Bei den 5 Pat. ohne neurologische Ausfälle wurden nebeneinander die Sinnespunkte in atrophisch und gesund aussehender Haut über symmetrischen Extremitätenabschnitten geprüft. Man darf wohl voraussetzen, daß diese symmetrischen Hautpartien unter physiologischen Bedingungen annähernd die gleiche Anzahl von Sinnespunkten aufweisen. Es ergab sich in keinem Fall ein nennenswerter Unterschied zwischen dem auf atrophischer und dem auf gesunder Haut gewonnenen Ergebnis. Auch die Schwellenwerte waren praktisch gleich, die atrophischen Hautbezirke eher noch empfindlicher gegenüber gleich starken Reizen als gesunde Haut. Es ist daraus zu schließen, daß die Hautatrophie für sich genommen nicht mit einer Schädigung der Hautsinnesorgane einhergeht.

Von den 11 Pat. mit neurologischen Ausfällen fanden sich bei zweien Werte im Normbereich (Nr. 5 und 9 der Tabelle 4). Durch die Analyse der Zahl der Sinnespunkte und ihrer Reizschwelle konnten also bei diesen die klinisch vorhandenen Ausfälle nicht bestätigt werden. Davon abgesehen wurde 3mal eine Schwellenerhöhung und Rarefizierung der Sinnespunkte gleichzeitig, 2mal eine isolierte Erhöhung der Reizschwelle und 4mal eine isolierte Rarefizierung ohne sichere Änderung der Reizschwelle festgestellt. Die Einzeldaten sind in der Tabelle 4 aufgeführt.

Es ergibt sich somit, daß sowohl Schwellenerhöhungen wie auch Verringerungen der Zahl der Sinnespunkte vorkommen. Gerade der letztere Befund steht gut in Ein-

---

[9] Ein noch vom Vorlesungsassistenten VON FREYs angefertigtes und geeichtes Besteck befindet sich im Besitz von Herrn Prof. SCHALTENBRAND, welcher es dankenswerterweise für unsere Untersuchungen zur Verfügung gestellt hat.

klang mit der Erfahrung, daß periphere Nervenschädigungen eher zu einer Rarefizierung, zentrale dagegen zu einer Schwellenerhöhung führen (*von* FREY u. REIN, 1929).

Tabelle 4. *Bestimmung der Sinnespunkte bei 11 Pat. mit neurologischen Ausfällen*

| | Schmerzpunkte | | Druckpunkte | | Kältepunkte |
	Zahl	Schwelle	Zahl	Schwelle	Zahl
1. L (KG 2)					
befallene Haut US	46	1,5 g			
gesunde Haut UA	132	1,5 g			
befallene Haut HR			27	3,0 g	
gesunde Haut c.l.			37	1,0 g	
2. P (KG 8)					
befallene Haut HR			12	6,0 g	
gesunde Haut c.l.			42	6,0 g	
3. P (KG 10)					
befallene Haut FR re			12	2,5 g	
befallene Haut FR li			23	2,5 g	
4. P					
befallene Haut HR			12	15,0 g	
5. L					
befallene Haut US	145	$^1/_3$ g			
gesunde Haut US	161	$^1/_3$ g			
6. P					
befallene Haut FR re	79	$^3/_4$ g			
befallene Haut FR li	86	$^3/_4$ g			
7. P					
befallene Haut UA re			5	6,0 g	
befallene Haut UA li			11	6,0 g	
befallene Haut HR					4
8. P					
gesunde Haut FR re			25	15,0 g	
befallene Haut FR li			28	15,0 g	
9. N					
befallene Haut US re	131	$^1/_4$ g	11	$^3/_4$ g	
gesunde Haut US li	155	$^1/_3$ g	8	$^3/_4$ g	
10. P					
befallene Haut UA	170—177	2,5 g			
befallene Haut HR			25	15,0 g	
befallene Haut UA					9
gesunde Haut UA					10
11. P					
befallene Haut HR re	190	2,0 g			
befallene Haut HR li	153	3,0 g			
befallene Haut FR					6

UA = Unterarm, HR = Handrücken, US = Unterschenkel, FR = Fußrücken, c.l. = contralateral. Übrige Zeichen siehe Tabelle 2.

10. Elektromyographische Befunde

Wesentlichen Aufschluß über den Angriffsort der den neurologischen Ausfällen zugrunde liegenden Schädigung gibt die Elektromyographie. Von unseren Patienten wurden 34 in dieser Weise untersucht. Wie in dem Abschnitt über die Methodik schon erwähnt wurde, haben wir neben der einfachen Nadelelektromyographie auch die zusätzliche Nervenreizung angewendet. Erstere gestattete in den meisten Fällen anhand der elektrischen Phänomene bei entspannter und willkürlich innervierter Muskulatur neurogene und primär myopathische Erkrankungen gegeneinander abzugrenzen (siehe Buchthal, 1957; Norris, 1963; Drechsler, 1964). Die zweite Methode bietet die Möglichkeit, die Funktion der peripheren Nerven zu beurteilen und Schädigungen innerhalb der erreichbaren peripheren Nervenstrecke zu lokalisieren (Hopf, 1963).

Zunächst seien zum besseren Verständnis die Voraussetzungen dieser Methoden kurz gestreift. Die Muskulatur stellt das Erfolgsorgan der vom Zentrum ausgehenden motorischen Impulse dar. Die Vermittlung erfolgt über die Vorderhornzellen, die innerhalb des zentralen Nervensystems liegen und ihre Ausläufer in die Peripherie entsenden. Durch vielfache Aufteilung des Axon versorgt eine einzelne Vorderhornzelle eine große Zahl von Muskelfasern. Unter physiologischen Bedingungen führt die Entladung einer Vorderhornzelle zur Kontraktion aller angeschlossenen Muskelfasern. Diese Funktionseinheit wurde von Sherrington als motorische Einheit bezeichnet. Sie ist das kleinste „motorische Quant", welches zur Abstufung einer Bewegung eingesetzt werden kann. Mit der Elektromyographie erfassen wir, wie schon der Name sagt, nur die begleitenden elektrischen Erscheinungen, die bei der Aktivität der muskulären Elemente entstehen.

Die motorischen Einheiten entladen gewöhnlich repetitiv. Vermehrung der Kraft erfolgt durch Einsatz vorher ruhender motorischer Einheiten und durch Erhöhung der Entladungsfrequenz. Wenn, wie bei einer neurogenen Schädigung, nur noch wenige Einheiten zur Verfügung stehen, so kann nur die Frequenz erhöht werden; dabei verschmelzen die Potentiale aber nicht zu einem dichtstehenden Muster. Die Kraftlosigkeit der einzelnen Einheiten bei den primären Myopathien wird dagegen zunächst durch den gleichzeitigen Einsatz vieler Einheiten auch schon bei geringstem motorischen Effekt wettgemacht. Es kommt daher schon frühzeitig zur Interferenz der elektrischen Aktivität.

Ein weiteres Kriterium für die Art einer Schädigung ergibt sich in erster Linie aus Form, Dauer und Amplitude der Einheitspotentiale. Bei der Angabe der Normalwerte beziehen wir uns auf die Untersuchungen von Buchthal und seiner Schule (Buchthal u. Mitarb., 1954; Buchthal, 1962; siehe auch Norris, 1963; Drechsler, 1964). Primär am Muskelparenchym ansetzende Prozesse bewirken einen wahllosen Untergang einzelner Muskelfasern: die Einheitspotentiale werden meist kürzer und polyphasisch. Nervenläsionen führen durch parallel ablaufende und nachfolgende Regeneration zur Vergrößerung der Einheitspotentiale.

Zur Bestimmung der Leitgeschwindigkeit in den motorischen Nervenfasern wird die willkürliche Innervation durch eine künstliche elektrische Erregung des peripheren Nerven ersetzt. Bei der Messung der maximalen Leitgeschwindigkeit hielten wir uns an die Angaben von Hodes u. Mitarb. (1948). Der zu untersuchende Nerv wurde bipolar und supramaximal über zwei Silberplättchenelektroden mit einem Durchmesser von 8 mm gereizt und die zugehörigen Muskelpotentiale abgeleitet. Die Kontraktion des zugehörigen Muskels erfolgt nicht mit dem Reiz, sondern erst nach einem kurzen zeitlichen Intervall: der Überleitungszeit. Diese setzt sich aus Nutzzeit, Laufzeit (der eigentlichen Leitzeit), Laufzeit im terminalen Abschnitt des Axon und neuromuskulärer Übertragungszeit zusammen. Die mühsame und mit großen Fehler-

möglichkeiten behaftete Umrechnung auf die eigentliche Leitzeit kann man umgehen,
wenn man den Nerven an 2 Punkten reizt und die Differenz der Überleitungszeiten
bildet. Dabei fällt die Fehlermöglichkeit durch falsche Berechnung der genannten
Zeiten fort. Auf diese Weise kann aber nur die Geschwindigkeit der Impulsübermitt-
lung in den raschest leitenden Axonen exakt bestimmt werden.

Zur Messung der Leitgeschwindigkeit in den langsam leitenden Montoneuronen
ist eine besondere Doppelreiztechnik erforderlich (siehe HOPF, 1962). Diese Methode
macht sich die folgenden Tatsachen zunutze: bei Reizung eines Nerven an zwei voneinander entfernt liegenden Orten läßt ein einmal erregtes Axon (durch Reiz am
Handgelenk) einen gegensinnig laufenden Impuls (durch Reiz am Oberarm) nicht
durch, so lange die erste Erregung den zweiten Reizort nicht passiert hat (TASAKI,
1959; siehe auch HOPF u. HUFSCHMIDT, 1962). Stellt man sich einen Nerven aus verschiedenen rasch leitenden Axonen zusammengesetzt vor, so ist zu erwarten, daß die
Impulse von einem muskelnahe gegebenen ersten Reiz an einem entfernt vom Muskel
liegenden zweiten Reizort gegeneinander verzögert eintreffen, bzw. diesen passieren.
Ein hier gesetzter Reiz kann also bei einer zeitlichen Verzögerung gegenüber dem
ersten Reiz, welche weniger beträgt als die Laufzeit von Reizort zu Reizort, keine
Muskelkontraktion hervorrufen. Wird die zeitliche Verzögerung jedoch vergrößert,
so daß ein Teil der Nervenfasern ihre refraktäre Periode bereits überwunden hat,
wenn der nachfolgende Reiz ausgelöst wird, so ist zunächst ein kleines Muskelpotential zu erwarten, bis schließlich bei weiterer Verzögerung der Reizeffekt einer supra-
maximalen Reizung gleichkommt (siehe Abb. 13 und 21). Die raschest leitenden

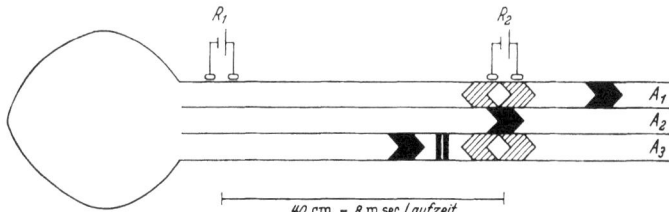

Abb. 13. Schematische Darstellung der Versuchsanordnung. Links der Muskel, rechts der versorgende motorische
Nerv, welcher aus drei Axonen (A_{1-3}) mit unterschiedlicher Leitgeschwindigkeit (A_1 raschestes, A_3 langsamstes
Axon) besteht. R_1 distaler (muskelnaher), R_2 proximaler (muskelferner) Reizort. Die schwarzen Pfeile sollen
die antidrom geleiteten Impulse von R_1 andeuten, die schraffierten Pfeile die in A_1 und A_3 nach 8 msec durch
R_2 ausgelöste Erregung zu einem Zeitpunkt, da A_1 die Refraktärphase überwunden hat und da der antidrome
Impuls in A_3 R_2 noch nicht erreicht hat. In A_3 löschen sich orthodrome und antidrome Erregungswellen aus
(schwarzer Doppelstrich). A_2 ist unerregbar für R_2

Axone sind durch den zweiten Reiz am frühesten wieder erregbar, die langsam leitenden zuletzt. Die Zeit, um die das Reizintervall erhöht werden muß, damit die
erste, kleinste Beantwortung des zweiten Reizes zur maximalen Reizantwort anwächst,
ist dabei das Maß für den Unterschied in der Leitgeschwindigkeit zwischen rasch und
langsam leitenden Montoneuronen.

Die Ergebnisse der elektromyographischen Untersuchung sind in 2 Tabellen zusammengestellt. Tabelle 5 gibt über Spontanaktivität, Form der Einzelpotentiale und
Innervationsmuster Auskunft. Zwei Dinge vor allem sind bemerkenswert: eine Rarefizierung des Interferenzmusters — dadurch gibt sich ein Ausfall motorischer Einheiten zu erkennen — in den Fällen 1, 2, 4, 5, 6 und 7, sowie eine vermehrte Polyphasie und Verkürzung der Einheitspotentiale — was im Sinne einer primären

Tabelle 5. Übersicht über das Ergebnis der Nadelelektromyographie bei 7 Pat. mit Paresen oder Atrophien

Nr.	Name	Alter	Muskel	Muster bei maximaler Innervation	Potentialdauer	Normalwert *	Form der Einheitspotentiale
1 KG 5	Maria H.	53 J.	tib. ant. li.	stark gelichtet (spont. Denerv.-potentiale)	„Regenerationspotentiale"		vielfach polyphasische Potentiale Niederamplitude
2 KG 6	Hans N.	57 J.	quadriceps fem. re.	noch dicht	9 (7—14)	9,6—17,8	starke Polyphasie
3 KG 8	Karoline H.	66 J.	biceps br. li.	noch dicht	4,5 (2—7)	8,5—16,0	vermehrte Polyphasie Niederamplitude
4 KG 16	Helene Sch.	65 J.	tib. ant. li.	stark gelichtet	6,5 (4—8,5)	11,0—20,0	o. B.
5 KG 21	Rosa B.	57 J.	triceps br. re.	dicht	10 (7—12)	9,5—18,0	o. B.
6 KG 27	Viktoria M.	47 J.	tib. ant. li.	gelichtet	7,0 (4—12)	10,5—18,0	deutlich vermehrte Polyphasie
			tib. ant. li.	gelichtet	7,5 (4—10)	10,0—18,0	etwas vermehrte Polyphasie
7 (34)	Rosa S	52 J.	tib. ant. li.	gelichtet	6,5 (4—10)	9,5—17,0	etwas vermehrte Polyphasie Niederamplitude kurze Spikedauer

* Nach NORRIS 1963 und BUCHTHAL 1957.

Myopathie gedeutet werden muß — in den Fällen 2, 3, 4, 5, 6 und 7. Dieser Befund ist auch unter Berücksichtigung der bipolaren Ableittechnik, die gewöhnlich etwas kürzere Potentialformen ergibt, sicher. Gleichzeitig deckt die Bestimmung der Leitgeschwindigkeit in den Fällen 1, (3), 4, 6 und 7 periphere „neuritische" Veränderungen auf (siehe dazu später). Eine Mischung typischer Symptome neurogener und primär myopathischer Erkrankungen findet sich also in den Fällen 2 bis 7.

Zu den Befunden bei den einzelnen Patienten ist noch einiges zu sagen. Die erste Patientin bietet ausschließlich Zeichen einer peripher-neuritischen Erkrankung mit lebhaften Denervationszeichen. Die vielfach aufgesplitterten Potentiale mit überwiegend kurzer Spike-Dauer sind u. E. als Regenerationspotentiale zu werten (Abb. 14). Das Elektromyogramm dieser Patientin ist „eindeutig" insofern, als alle Veränderungen mit einer Nervenschädigung vollauf erklärt werden können.

Bei dem zweiten Patienten muß aus dem Elektromyogramm des M. tibialis ant. rechts auf einen Ausfall motorischer Einheiten geschlossen werden. Gleichzeitig ist das Potentialbild das einer primären Myopathie. Natürlich ist das Bild nicht beweisend für eine Myositis (eine Muskeldystrophie scheidet schon klinisch aus). Auch bei arteriellen Durchblutungsstörungen sollen nach SERRA u. Mitarb. (1963) „myositische" Elektromyogramme resultieren, doch sind diese Befunde bisher nicht allgemein anerkannt. In unserem Fall waren, soweit klinisch feststellbar, keine Durchblutungsstörungen vorhanden, so daß diese Ursache sowieso entfällt. Vorerst sehen wir keine andere Erklärungsmöglichkeit, als daß es sich um einen abgelaufenen Prozeß unter direkter Beteiligung der peripheren Nerven und eventuell auch des Muskelparenchyms gehandelt hat.

Die dritte Patientin zeigt eine Verkürzung, Niedervoltage und vermehrte Polyphasie der Einheitspotentiale, dagegen nicht das sonst typische Verhalten primärer Myopathien; es kommt nicht schon bei schwachen Bewegungen zu einem dichtstehenden Interferenzmuster, im Gegenteil auch bei maximaler Innervation ist das Bild

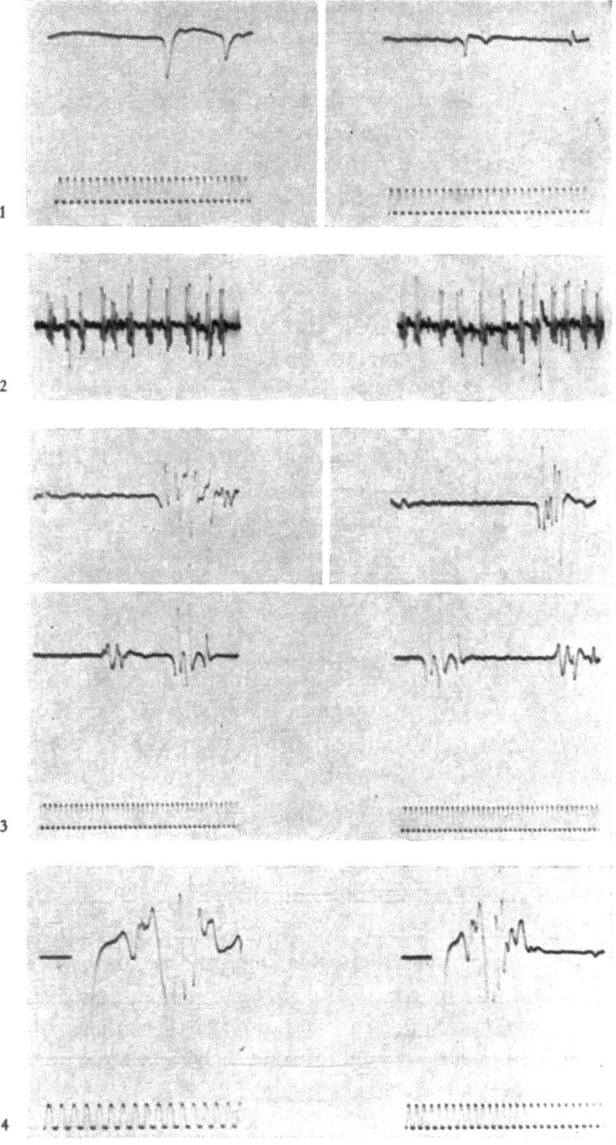

Abb. 14. Pat. Maria H., KG 6. Elektromyographischer Befund: 1 spontane Denervationspotentiale (positiv sharp waves und Fibrillationen). 2 Einzeloszillationen bei maximaler Innervation. 3 Einzelpotentiale: „Regenerationspotentiale". 4 Reizpotentiale, Reizung des N. fib. comm. 1—4 Nadelableitung aus dem M. tib. ant. li., Reizdistanz 13 cm. Zeitmarke für 1, 3 und 4 500 Hz; für 2 stellt die Reizmarkierung von 1 50 Hz dar

eher weniger dicht als normalerweise zu erwarten. Deutet schon dieser Befund in die gleiche Richtung wie bei Pat. Nr. 2, so weist trotz nicht verzögerter Leitgeschwindigkeit das Auftreten von Nachentladungen auf eine zumindest begleitende neurogene

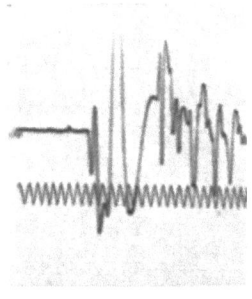

Störung (Abb. 15). Esslen hat 1957 die Kriterien neurogener und myogener Überregbarkeit mit spontanen und künstlich hervorgerufenen Entladungsserien besprochen: myogene Spontanaktivität zeigt im allgemeinen eine niedrigere Amplitude und kürzere Spikedauer als neurogene, sie dauert auch länger an; sie läßt keine Synchronisation über größere Bezirke eines Muskels erkennen. Ein weiteres Unterscheidungsmerkmal ist die Möglichkeit, neurogene Entladungsfolgen durch Nervenreizung auszulösen. Dies ist das typische Verhalten beim Spasmus facialis (Esslen, 1957) und bei der „Neuromyotomie" (Mertens, 1964). Auch in unserem Falle waren regelmäßig derartige Nachentladungen durch Nervenreizung, nicht aber durch elektrische oder mechanische Reizung des Muskels selbst nachzuweisen. Insgesamt besteht also auch hier der dringende Verdacht auf eine — zumindest begleitende — Nervenerkrankung.

Abb. 15. Pat. Karoline H., Elektroneurogramm des N. musculo-cutaneus links. Oberflächenableitung über dem M. biceps brach. links. Reizdistanz 24 cm maximale Leitgeschwindigkeit mit 64 m/sec noch im Normbereich. Exzessive Verbreiterung der Reizantwort durch pathologische Nachentladungen. Zeit 500 Hz

Bei der vierten Patientin fand sich zur Zeit der elektromyographischen Untersuchung klinisch ein polyneuritisches Bild mit Parese und Atrophie am linken Bein. Wegen der Verzögerung der Leitgeschwindigkeit im distalen Teil des N. fibularis (siehe Tabelle 6) ist als Ursache der motorischen Ausfälle eine Neuritis anzunehmen; der Ausfall motorischer Einheiten, der sich durch das gelichtete Interferenzmuster kundtut, spricht ebenfalls dafür. Wiederum aber zeigt sich eine ganz deutliche Verkürzung der Einheitspotentiale, also vom Myogramm her gesehen ein Hinweis auf eine Myopathie.

Die beiden letzterwähnten Merkmale kennzeichnen auch den Myogrammbefund bei den Patienten 5 und 6. Die neurologischen Ausfälle bei beiden hatten wir aufgrund klinischer Überlegungen als wahrscheinlich nicht zur Acr. chron. atr. gehörig angesehen. Wegen der Gleichartigkeit der Elektromyogramm-Befunde mit denen der anderen von uns untersuchten Patienten müßte man dagegen einen Zusammenhang vermuten. Indessen dürfen die elektrophysiologischen Daten nicht überbewertet werden.

Die zuletzt aufgeführte Patientin der Tabelle 6 bietet bis in Einzelheiten das gleiche Bild wie die an vierter Stelle besprochene Patientin (Abb. 16).

Wie sind diese auf den ersten Blick widersinnig erscheinenden Befunde zu verstehen? Krankheitsbilder, die zu einem Bild myopathischer und neurogener Charakteristika im Elektromyogramm führen, sind durchaus bekannt: für die Myositis wurde nicht nur aus dem elektrischen Bild, sondern auch histologisch nachgewiesen, daß der primär sich im Muskelparenchym abspielende Prozeß auf diejenigen Nervenfasern übergreifen kann, die das erkrankte Gewebe durchziehen (Rodriquez u. Oester, 1956; Esslen u. Magun, 1958; Mertens u. Mitarb., 1958; Barron u. Fine, 1959; Buchthal, 1962). Die Kennzeichen der Nervenbeteiligung stehen jedoch in den meisten unserer Fälle so im Vordergrund, daß diese Möglichkeit wenig wahrscheinlich wird. Anderseits kann ein myositischer Prozeß nicht das klinische Bild einer Polyneuritis mit ihrer typischen Symptomatik hervorrufen. Es müßte also zumindest in den Fällen 3, 4 und 7 ein zweifaches Krankheitsgeschehen, nämlich eine Polyneuritis und eine Myositis, nebeneinander gefordert werden.

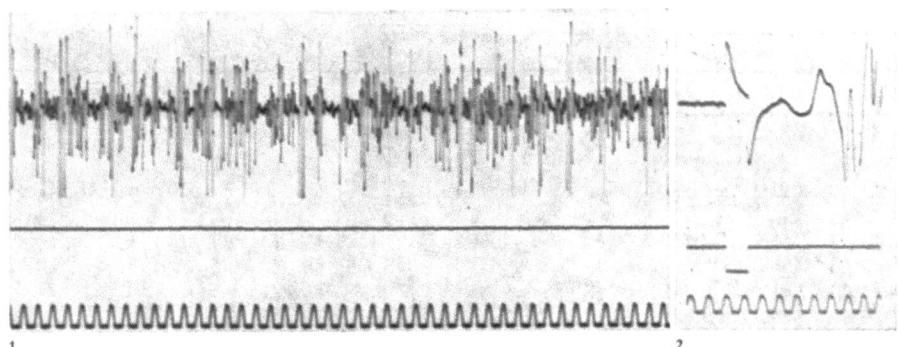

Abb. 16. Pat. Rosa S., Elektromyogramm: Nadelableitung aus dem M. tib. ant. links. 1. Bei maximaler Innervation gelichtetes Interferenzmuster. 2. Reizpotential des N. fib. comm., Reizdistanz 10 cm, Zeit 50 und 500 Hz

Eine andere Erklärung scheint jedoch sinnvoller. BOWENS (1959) berichtete auf dem Symposium über die Muskelinnervation in Utrecht über zwei Patienten, die ein derartiges Mischbild neurogener (Ausfall notorischer Einheiten, Denervationszeichen) und myogener (Niederamplitude, verkürzte Potentialdauer) Merkmale geboten hatten, was auch histologlisch bestätigt werden konnte. Die eine Patientin verstarb, bei der anderen bildeten sich die Störungen zurück. BOWENS führt aus, daß ein Krankheitsgeschehen, welches sich in den distalen Aufzweigungen der peripheren Nerven abspielt, sowohl für das klinische Bild (Polyneuritis) als auch für die besonderen

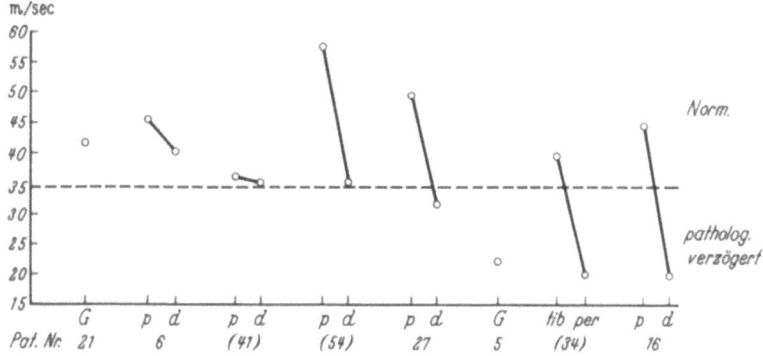

Abb. 17. Graphische Darstellung der Meßwerte für maximale Leitgeschwindigkeit im N. peronaeus bei 8 Pat. G = Leitgeschwindigkeit im gesamten Abschnitt des Nerven bei Reizung in der Kniekehle. P = Leitgeschwindigkeit im proximalen Abschnitt (Kniekehle — Fibulaköpfchen). d = Leitgeschwindigkeit im distalen Abschnitt (Fibulaköpfchen — Muskel). Bei Pat. Nr. (34) sind die Werte für den N. tibialis (M. ext. digit. brev.) und den N. peronaeus angegeben. Beachte den starken Abfall der Leitgeschwindigkeit bei Pat. Nr. (54), 27, (34) und 16

elektromyographischen Veränderungen verantwortlich sein kann. Will man bei den von uns geschilderten Patienten nicht zwei verschiedene Erkrankungen annehmen, sondern alle Störungen auf eine gemeinsame Ursache zurückführen, so bietet sich die „distale Neuronitis" als überzeugende Erklärungsmöglichkeit an.

In allen 34 Fällen wurde die Leitfunktion der peripheren motorischen Nerven-fasern untersucht (siehe Tabelle 6). 12 der klinisch-neurologisch unauffälligen Patien-ten zeigten auch keine Veränderung im Elektroneurogramm. Nur bei 4 der 22 Pat. mit

Tabelle 6. *Übersicht über die Ergebnisse von 22 elektroneurographisch untersuchten Patienten mit neurologischen Ausfällen*

Nr.		Name	Alter	Nerv	ML	Stb.	TÜ	PD	
	(49)	Hildegard K.	62 J.	uln. li.	56	15	2,5	12	
	(56)	Babette Z.	57 J.	uln. li.	52	21	3,1	17	
KG	8	Karoline H.	66 J.	musculocut. li.	67			30	pathol. Nach-entladungen
KG	13	Antonie D.	51 J.	uln. re.	55	14	2,9	15	
KG	15	Johann H.	63 J.	uln. li.	50	18	4,5	17	
KG	14	Wilhelmine G.	55 J.	uln. li.	56	15	2,5	14	
KG	10	Frieda W.	58 J.	uln. li.	67	25	3,9	18	
	(54)	Babette B.	75 J.	uln. li.	62	24	2,3	14	
				fib. prox. re.	58				
				fib. dist. re.	35				
	(41)	Adolf A.	53 J.	uln. li.	58	18	3,2	14	
				fib. prox. li.	36				
				fib. dist. li.	35				
	(38)	Olga D.	58 J.	uln. li.	64	19	4,2	16	
				uln. re.	55	15	4,9	19	
	(66)	Erna M.	39 J.	uln. li.	55	27	4,6	24	
KG	27	Viktoria M.	47 J.	fib. prox. li.	50				
				fib. dist. li.	32				
KG	11	Agnes N.	69 J.	uln. li.	51	19	2,9	16	
	(40)	Rosa K.	64 J.	uln. li.	62	17	2,8	13	
	(35)	Maria H.	50 J.	uln. re.	53	20	3,1	17	
KG	9	Marie S.	60 J.	uln. li.	48	17	3,8	18	
				med. re.	55	25	7,1	15	
	(34)	Rosa S.	52 J.	fib. (flex. hall. li.)	37				
				fib. (tib. ant. li.)	21				
				fib. (ext. dig. brev. li.)	40				
KG	5	Maria H.	53 J.	fib. li.	22				
KG	6	Hans N.	57 J.	fib. prox. re.	46				
				fib. dist. re.	40				
	(11)	Margot W.	50 J.	uln. li.	60	23	3,2	12	
KG	21	Rosa B.	57 J.	fib. prox. li.	41				pathol. Nach-entladungen wie Nr. 8
KG	16	Helene Sch.	65 J.	fib. prox. li.	45				pathol. Nach-entladungen wie Nr. 8 u. 21
				fib. dist. li.	20				

ML = maximale Leitgeschwindigkeit in m/sec
Stb.= Streubreite in m/sec
TÜ = terminale Überleitungszeit in msec
PD = Potentialdauer in msec

neurologischen Ausfällen (Krankengeschichten 5, 16, 27 und 34) konnte eine Verzöge-rung der maximalen Leitgeschwindigkeit nachgewiesen werden, und zwar jeweils im N. peronaeus im distalen Abschnitt (Abb. 17). Auch der Wert von 35 m/sec für die Leit-geschwindigkeit im distalen Abschnitt des N. peronaeus bei Pat. Nr. (54) — absolut betrachtet noch ein Grenzwert — dürfte pathologisch verzögert sein; dies kann jedenfalls aus der großen Differenz zwischen maximaler Leitgeschwindigkeit im proximalen und distalen Abschnitt geschlossen werden. Es ist bekannt, daß die Leitgeschwindigkeit im Verlauf eines Nerven nicht ganz gleichmäßig bleibt, sie nimmt in den stammfernen Abschnitten ab. Für die langen Armnerven beträgt der Unterschied zwischen 4 und 12 m/sec (MAGLADERY u. McDOUGAL, 1950; REDFORD, 1958; THOMAS, 1960; CORBAT, 1961). Für die relativ kurze Strecke, über die wir die Leitgeschwindigkeit des N. peronaeus bestimmt haben, muß eher ein niedrigerer Wert angesetzt werden. Differiert die Leitgeschwindigkeit im proximalen Abschnitt des N. peronaeus um mehr als 10—12 m/sec gegenüber der im distalen Abschnitt, so muß eine pathologische Verzögerung angenommen werden. Unsere Ergebnisse beweisen demnach eine distal ansetzende Schädigung nach Art einer Neuritis. Bei einem dieser Patienten sowie bei zwei weiteren ließen sich auch durch eine einmalige elektrische Reizung des Nerven zum Teil lang anhaltende Nachentladungen induzieren. Dieser Befund wurde schon besprochen und muß ebenfalls als Zeichen einer Schädigung des peripheren Nerven gedeutet werden; und zwar muß die Läsion distal des Reizortes liegen.

Tauchte der Verdacht auf eine polyneuritische Erkrankung auf, so wurden die Armnerven untersucht (15 Fälle). Folgende Überlegungen bestimmten uns dazu: Wenn es sich tatsächlich um eine Polyneuritis handelt, muß die Funktionsstörung sich auch an Nerven manifestieren, die nicht im Schwerpunkt des Krankheitsgeschehens stehen. Ja gerade erst dann, wenn ein gleicher pathologischer Befund an anderen Nerven erhoben werden kann, sind wir berechtigt, von einer „Polyneuritis" zu sprechen. Die Methode zur Bestimmung der Unterschiede in der Leitgeschwindigkeit zwischen langsam und rasch leitenden Motoneuronen („Streubreite") ist darüber hinaus aus technischen Gründen einfacher an den langen Armnerven anzuwenden als an den Beinnerven.

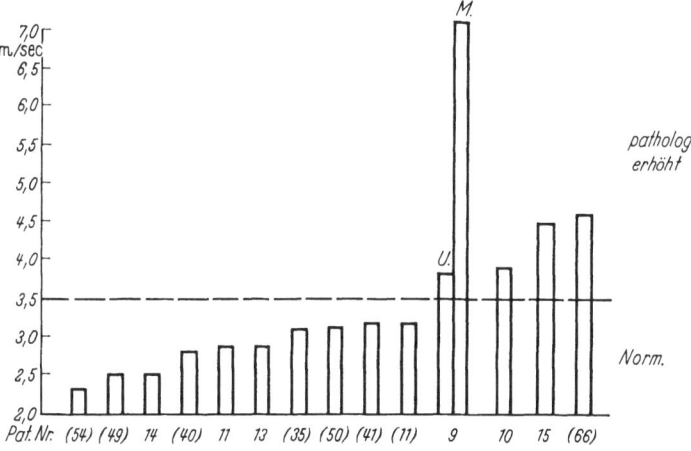

Abb. 18. Graphische Darstellung der Werte für die terminale Überleitungszeit bei 14 Pat. Jede Säule gibt den Befund eines Pat. wieder. Der Normbereich liegt zwischen 2,0 und 3,5 msec. Bei Pat. Nr. 9 bedeutet die linke Säule (U.) den Wert für den N. ulnaris, die rechte (M.) den Wert für den N. medianus

Nur einer der 15 Pat. zeigte für die maximale Leitgeschwindigkeit einen Wert an der unteren Grenze der Norm (48 m/sec, Krankengeschichte Nr. 9). In allen übrigen Fällen bewegte sich die maximale Leitgeschwindigkeit im Normbereich.

Nach LAMBERT (1960) und MULDER u. Mitarb. (1961) liegt die maximale Leitgeschwindig-keit für den N. ulnaris bei gesunden Versuchspersonen zwischen 47 und 73 m/sec, für den N. medianus zwischen 45 und 70 m/sec und für den Peronaeus zwischen 35 und 65 m/sec.

4 Pat. (Krankengeschichte 9, 10, 15 und 66) hatten eine leichte bis deutlich ver-zögerte terminale Überleitungszeit (Abb. 18 und 19).

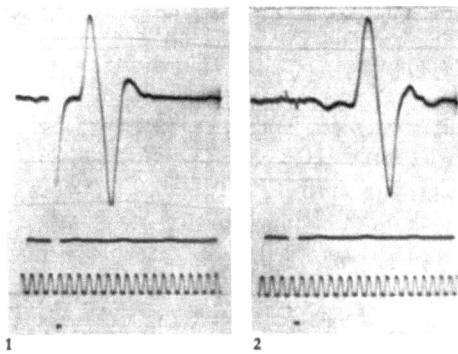

Abb. 19. Pat. Marie S., Elektroneurogramm des N. med. rechts, Ableitung mit Oberflächenelektroden über dem M. abd. poll. Reizdistanz 6,5 (1) und 47 (2) cm. Maximale Leitgeschwindigkeit mit 55 m/sec im Normbereich, terminale Überleitungszeit mit 7,1 msec massiv erhöht. Zeit 500 Hz

In einem weiteren Fall (KG 38) kann die pathologische Erhöhung der terminalen Über-leitungszeit nicht bewertet werden, da die Pat. zur Zeit der Untersuchung einen Zoster ophthalmicus durchmachte. Eine Zostererkrankung führt aber zu einer latenten, ohne klinische Ausfälle einhergehenden neuritischen Erkrankungen auch in weit von dem erkrankten Segment entfernt liegenden Nervenstämmen (HOPF, 1963 und unveröffentlichte Beobachtungen. Das gleiche gilt auch für den Befund einer pathologisch erhöhten Streubreite).

Als terminale Überleitungszeit wird die Zeit vom Reizeinbruch bis zum Beginn des Muskelpotentials bei distaler Reizung (am Handgelenk) bezeichnet. In ihr sind alle Zeit-abläufe enthalten, die vorne unter der Überleitungszeit näher erläutert wurden. Lediglich die Laufzeit bezieht sich nur auf den Endabschnitt des Nerven. Als pathologisch wurde ein

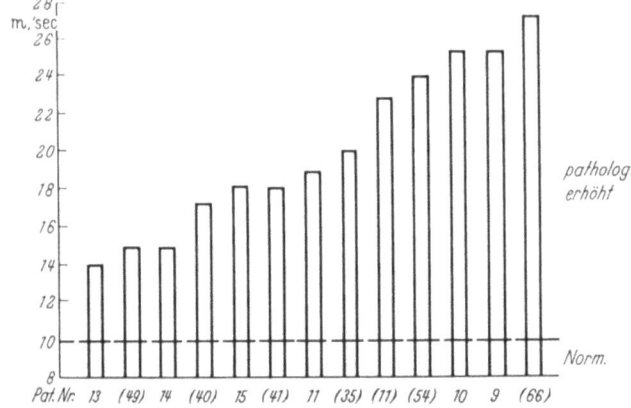

Abb. 20. Graphische Darstellung der gemessenen Werte für die Streubreite bei 13 Pat. Jede Säule gibt den Befund eines Pat. wieder

Wert über 3,5 msec angesehen. Werte über 4 msec zeigen nach MULDER u. Mitarb. schon eine gröbere Störung an. Eine Umrechnung in Leitgeschwindigkeit (m/sec) ist nicht sinnvoll, da bereits durch kleine Meßfehler in der Distanz zwischen Reiz- und Ableitort erhebliche Fehler in der Leitgeschwindigkeit zustande kommen können.

Die Streubreite stellt gegenüber der maximalen Leitgeschwindigkeit das feinere Maß für den Nachweis einer Funktionsstörung im peripheren Nerven dar. Noxen, die die Leitfähigkeit herabsetzen, entfalten ihre Wirkung gewöhnlich zuerst an den

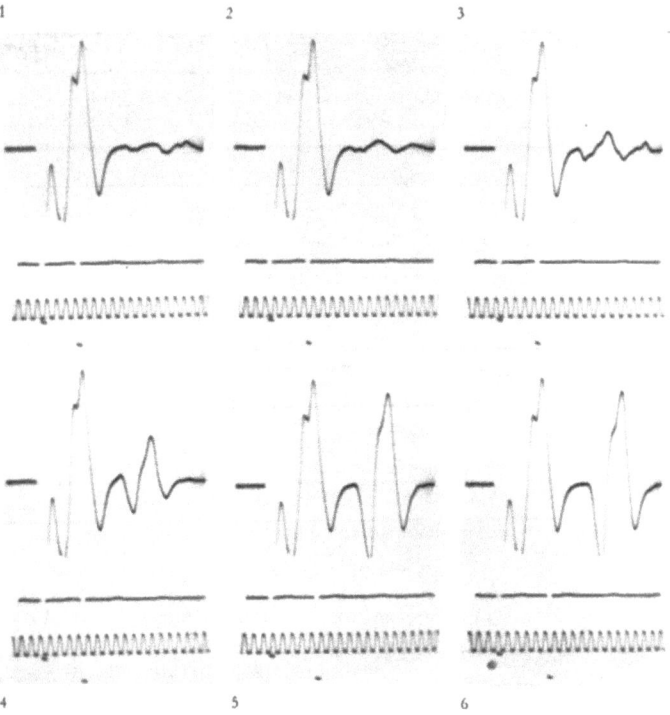

Abb. 21. Pat. Maria H., Elktroneurogramm vom N. ulnaris rechts, Bestimmung der Streubreite. Fortlaufende Vergrößerung des Reizintervalles von 1—6. Bei 1 erstes Auftreten einer sehr niedrigen Antwort auf den zweiten Reiz. Diese nimmt von 2—5 an Größe zu und erreicht bei 6 den Maximalwert (Streubreite 20 m/sec). In jedem Einzelbild: oben Muskelpotential, mittlere Zeile Reizmarkierung, unten Zeit 500 Hz

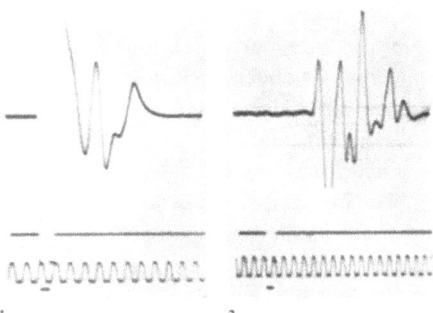

Abb. 22. Pat. Erna M., Elektroneurogramm vom linken N. ulnaris, Oberflächenableitung über dem Hypothenar. Reizdistanz 4,5 (1) und 43 (2) cm. Massive Verbreiterung und plumpe Aufsplitterung der Muskelantwort nach proximaler Reizung (2) als Ausdruck der stark pathologisch erhöhten Streubreite (27 m/sec), Zeit 500 Hz

langsam leitenden Axonen, also an denen mit der dünneren Myelinhülle (siehe HOPF, 1963). Deshalb ist besonders bei leichteren Erkrankungen nicht zuerst eine Beeinträchtigung der maximalen Leitgeschwindigkeit festzustellen. Als frühestes Zeichen findet sich vielmehr ein größerer Unterschied zwischen langsam und rasch leitenden Axonen.

Überraschenderweise konnte bei allen untersuchten Patienten eine Erhöhung der Streubreite auf Werte von 14—27 m/sec nachgewiesen werden (Abb. 20). In der Hälfte aller Fälle lag die Streubreite sogar über 20 m/sec (Abb. 21 und 22); die Grenze zur Norm muß bei 10 m/sec gezogen werden. Dieser Befund erlaubt unserer Erfahrung nach mit großer Sicherheit eine Erkrankung der peripheren Nerven nach Art einer Neuritis zu diagnostizieren.

Bei umschriebenen Nervenschädigungen ist die Streubreite zwar auch pathologisch erhöht (HOPF, 1962), doch fehlen in unseren Fällen alle anderen charakteristischen Kennzeichen lokaler Läsionen: die Gesamtdauer der elektrischen muskulären Reizantwort ist nicht verlängert, es fehlt eine nennenswerte Aufsplitterung mit Spitzenkomponenten und auch eine Überleitungsverzögerung an umschriebener Stelle.

Zusammenfassend ist über die myographischen Ergebnisse zu sagen, daß alle Befunde ohne Schwierigkeiten auf eine periphere Nervenschädigung zurückgeführt werden können. Ein sicherer Beweis für eine primäre Myopathie läßt sich in keinem Fall erbringen. Das typische Bild entspricht einer vorzugsweise die distalen Teile der peripheren Nerven erfassenden Erkrankung und ist am ehesten der distalen Neuronitis von BOWENS zur Seite zu stellen. Dieser Befund erscheint uns wesentlich, auf ihn wird in der späteren Diskussion noch einzugehen sein. Aus dem elektrischen Bild ist natürlich nicht die Art der zugrunde liegenden Schädigung abzulesen. Sowohl eine Neuritis auf dem Boden eines infektiösen oder allergischen Geschehens als auch eine toxische Schädigung muß in Betracht gezogen werden.

D. Besprechung der Ergebnisse

1. Die neurologischen Komplikationen. Gegenüberstellung der Beobachtungen anderer Autoren

Der Ausdruck „neurologische Komplikation" wurde mit Bedacht gewählt, denn die neurologischen Ausfälle bei der Acr. chron. atr., wie sie geschildert wurden, sind gewöhnlich nicht von Anfang an vorhanden. Sie wurden niemals vor Ausbildung der eigentlichen Hauterkrankung angetroffen; sie stellen vielmehr ein späteres fakultatives Begleitsymptom zumeist der schweren Fälle dieses Hautleidens dar.

Die Beschwerden unserer Patienten bestanden in Schmerzen, Paraesthesien, Schwäche und Muskelcrampi. Sie ordnen sich in das Bild ein, das wir von neuritischen oder polyneuritischen Erkrankungen her kennen. Sie erscheinen geeignet, die Symptomatologie der neurologischen Störungen bei der Acr. chron. atr. zu ergänzen. In der aufgezeigten Variation, Kombination und Ausdehnung sind sie kaum bei anderen Krankheiten als eben bei Polyneuritiden anzutreffen.

Wenn man die Literatur sichtet, so ergibt sich besonders aus den Arbeiten älteren Datums das folgende Bild: die häufigsten Klagen, die bei Patienten mit Acr. chron. atr. beschrieben worden sind, betreffen Jucken und ähnliche Sensationen. Sie wurden von so vielen Kranken vorgebracht und sind auch von Untersuchern so oft anläßlich der Demonstrationen erwähnt worden, daß es nicht möglich ist, alle entsprechenden Literaturstellen aufzuführen. Darüber hinaus ist gerade die Juckempfindung ein geläufiges und charakteristisches Symptom bei Dermatitiden, und man darf erwarten, daß es manchem Arzt zu banal erschienen sein mag, solche Beschwerden bei Fallvorstellungen oder in den Referaten aufzuzählen. Schmerzen, Überempfindlichkeit

Tabelle 7. *Übersicht über die in der Literatur beschriebenen Beschwerden der Acr. chron. atr.*

Autor		Schmerzen	Hyperaesthesie	Paraesthesie	Schwäche
SCHWIMMER [1] Fall 20	1883	+			
TOUTON [2]	1886		+		
JADASSOHN	1891	+			
BEER	1892		+		
RIEDEL	1895		+	+	+
HELLER	1900	+	+		
FORDYCE	1900	+			
KLINGMÜLLER	1900		+		
BECHERT	1900	+	+		
HEUSS	1901		+		
DIETZ	1902	+		+	
HERXHEIMER u. HARTMANN Fall 9	1902	+	+		
LEVEN	1903			+	
LESSER	1904			+	
PALM u. BÄUMER	1904			+	
MOBERG	1904	+		+	
PALM	1904			+	
PAYOT	1904	+			
THIMM	1906				+
BECK	1910				
Fall 1		+			+
Fall 2		+		+	
Fall 9				+	
FINGER u. OPPENHEIM Fall 199	1910	+			
TÖRÖK Fall 1	1911	+	+		
BERING Fall 1	1912	+			
MCDONAGH	1911			+	
HEUCK	1914	+			
PUSEY	1915			+	
ATTINGER Fall 3	1917	+			
DELBANCO	1920			+	
AHRENS	1920		+	+	
PASINI	1921	+			
SCHILLER	1921		+		
JESSNER	1921				
Fall 1				+	+
Fall 2		+		+	
JORDAN u. ROMEIKOVA	1923	+	+	+	
JESSNER u. LÖWENSTAMM Fall 3	1924		+		
CHARGIN	1925	+			
PAUTRIER u. MASSON	1925	+			
BISCHOF	1925	+			
HELLER	1925			+	+
	1926	+			
ABRAMOWITZ	1926			+	
WRIGHT	1926	+		+	
NOBL	1926	+			
FISCHER	1927	+			
BUSCHKE	1928	+		+	
LENGYEL	1929	+		+	
OPPENHEIM	1931		+		
ORMSBY [3]	1930		+		
FLESCH-THEBESIUS	1931	+			
GANS	1933			+	
GILMAN	1935				+
Falldemonstr.	1938	+		+	
GRÜTTE	1940		+		
EPSTEIN	1941	+			
MIESCHER	1942	+			
GROEGER	1949				+
THYRESSON	1949				
Fall 6			+		
Fall 20				+	
Fall 26			+	+	
Fall 31		+			
Fall 33		+			+
Fall 36		+	+	+	
Fall 39		+			+
Fall 41		+			
Fall 42				+	
Fall 43		+			
Fall 48			+	+	
Fall 49			+		
Fall 55		+	+		
TZANCK u. Mitarb.	1950	+			
KRÖBER	1956				
Fall 7					+
Fall 11		+			+
Fall 12					+
LUDWIG	1956				
Fall 1				+	+
Fall 2		+			

[1] Der Fall wird von OPPENHEIM als Acr. chron. atr. angesehen, was FRIBOES jedoch abgelehnt hat.

[2] Angegeben bei NEUMANN (1898), im Originalreferat nichts angegeben.

[3] Angegeben bei OPPENHEIM; das Originalreferat gibt keine Hinweise.

der Haut, Paraesthesien und Schwächegefühl jedoch lassen sich nicht einfach als
Ausdruck lokaler Phänome im Rahmen der Hauterkrankung deuten, sondern weisen auf neurologische Begleiterscheinungen hin. In den Tabellen 7 und 8 sind alle
uns bekannt gewordenen Literaturstellen zusammengefaßt, die die letztgenannten
Symptome erwähnen. In den meisten Fällen wurden Schmerzen angegeben. 36 Pat.
hatten Paraesthesien in Form von Ameisenlaufen, Taubheits- oder Pelzigkeitsgefühl.
Bei 34 Pat. bestand eine Hyperaesthesie gegenüber sensiblen Reizen der Haut,
17 berichteten über Schwäche, Müdigkeitsgefühl und Lähmungserscheinungen. Diese
Einzelbeobachtungen werden durch andere Mitteilungen noch ergänzt: In seinem
Lehrbuch schreibt RIECKE (1923), bei der Acr. chron. atr. kämen Brennen und Hitzegefühl vor. JESSNER u. LÖWENSTAMM (1924) erfuhren in 22 ihrer 66 Fälle von Jucken,
Taubheitsgefühl, spontaner Kälte- oder Hitzempfindung, von Brennen und Schmerzen. OPPENHEIM (1931) gibt an, „einige" seiner Patienten hätten über Schmerzen,
manche über Hyperaesthesie geklagt. Fast alle der 35 Patienten PIRILÄS (1951) hatten
Schmerzen, Jucken oder Schweregefühl; die Störungen besserten sich nach Penicillinbehandlung. An subjektiven Symptomen fand KAFKA (1953) in den Journalen von
213 Pat. der Giessener Univ.-Hautklinik aus den Jahren 1902—1952 zweiunddreißig-
mal Schmerzen im Bereich der Hautveränderungen, fünfmal Taubheitsgefühl, viermal
kribbelnde Paraesthesien vermerkt. JAHRMANN (1953) meinte, zwei Drittel seiner
Patienten hätten Schmerzen oder Überempfindlichkeit der Haut gehabt. BOMMER und
STOLP (1960) stellten summarisch fest, in ihren Fällen hätten häufig Schmerzen, Überempfindlichkeit und rasche Ermüdbarkeit bestanden. 18 ihrer 64 Pat. hatten Taubheitsgefühl oder Paraesthesien, 36 (55 %) boten „einwandfreie" sensible Reizerscheinungen. Aus der sehr knapp gehaltenen Wiedergabe der Krankengeschichten KRÖBERS
(1956) ist zu entnehmen, daß 4 seiner Pat. über Schwäche in den Beinen, 5 über
Schmerzen, 3 über Sensibilitätsstörungen klagten.

Was nun die neurologischen Ausfälle betrifft, so haben wir gezeigt, daß bei der
Acr. chron. atr. polyneuritische oder neuritische Erkrankungen am häufigsten sind.
Auch bei dem einen Patienten mit Muskelatrophien sprach das Elektromyogramm
für eine Nervenschädigung. Der isolierte Reflexausfall bei einer weiteren Patientin
(ohne Muskelatrophie) dürfte in gleicher Weise mit einer Alteration der (peripheren)
Nerven in Zusammenhang stehen. Schließlich konnte ebenfalls bei zwei der Patienten
mit distalen Sensibilitätsstörungen im Bereich der atrophischen Haut elektrisch eine
„Neuritis" festgestellt werden. So ist also schon bei 34 der 37 Pat. mit neurologischen
Ausfällen eine neurogene Schädigung mit großer Sicherheit anzunehmen. Auch die
Störungen bei den restlichen drei Patienten sprechen nicht gegen einen derartigen
Erkrankungsmodus. Folglich lassen sich alle neurologischen Ausfälle bei der Acr.
chron. atr. zwanglos auf eine Erkrankung der peripheren Nerven beziehen.

Die Zahl der früheren Autoren, die neben Beschwerden oder auch unabhängig davon wirkliche neurologische Ausfälle nachweisen konnten, ist nicht unerheblich (siehe
Tabelle 8). 36 der aufgeführten Pat. boten auffällige Sensibilitätsstörungen (gewöhnlich Hypaesthesie oder Hypalgesie oder beides). Muskelatrophien fielen bei 13 Pat.
auf. Paresen einzelner Muskeln oder diffuse Paresen ganzer Gliedabschnitte waren
achtmal vorhanden. 12 Patienten hatten Reflexausfälle oder Reflexabschwächungen.

Nur einzelne Arbeiten jedoch geben Aufschluß über die Natur der neurologischen
Störungen. Im Falle COLOMBINIS (1899) handelte es sich wohl sicher um eine Polyneuritis. Es bestand eine symmetrische Thermhypaesthesie an den Armen, geringer

Tabelle 8. *Übersicht über die in der Literatur beschriebenen neurologischen Ausfälle bei Acr. chron. atr.*

Autor			Schmerzen	Hyperaesthesie	Paraesthesie	Schwäche	Sensibilitätsstörung	Muskelatrophie	Parese	Reflexstörungen
BUCHWALD		1883				+		+		
POSPELOW		1886					+			
OHMANN-DUMESNIL		1890		+			+	+	+	
GRÖN		1892					+			
BRONSON [1]		1895		+		+	+			
ZINSSER		1894					+			
PICK		1895					+			
SHERWELL		1896					?		+	?
JACKSON [2]		1896		+					+	
NIKOLSKY		1897	+		+					+
COLOMBINI		1899		+	+		+			
RÓNA		1900	+				+	+		
PICK		1900		+			+			
HUBER		1900				+		+	+	
GRÖN		1900					+	+		
EHRMANN		1901		+			+			
HERXHEIMER u. HARTMANN	Fall 1	1902						+		
GROUVEN		1904	+				+			
BECK	Fall 3	1910					+			
	Fall 6		+					+		
TÖRÖK	Fall 2	1911						+		
BERING	Fall 2	1912		+				+		+
ATTINGER	Fall 1	1917			+		+			+
LEDERMANN		1922		+			+			
FISCHEL		1923	+	+			+			
SIEMENS [3]		1923					+			
JESSNER u. LÖWENSTAMM	Fall 1	1924					+			
	Fall 2						+			
HELLER	Fall 2	1925					+		+	
LEYSER [4]		1926					+			
SCHOLL		1926					+	+	+	
SIMON		1927		+					+	
AFIMOV u. MIRONENKO [5]		1929					+			
MEMMESHEIMER		1931						+		
ROXBURGH		1933					+			
DOWNING		1937			+				+	
BEZECNY		1937					+			+
KIRISHIMA		1940					+	+		

[1] Im Originalreferat sind einzelne Störungen nicht angegeben, sie finden sich jedoch bei RUSCH und bei HERXHEIMER u. HARTMANN erwähnt.

[2] Im Originalreferat nicht angegeben, sie finden sich jedoch bei RUSCH zitiert. OPPENHEIM bezweifelt für diesen Fall die Diagnose.

[3] Nicht im Originalreferat erwähnt, jedoch von OPPENHEIM zitiert.

[4] Haut- (!) und neurologische Veränderungen vom Autor als psychogen bezeichnet.

[5] Im Originalreferat nicht angegeben, jedoch bei BOMMER u. STOLP zitiert.

Tabelle 8 (Fortsetzung)

Autor				Schmerzen	Hyperaesthesie	Paraesthesie	Schwäche	Sensibilitätsstörung	Muskelatrophie	Parese	Reflexstörungen
Kafka	Fall	1	1953					+			
	Fall	2						+			
Kröber	Fall	1	1956					+			
	Fall	2				+		+			
	Fall	3									+
	Fall	4				+		+			+
	Fall	5					+				+
	Fall	8						+			+
	Fall	10 [6]						+			+
	Fall	13						+			
	Fall	14		+	+			+			+
	Fall	15			+		+				+
	Fall	16 [6]						+			+
	Fall	17									+
	Fall	18 [6]									+
	Fall	19		+		+		+			+

[6] Es handelt sich um Patienten, die schon früher eine „Ischialgie" in dem Bein durchgemacht hatten, an dem sich die Ausfälle fanden.

an den Beinen, die 2-Punkte-Diskrimination betrug an den Fingern 8 mm, am Handrücken 40 mm, an den Vorderarmen 45—55 mm. Man könnte dem Befund nach an eine leichte dissoziierte Störung denken. Eine ähnliche polyneuritische Symptomatik beobachteten Grön (1900), Pick (1900) und Bezecny (1937). Beer (1892), Leven (1903) und Thyresson (1949) erwähnen ausdrücklich, daß die Paraesthesien bzw. Hyperaesthesie besonders auch die nicht erkrankten Finger erfaßt hatte. Dies entspricht ebenfalls einer polyneuritischen Anordnung. Fischel (1923) und Wright (1926) fanden bei ihren Patienten eine „Neuritis", Scholl (1926) unter anderem eine Radialislähmung, Ohmann-Dumesnil (1890) eine Radialis- und Musculocutaneusschädigung. Bobovic u. Kopeikin (1929) sahen einen Patienten mit idiopathischer progressiver Hautatrophie und Druckempfindlichkeit der Nervenstämme der erkrankten Extremität. Bering (1912) erhob folgenden neurologischen Befund: Atrophie der Wade und des M. quadriceps femoris links mit einer Umfangsdifferenz von —3,5 cm, Abschwächung des linken Patellar- und Achillesreflexes, Hyperaesthesie an den befallenen Extremitäten. Im Falle Hellers (1925) bestanden Schmerzen, Schwäche und Kältegefühl in der erkrankten rechten Hand bei Parese der Finger- und Handbeuger und eine dissoziierte Empfindungsstörung am ganzen rechten Unterarm (die Veränderungen wurden von dem Untersucher als funktionell gedeutet). In diesen 4 Fällen dürfte es sich um neuritische Bilder gehandelt haben. Plaqueförmige Sensibilitätsstörungen waren in dem Fall von Ahrens (1920) vorhanden. Kirishima (1940) konnte eindeutige segmentale Ausfälle bei C_8/Th_1 nachweisen, die kleinen Handmuskeln waren atrophisch. Fall 9 von Herxheimer u. Hartmann (1902) wurde noch von Prof. Edinger untersucht; es ergab sich eine ebenfalls segmentale Hyperaesthesie bei C_7/C_8. Der erste Fall ATTINGERs (1917) hatte rechts wie links in segmentaler Anordnung bei Th_3—Th_7 eine starke Hyperaesthesie und in diesem Gebiet plaque-förmige anaesthetische Bezirke sowie eine komplette Areflexie, die Nervenstämme waren druckschmerzhaft. Der Patient verstarb 14 Tage später an einer Urämie bei Schrumpfniere; die peripheren Nerven (Ischiadicus) und das Rückenmark waren histologisch nicht verändert. TÖRÖK (1911) beschrieb eine Atrophie des rechten, befallenen Beines mit einer Umfangsdifferenz von 3—4 cm. Bei dem Patienten von DOWNING (1937), der eine leichte Schwäche im rechten Vorderarm hatte, vermutete Prof. H. MERRITT eine beginnende Myopathie. In einem Fall von ERBSLÖH (1963) fand sich bei einer Acr. chron. atr. beider Beine eine hochgradige Atrophie der Unter-schenkel- und Unterarmmuskulatur und ein myospastisches Syndrom.

Es müssen aber noch eine Reihe *anderer Beobachtungen* berücksichtigt werden. Sie wurden teils unter einem anderen Titel veröffentlicht oder vorgestellt, oder aber die Zusammenhänge zwischen Hauterkrankung und nervösen Symptomen sind zu disku-tieren. So publizierte EHRMANN (1901) unter dem Titel „in Atrophie übergehendes Erythem" einen Fall, welcher von KREIBICH als Acr. chron. atr. angesehen wurde (er ordnete ihn den Fällen POSPELOWs zu). Dieser Patient hatte neben den typischen Hautveränderungen am rechten Ellenbogen und Handrücken eine „Neuritis des Plexus brachialis rechts" (ein detaillierter neurologischer Befund fehlt).

1941 stellte JOSA einen 34jähr. Mann mit Dermatitis atrophicans vor, bei dem sich Rötung und Gefühllosigkeit an einem Ellenbogen ein halbes Jahr nach einer Verletzung mit Narbenbildung eingestellt hatte. JOSA vermutete, daß die Hautaffek-tion durch eine — keineswegs gesicherte — periphere, traumatische Schädigung des N. ulnaris bedingt sei, doch fanden sich die Hautveränderungen und Sensibilitäts-störungen nicht nur im Autonomgebiet dieses Nerven. Es könnte sich also ebensogut um eine aufgepfropfte Neuritis gehandelt haben, was uns plausibler erscheint. In dem Fall von CHOTZEN (1900), der von RUSCH zur Acr. chron. atr. gerechnet wurde, bestand wohl unabhängig von der Hauterkrankung des rechten Armes eine (post-poliomyelitische?) Parese und Atrophie des rechten Beines. HABERMANN (1927) zitierte einen 37jähr. Landwirt, der schon 20 Jahre an einer Acr. chron. atr. litt. Die Haut-krankheit soll sich im Zusammenhang mit einer Narkoselähmung (?) verschlimmert haben. Durch Druck eines fibroiden Knotens der Glutäalgegend auf den N. ischiadicus wurden bei einem Patienten SCHÖNFELDs (1938) neurologische Symptome hervor-gerufen. Eine Rückenmarkskompression durch Wirbelsäulenmetastase bildete offenbar die Ursache des neurologischen Befundes bei dem Patienten von HERMANN (1929).

Besonders heftige Schmerzen waren in den Fällen von RONA (1899), BECK (1907), FINGER u. OPPENHEIM (1910), HEUCK (1914), PASINI (1921), HELLER (1925) und NOBL (1926) vorhanden. Auch heftigste Schmerzparoxysmen wurden erwähnt (BRON-SON, 1895; SCHÜTZ, 1899; FLESCH-THEBESIUS, 1931; EPSTEIN, 1941). SCHÜTZ und auch LASSAR (1900) stellten ihre Fälle wegen derartiger Schmerzanfälle als „Ery-thromelalgie und Hautatrophie" vor. Anläßlich seiner Beobachtung bringt SCHÜTZ zum Ausdruck, daß seiner Meinung nach die Erythromelalgiekasuistik mehr in das Gebiet der Hautatrophien (Erythromelie) hinein gehöre. Den gleichen Sinn darf man wohl auch der Bemerkung BERNHARDTs (1892), es gäbe auch eine „Erythromelalgie ohne Schmerzen", unterstellen. Beim Studium der kasuistischen Mitteilungen zur Erythromelalgie glauben wir auch andere typische Fälle von Arc. chron. atr. gefunden zu haben, die offenbar wegen ihrer heftigen Beschwerden verkannt worden sind. So beschrieb EULENBURG (1893) 3 Pat. mit heftigen Schmerzparoxysmen. Einmal war eine Kraftlosigkeit der Hände und eine Atrophie der Schultermuskulatur vorhanden. Durch die gerötete Haut waren die Sehnen gut zu erkennen (Hautatrophie?). Im zweiten Fall lag vermutlich auch eine Hautatrophie der Unterschenkel vor (durchscheinendes Venennetz), die Unterarme waren gerötet und geschwollen. Es bestand weiter eine Wadenatrophie, eine Abschwächung sämtlicher Eigenreflexe und plaqueförmige Sensibilitätsstörungen am Bein. Später entwickelten sich jedoch eine hämorrhagische Retinitis und zentral-nervöse Ausfälle. Kann man hier noch Zweifel haben, so hatte die dritte Patientin, deren Mutter an der gleichen Krankheit litt, mit größter Wahrscheinlichkeit eine Acr. chron. atr. Die Verteilung der Hautveränderungen an Handrücken unter Freilassung der Endphalangen und der Hautbefund selbst mit Anetodermie und Hautatrophie lassen wohl keine andere Deutung zu. Die Patientin hatte neben den Schmerzen auch Ameisenlaufen und Hyperaesthesie. Ein weiterer Patient, ein 44jähr. Mann mit reißenden Schmerzen in den Armen, 1892 von SENATOR demonstriert, zeigte livid-rote Erytheme an Handrücken, im Bereich des Ulnarstreifens, an Ellbogen, über der Streckseite beider Unterschenkel und an beiden Knien. In den befallenen Hautpartien bildeten sich (fibroide?) Knoten. Die Haut war hyperaesthetisch, an den Händen wurde Taubheitsgefühl und Muskelschwäche angegeben. Auch GERHARD (1892) schilderte eine Patientin mit typischen Hautveränderungen wie bei der Acr. chron. atr. und mit Sensibilitätsstörungen in der Verteilung einer Polyneuritis als Erythromelalgie. Noch 1949 teilte SCHLEICHER einen solchen Fall mit: Der 26jähr. Patient bot an Ellbogen, Knie und Unterschenkeln blau-rote Veränderungen mit dünner atrophischer Haut, durch die die Gefäße gut zu erkennen waren. Es wurde Hyperaesthesie festgestellt. Die Beobachtung von EYRING (1934) könnte zwar der Lokalisation nach eine Acr. chron. atr. gewesen sein, doch spricht die rasche Rückbildung der Störungen gegen diese Annahme. Das Referat über den Fall von THEODORESCU (1938) ist leider zu knapp gehalten, als daß man sichere Schlüsse daraus ziehen könnte. Ebenso ist die Stellung der Fälle von DEHIO (1896) und KÖNIGSTEIN (1924) fraglich. Im Fall von RUDZKI u. HORNOWSKI (1912) könnte der histologisch nachgewiesene Elastica-Schwund ebenfalls für eine Zugehörigkeit zur Acr. chron. atr. sprechen. Leider konnte die polnische Arbeit nicht im Original eingesehen werden.

Gelegentlich wurden Acr. chron. atr.-Fälle als Sklerodermie aufgefaßt. Unter den „kasuistischen Beiträgen zur Kenntnis der Sklerodermie" von FRIEDHEIM (1894) soll beispielsweise der zweite Fall nach FINGER u. OPPENHEIM als Acr. chron. atr. einzuordnen sein. Die Patientin hatte über spannende Schmerzen und Kälteparaesthesien im linken, befallenen Bein geklagt. Ob der Fall von PERUTZ u. GERSTMANN (1917) eine Acr. chron. atr. (mit Befall des gesamten Integumentes) war, muß wegen der unzureichenden Beschreibung der Hautveränderungen unentschieden bleiben. Die Autoren glaubten differentialdiagnostisch eine Sklerodermie und eine Dermatomyositis ausschließen zu können. Die Haut war glatt, atrophisch, histologisch fanden sich Rundzellinfiltrate. Die Muskulatur war in diffuser Verteilung am ganzen Körper geschwunden, es bestanden Paraesthesien. Auch die Beurteilung einer Beobachtung ARTHUR[s] (1904) ist schwer, zumindest waren die Hautveränderungen ungewöhnlich lokalisiert.

Die Aufstellung zeigt, daß bei der Acr. chron. atr. auch früher schon Beschwerden erwähnt wurden. Sie sind gar nicht so selten, wie man meinen möchte. Ihre Skala reicht von leichten Erscheinungen (Spannungsgefühl, Jucken) über schwerste paroxysmale Schmerzzustände bis zu Symptomen, die nur als Ausdruck einer nervösen Beteiligung am Krankheitsgeschehen gedeutet werden können (Hyperpathie, Paraesthesien, Schwäche und Kraftlosigkeit). Auch neurologische Ausfälle in Begleitung der Acr. chron. atr. wurden, wie wir gesehen haben, häufiger festgestellt. Leider fehlen in den meisten Veröffentlichungen detaillierte Angaben über ihre Art und Verteilung. Die Autoren jedoch, die dazu Stellung nehmen, fanden peripher-neuritische, polyneuritische, in Einzelfällen segmental angeordnete Sensibilitätsstörungen, reine Muskelatrophien, Paresen oder Reflexausfälle, alles Symptome, denen wir bei der Nachuntersuchung unserer eigenen Fälle wieder begegnet sind.

Auffällig selten sind dagegen Erkrankungen des zentralen Nervensystems in Verbindung mit einer Acr. chron. atr. beobachtet worden. In dem Fall von LEIBKIND (1930) soll eine Meningitis, in dem von MIENICKI (1928) eine Encephalitis vorausgegangen sein. MARSLOW (1934) berichtete, daß sich eine Acr. chron. atr. nach einem Schädeltrauma mit Thalamussyndrom (?), BENEDEK u. THURZO (1929), daß sie sich als Folge der Multiplen Sklerose entwickelt hätte. BECHERT (1925) vermutete eine Septicämie als Ursache des gleichzeitigen Auftretens von Acr. chron. atr. und einer Dystrophia adiposogenitalis. Doppelseitige Gesichtskrämpfe (Spasmus facialis?, extrapyramidale Erkrankung?) sahen RATHERY u. SIGWALD (1931). Ein Zusammenhang zwischen Haut- und Nervenleiden ist in diesen Fällen schwer vorstellbar (siehe dazu auch Teil C 5 c, S. 69 ff.).

Auch wir fanden in keinem Fall überzeugende Anhaltspunkte dafür, daß gelegentlich beobachtete zentral-nervöse Symptome mit der Acr. chron. atr. zusammenhingen. Regelmäßig ließ sich bei diesen Patienten ein andersartiges neurologisches Leiden nachweisen, auf das die zentralen Ausfälle mit hinreichender Wahrscheinlichkeit zurückgeführt werden konnten. In dem Kapitel über die myographischen Befunde wurde schon besprochen, daß ebenso in keinem Fall eine reine Myopathie angenommen werden konnte.

2. Zur Ursache der neurologischen Störungen

Vor allem KRÖBER (1956) meinte, die Wirbelsäulenveränderungen, die er fand, seien Ursache einer Nervenwurzelirritation mit mehr oder weniger ausgeprägten manifesten sensiblen und motorischen Ausfällen. Diese Nervenschädigung wiederum sei einer der wesentlichsten Faktoren, die den Boden für die Erkrankungsmöglichkeit an einer Acr. chron. atr. bereiteten und bestimmend auf die Lokalisation einwirkten. BOMMER u. STOLP (1960), die gleichfalls Sensibilitätsstörungen bei dieser Hauterkrankung fanden, drückten sich vorsichtiger aus. Sie glauben, daß „Störungen der Innervation und der Durchblutung" bei der Acr. chron. atr. zwar „nicht das allein ausschlaggebende Moment, wohl aber Teile eines Ursachenkomplexes" seien. Sie „geben ... KRÖBER nicht recht, in Hinblick auf die lokalisationsbestimmende Wirkung der Wirbelsäulenveränderungen". Ihrer Ansicht nach tritt im Ursachenkomplex gleichwertig neben das infektiöse Agens eine Gewebsstörung, welche ihrerseits durch Erkältung, Trauma, Nervenirritation, Ernährungsstörung usw. zustande komme. Wieweit auch immer die Einschränkungen gedacht sein mögen: hinter beiden Anschauungen steht die Vorstellung, daß zunächst die Nervenschädigung vorhanden ist und später erst das Hautleiden in Erscheinung tritt. Dieser Auffassung steht die unsere konträr entgegen. Unserer Erfahrung nach ist es nämlich gerade umgekehrt: wir haben von keinem Patienten gehört, bei dem zunächst eine manifeste Nervenschädigung vorhanden war und bei dem sich erst dann im Versorgungsgebiet dieses Nerven eine Acr. chron. atr. angesiedelt hat. Vielmehr setzen die Beschwerden immer erst zeitlich auf den Beginn der Hauterkrankung folgend ein, meistens Jahre später, nur ausnahmsweise gleichzeitig. Dabei vermag man in den meisten Fällen noch nicht einmal den Beginn der Hauterkrankung anamnestisch näher festzulegen. Die meisten Patienten kommen erst, wenn sie Beschwerden haben, und in der überwiegenden Zahl läßt sich sagen, daß das Leiden schon längere Zeit, aber offenbar unbemerkt, vorhanden gewesen ist. Manifeste neurologische Ausfälle stellen sich in der Regel noch später ein. Der Ablauf der Erkrankung ist also folgendermaßen: (Infektion, Übertragung?) — Auftreten der Hauterscheinungen — Beschwerden — leichte neurologische Störungen — schwerere neurologische Ausfälle. Damit ist aber festgelegt, daß die neurologischen Bilder, die wir bei der Acr. chron. atr. angetroffen haben, jedenfalls in zeitlicher Hinsicht Folge der Hauterkrankung sind.

Die vor allem von MEMMESHEIMER (1931) und von KRÖBER (1956) vertretene Ansicht, die Hautveränderungen seien häufig segmentalen oder peripheren Versorgungsgebieten entsprechend angeordnet, trifft sicher nicht zu. Vielmehr stellen derartige Beobachtungen bemerkenswerte Ausnahmen dar. Die Angaben und Schlußfolgerungen KRÖBERs, der sich am nachdrücklichsten für diese Auffassung eingesetzt hat, halten auch einer Kritik nicht immer stand. Zunächst gibt er nur eine sehr summarische und äußerst knappe Beschreibung seiner Fälle. Aus seiner tabellarischen Aufstellung geht hervor, daß die Hautveränderungen in Wirklichkeit nur bei vier seiner 19 Pat. (Fall 1, 2, 14, 16) zu bestimmten Dermatomen in Beziehung gebracht werden. In den übrigen Fällen hat er die Hautveränderungen vielmehr dem Versorgungsgebiet peripherer Nerven zugeordnet. Aber auch hier nimmt er eine Irritation durch Wirbelsäulenveränderungen an (häufigstes Beispiel: Hautveränderungen im Gebiet des N. cutaneus surae fibularis und tibialis, Wirbelsäulenveränderungen bei L_2—S_1). Dabei drängt sich die Frage auf, warum bei derartig ausgedehnten Wirbelsäulenveränderungen, wie KRÖBER sie erwähnt, ausgerechnet nur das Versorgungsgebiet der genannten peripheren Nerven von der Hautkrankheit betroffen sein soll. Oder will KRÖBER das Gebiet des N. cutaneus surae fibularis und tibialis als „Teilbezirk" der Segmente L_2—S_1 verstanden wissen? Bei umschriebenen Wurzelläsionen sieht man zwar gelegentlich Teilausfälle einzelner Segmente, doch zeichnen sie sich gerade dadurch aus, daß sie *nicht* peripheren Versorgungsbereichen entsprechen. Weitere Verwirrung verursacht KRÖBER dadurch, daß er die Symptomatologie in zwei Tabellen aufgliedert, wobei weitere Segmentbeziehungen fälschlicherweise vorgetäuscht werden. Untersucht man die Verhältnisse in jedem Einzelfall, so fällt auf, daß beispielsweise die Reflexausfälle in Fall 8 und 10 rechts angegeben werden, während die Hautaffektionen links sitzen. Im Fall 10 war übrigens eine rechtsseitige Ischialgie vorausgegangen. Im Fall 3 und 19 wird eine Abschwächung des Patellarreflexes aufgeführt, während die Hautveränderungen als den Segmenten S_1—S_3 zugehörig beschrieben sind. Im Fall 5 und 17, in denen der Achillesreflex links bzw. rechts aufgehoben war, vermißt man begleitende periphere Sensibilitätsstörungen, die Hautveränderungen fanden sich auch nicht etwa im Ischiadicusbereich, sondern wieder im Gebiet des N. cutaneus surae fibularis und tibialis. Im Fall 17 waren die Hautveränderungen bei „L_2—S_1" lokalisiert, der Patellarreflex war aber nicht tangiert. In diesen 6 Fällen bestanden keine Paresen. Schließlich sei noch auf die beiden Abbildungen KRÖBERs eingegangen. Die Hautveränderungen von Fall 1 werden als Streifen (S₁ zugehörig) angesehen, der sich von der Wade über Kniebeuge bis zur Gesäßfalte zieht, das Gesäß ist beidseits leicht befallen, der ganze Fuß ist frei. Eine derartige Lokalisation des Hautleidens nur auf der Beugeseite einer Extremität unter Einbeziehung der Kniekehle wäre für sich genommen schon eine äußerst seltene Beobachtung. OPPENHEIM (1931) betont zum Beispiel, daß gerade die Kniebeuge ausgespart bleibt, wenn nicht die Hautveränderungen die ganzen Extremitäten befallen. Es taucht also hier die Frage auf, ob es sich um eine echte Acr. chron. atr. gehandelt hat (ein histologischer Befund wird nicht mitgeteilt). Zum anderen ist es verwunderlich, daß der ganze Fuß nicht und, in Fortsetzung des Streifens, das Gesäß nur minimal, dafür aber diffus betroffen ist. Die zweite Abbildung demonstriert die Verteilung der Hautveränderungen im Bereich des N. cutaneus surae tibialis und fibularis, doch sind die Grenzen dabei sehr willkürlich gezogen.

BOMMER u. STOLP beschränken sich demgegenüber darauf, zu schreiben, daß 52 von 62 Fällen eine auffällige segmentäre Konkordanz zwischen Wirbelsäulenveränderungen und Acr. chron. atr.-Herden hätten. Einzelne Befunde werden nicht erwähnt.

Diesen zum Teil ungenauen und in mancher Hinsicht anfechtbaren Befunden stehen die großen Erfahrungen anderer Untersucher entgegen, die keine segmentale Anordnung der Efflorescenzen gefunden haben, obgleich eine segmentale Ausbreitung von Dermatosen vom Beispiel des Herpes zoster jedem Dermatologen eine geläufige und bekannte Tatsache ist. Ich darf mich hier besonders auf eine persönliche Mitteilung HAUSERs beziehen, der sich nicht erinnert, bei der Acr. chron. atr. Hautveränderungen gesehen zu haben, die sich an periphere oder segmentale Innervationsgebiete hielten. Auch POHL fand 1957 bei der Nachprüfung der Befunde KRÖBERs keine entsprechenden Zusammenhänge. POHL spricht sogar von einer „negativen Gewißheit" darüber, daß also keine Segmentbeziehung bei diesem Hautleiden vorhanden ist. Die an sich interessante Behauptung von KRÖBER und von BOMMER u. STOLP, die Acr. chron. atr. siedelte sich in den Versorgungsgebieten (vorgeschädigter) sensibler peripherer Nerven oder Hinterwurzeln an, muß deshalb abgelehnt werden.

Von unseren Patienten zeigte lediglich einer eine annähernd segmentale Anordnung eines bei ihm vorhandenen Herdes, nämlich am Bauch (KG 6). Wir sehen jedoch keinen Grund, Schlußfolgerungen daran zu knüpfen. Auch der neurologische Befund derjenigen Patienten, die Ausfälle erkennen ließen, spricht in der überwiegenden Mehrzahl gegen eine solche Vorstellung. Nur bei zwei Patienten sahen wir segmental einzuordnende Sensibilitätsstörungen. Das eine Mal waren gleichzeitig Symptome vorhanden, die in erster Linie an eine Polyneuritis denken ließen. Von seiten der Lokalisation der Hautveränderungen ergibt sich also kein stichhaltiger Hinweis auf eine selbst nur fragliche Beziehung zu einer Nervenwurzel- oder Rückenmarkssegmenterkrankung.

In diesem Zusammenhang sei auch daran erinnert, daß die Hautveränderungen, die sich nach peripherer Nervenverletzung herausbilden, ganz anders sind als die bei der Acr. chron. atr. Bei glatter Durchtrennung eines peripheren Nerven findet man zunächst eine kurzdauernde unauffällige Mehrdurchblutung der betroffenen Hautpartien, die aber bald einer Kühle und Blässe oder Cyanose Platz macht. Gelegentlich entsteht auch eine ausgeprägte ödematöse Schwellung. Die Gefäße sind lokal stark, von der Gegenseite jedoch nicht irritierbar. Schweiß- und Talgsekretion sind gehemmt. Die Haut fühlt sich trocken an, sie kann dick, schuppig und rissig werden oder mehr glatt-atrophisch, sie zeigt aber nicht das Ausmaß der Verdünnung wie bei der Acr. chron. atr. Oft findet man eine Pigmentvermehrung. Die Haare werden dünn, die Nägel brüchig. Das Unterhautgewebe weist eine Neigung zur Schrumpfung auf, es ist entweder verdickt, kann aber auch stark verdünnt sein. Zu einer schlaffen Haut (Anetodermie) kommt es jedoch nicht. Zum Teil resultiert eine Art Skeletierung beispielsweise der Finger, wie bei der Sklerodermie. Die Ähnlichkeit mit diesem Leiden ist auch sonst größer als mit der Acr. chron. atr. (siehe dazu HAL-TER,1939). Bei inkompletten Schädigungen können sich daneben Reizerscheinungen bemerkbar machen oder sogar überwiegen. Typisch ist dann die glatte, glänzende, gerötete Haut mit vermehrter Schweiß- und Talgsekretion. Aus der Beschreibung geht hervor, daß also kaum eine Verwechslung dieser Veränderungen mit denen bei der Acr. chron. atr. möglich ist.

Wir müssen nochmals auf die Ergebnisse der Elektromyographie und Elektroneurographie zurückkommen. Aus den Befunden ist zu schließen, daß die Schädigung im Bereich der distalen Nervenstrecke angreift, jedenfalls war dies bei den meisten Patienten der Fall. Auch insofern ist es kaum möglich, daß die neurologischen Symptome auf eine Läsion im Bereich der Vorder- oder Hinterwurzeln zurückgehen. Der lumbale Liquor war ebenfalls praktisch bei allen Patienten unauffällig. Die beiden Patienten mit fraglichen oder leichten pathologischen Befunden hatten gleichzeitig andere organische Erkrankungen, von denen wir wissen, daß sie die Zusammensetzung des Liquors beeinflussen und leicht verändern können. (Siehe dazu Teil C 7.).

Nachdem also die Art der den neurologischen Erscheinungen bei der Acr. chron. atr. zugrunde liegenden Störung (Erkrankung mit der Symptomatologie einer Polyneuritis) und die Lokalisation (distale Abschnitte der peripheren Nerven) in den aufgezeigten Grenzen abgesteckt werden konnten, ist zu erörtern, welche Momente für ihre *Entstehung* verantwortlich sein könnten.

Eine Polyneuritis ist immer Ausdruck einer allgemeinen Schädigung des Nervensystems oder gar des gesamten Organismus (PETTE, 1942). Die Acr. chron. atr. führt zweifellos zu einer Allgemeinerkrankung der betroffenen Individuen, viele Befunde deuten darauf hin: Erhöhung der Blutsenkungsgeschwindigkeit, Veränderungen des Knochenmarkes, Lymphknotenbeteiligung, Verschiebung der Serumeiweißzusammensetzung usw. (siehe Teil B 3., Seite 9). Es bietet sich also hier eine erste oberflächliche Beziehung an.

Bei den 37 Pat. mit neurologischen Ausfällen, die wir mit der Acr. chron. atr. in Zusammenhang gebracht haben, war außer diesem Leiden keine andere mögliche Ursache zu eruieren. Nun konnte zwar aus äußeren Gründen nicht bei allen Patienten eine eingehende klinische Durchuntersuchung zum Ausschluß verborgener Stoffwechselstörungen, chronischer Infekte, alimentär-resorptiver Mangelsyndrome oder Intoxikationen durchgeführt werden. Und auch sonst sollte man zurückhaltend sein, zwei zeitlich zusammentreffende Ereignisse miteinander auch ursächlich zu verknüpfen. Doch ist immerhin die große Zahl gleichartiger oder annähernd gleichartiger Krankheitsbilder bei ein- und derselben (Haut-)Erkrankung bei Fehlen verschiedener anderer Ursachen auffällig. Wir glauben deshalb, daß das zeitliche Zusammentreffen in diesen Fällen nicht vernachlässigt werden darf, vielmehr gleichfalls einen Hinweis dafür gibt, daß eine Krankheitseinheit vorliegt.

Ein weiterer, gewichtiger Faktor scheint uns in den lokalisatorischen Besonderheiten zu liegen. Wir haben fünf Fälle beobachtet, in denen die Acr. chron. atr. mit lokalen Sensibilitätsstörungen im Bereich der atrophisch veränderten Haut einherging. Ein kausaler Zusammenhang drängt sich dabei geradezu auf. Doch nicht nur bei diesen, sondern auch bei den übrigen Syndromen fiel die Asymmetrie auf. Sie folgte der Ausbreitung bzw. der stärksten Ausbildung oder dem längsten Bestehen der Hautveränderungen (Abb. 4). Insgesamt war bei 28 unserer 37 Pat. eine derartige ausbreitungsmäßige Beziehung gegeben. Zählen wir den einen Patienten mit Muskelatrophie (an dem von der Hauterkrankung befallenen Bein!) und die Patientin mit einer Areflexie (ebenfalls am betroffenen Bein) dazu, so beträgt die lokalisatorische Konkordanz 81 %. Wir haben es hier also mit einer eindeutig überzufälligen Häufung dieser Beziehung zu tun.

Das klinische Bild also, insbesondere aber die aufgezeigten Merkmale — und andere Kriterien besitzen wir vorerst nicht — lassen es als sehr wahrscheinlich erscheinen, daß die polyneuritischen Syndrome in einem irgendwie gearteten Zusammenhang mit der Acr. chron. atr. stehen.

Wie soll man sich aber den Schädigungsmechanismus vorstellen, und welche Momente kommen ätiologisch in Betracht? Eine Erkrankung der peripheren Nervenfasern durch den lokalen entzündlichen Prozeß in der Haut kommt wegen des Ausmaßes und der Ausdehnung der neurologischen Symptomatik nicht in Frage. Es muß sich also um eine unabhängig von der lokalen Gebundenheit der Hautinfiltration einwirkende Noxe handeln, möglicherweise um die gleiche, die auch die sonstigen Allgemeinerscheinungen der Acr. chron. atr. hervorruft.

Man mag sich zunächst vielleicht der Sklerodermie erinnern. Auch bei diesem Leiden treten gar nicht so selten neurologische Störungen auf, die nicht nur auf die Extremitätenabschnitte mit sichtbar alterierter Haut beschränkt sind. Unter ihnen werden in erster Linie Muskelatrophien und Paresen hervorgehoben (siehe bei KIRCHHOFF u. KLINGMÜLLER, 1960; EHRMANN u. BRÜNAUER, 1931). Die elektromyographischen Untersuchungen haben bisher nur die aus dem histologischen Bild bekannten Veränderungen nach Art der Myositis aufdecken können (siehe HAUSMANOWA-PETRUSEWICZ, 1961). Sensibilitätsstörungen wurden selten beschrieben, meist sind sie sehr diskret und nur mit empfindlichen Untersuchungsmethoden zu eruieren (siehe bei JAHN, 1964). Histologische Untersuchungen dagegen haben schon lange eine Miterkrankung der peripheren Nerven im Sinne einer Neuritis (KRAUS, 1924; LUITHLEN, 1904) oder degenerativer Veränderungen (SCHULZ, 1889; DINKLER, 1891; WOLTERS, 1895; NOTTHAFFT, 1898; LEVY, 1927; RICHTER, 1954; ZÜLCH, 1959) aufzeigen können. Gerade diese letzteren Befunde lassen sich mit elektrophysiologischen Methoden bestätigen. Wir selbst konnten bisher an 7 Pat. mit diffuser Sklerodermie und bei 3 Pat. mit Morphaea elektroneurographisch eine zum Teil klinisch latente Schädigung der Leitfunktion im peripheren Nerven feststellen. In einigen Fällen waren auch manifeste klinische Sensibilitätsstörungen vom polyneuritischen Typ vorhanden (eigene unveröffentlichte Ergebnisse). Über Veränderungen am vegetativen Nervensystem der Peripherie wurde ebenfalls immer wieder berichtet (siehe bei ORMEA, 1952; CORONI u. Mitarb., 1960). Zentralnervöse Veränderungen beschrieben zuletzt WÜNSCHER u. ZIMMERMANN (1964) (Literatur siehe auch bei TAYLOR u. PACELLA, 1949). Es darf wohl mit Recht vermutet werden, daß die Symptome einer Beteiligung des Nervensystems bei der Sklerodermie Folge des primär im Bindegewebe sich abspielenden Krankheitsprozesses sind. Auf die gleiche Weise werden auch die neurologischen Komplikationen bei den anderen Kollagenosen gedeutet (ERBSLÖH, 1961). Nun ist das pathologische Geschehen bei der Acr. chron. atr. jedoch ganz anders als bei der Sklerodermie (siehe dazu Teil B 8., Seite 19). Eine systematisierte Erkrankung des Bindegewebes liegt bei der Acr. chron. atr. nicht vor, die begleitenden peripher-nervösen Ausfälle müssen über einen Umweg oder Vermittler zustandekommen.

Vielleicht könnte aber der Befund der vorwiegend distal gelegenen Alteration der peripheren Nerven ungefähr die Richtung weisen, in der zu suchen sein wird. Wirken toxische Substanzen auf die peripheren Nerven ein, so greifen sie gerne im Bereich der distalen Nervenabschnitte an. Dieses Verhalten wurde histo-pathologisch für die Alkoholpolyneuritis (JUBA, 1938), für die Bleischädigung (siehe KRÜCKE, 1955) und für die Triorthokresylphosphatvergiftung (WALTHARD, 1949) nachgewiesen. Auch die Polyneuritis bei Ernährungsstörungen (Beri-Beri) ist distal lokalisiert (WRIGHT, 1905; DÜRK, 1908). Die Triorthokresylphosphatvergiftung nimmt dadurch eine Sonderstellung ein, daß sie gleichzeitig eine primäre Muskelparenchymschädigung hervorrufen kann (WALTHARD). Demgegenüber führen die entzündlichen Polyneuritiden einschließlich der post- und parainfektiösen eher zu Veränderungen in den proximalen Nervenabschnitten (WALTER, 1918; STAHL, 1921; MARGULIS, 1932; KRÜCKE, 1955; MILLER u. Mitarb., 1956). Natürlich kommen Mischbilder und Übergangsformen vor und natürlich gibt es auch konträre Verhaltensweisen.

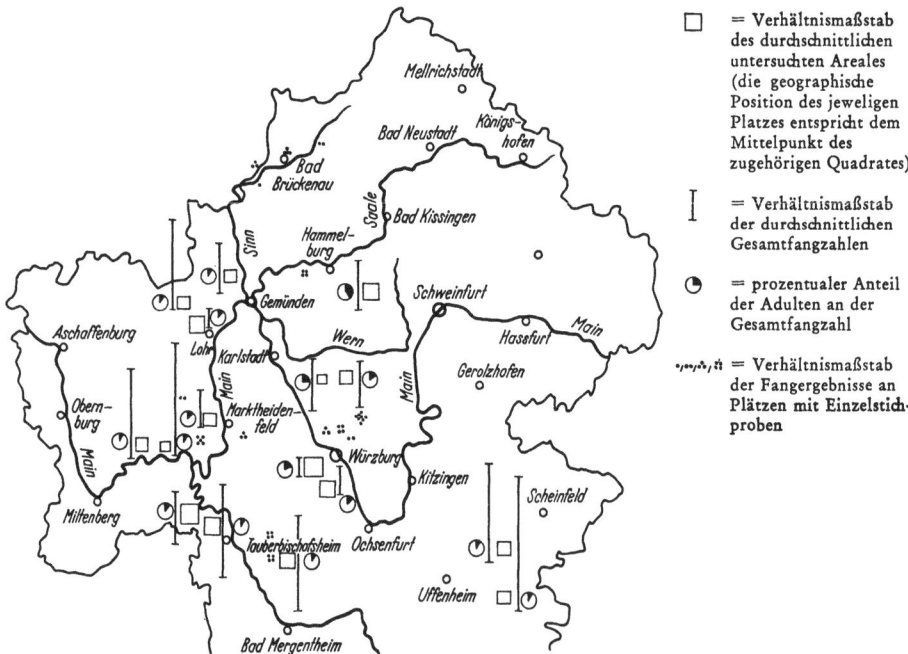

Abb. 23. Lagekarte zur Zeckenaktivität 1965 in Unterfranken (Regelmäßige Stichproben: 16 Plätze; Einzelstichproben: 14 Plätze). Aus MÜLLER, 1966

PIRILÄ (1951), GÖTZ (1954) und BOLOGA u. SONNENSCHEIN (1959) haben schon eine toxische Genese der Acr. chron. atr. erwogen. Wenn wir nun im Hinblick auf den Befund einer distalen Neuritis sowie in Anbetracht der asymmetrischen Ausbildung der neurologischen Symptome, die an ein lokal gebildetes und hier am stärksten wirkendes, aber auch über die Blutbahn sich im Körper verteilendes Agens denken läßt, den Gesichtspunkt einer toxischen Wirkung auf die peripheren Nerven verfolgen, so wäre vornehmlich eine interessante Überlegung zu erwähnen: HAUSER (1955, 1958) hat zur Diskussion gestellt, daß die Acr. chron. atr. im Zusammenhang mit dem Biß von Zecken auftrete, denn er fand „fast regelmäßig" bei seinen Patienten die anamnestische Angabe über Zeckenbisse. Eine darauf gerichtete Analyse unserer Fälle ergab folgendes Resultat: 29 von 46 Pat. mit Acr. chron. atr. ohne neurologische Erscheinungen (59,5%) gaben einen Zeckenbiß an, jedoch 30 unserer 37 Pat. mit neurologischen Ausfällen (also 81%) hatten Zeckenbisse in der Anamnese aufzuweisen. Nun ist das Gebiet des Maintales und des Spessarts stark von Zecken besiedelt. Eine entsprechende Karte über die Zeckenaktivität im Jahre 1965 hat MÜLLER (1966) gezeichnet (Abb. 23). Sie läßt erkennen, daß die Zeckendichte in den Gebieten des Steigerwaldes, des Taubertales, des Spessart-Südabhanges, der Lohrer Gegend und um Würzburg herum erheblich ist. Dies sind auch die Gegenden, denen die Patienten unserer Untersuchungsserie entstammen (Abb. 24). Zwei Drittel der

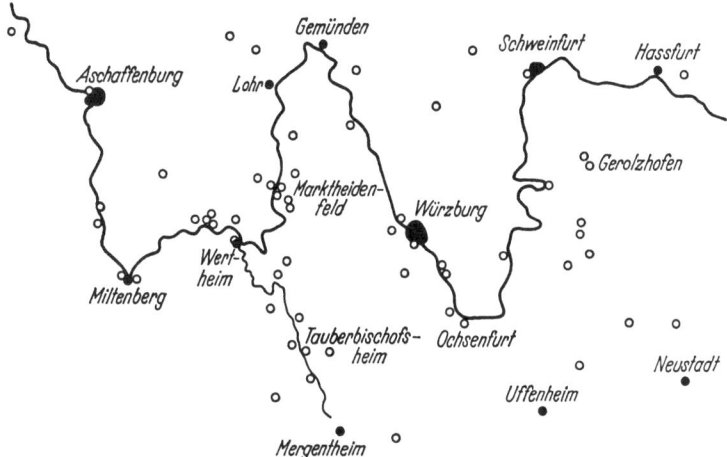

Abb. 24. Wohnorte der Pat. unserer Untersuchungsreihe aus dem unterfränkischen Raum. Eingezeichnet sind der Main und die Tauber sowie einige der größeren Städte. Zwei Drittel der eingezeichneten Wohnorte liegen im unmittelbaren Bereich des Maintales

Wohnorte unserer Patienten liegen in unmittelbarer Nähe des Maintales und des Taubertales. Gerade auch diese feuchten, mit Bäumen und Unterholz bestandenen Niederungen geben gute Vermehrungsbedingungen für die Zecken ab.

Ein Zeckenbefall in Mainfranken ist daher noch nichts außergewöhnliches. Dennoch sprechen einige Befunde für einen Zusammenhang der Acr. chron. atr. mit Zeckenbissen: es ist bekannt, daß das Erythema chronicum migrans und die Lymphadenosis benigna cutis (BÄFVERSTEDT, 1944) durch Zecken übertragen werden können. Beide Dermatosen entstehen aller Wahrscheinlichkeit nach auf infektiöser Grundlage, denn sie sind übertragbar (BINDER, DOEPFNER u. HORNSTEIN, 1955; PASCHOUD, 1957, 1958; KUSCHKE, PASCHOUD u. SOLTERMANN, 1957). Beide Dermatosen kommen in einigen Ländern auch gemeinsam vor, während sie gemeinsam in anderen Ländern fehlen (MARCHIONINI, 1956; GANS, 1961; KRONEBERGER, 1961; DESAI, 1961; RICH-

TER, 1961). Kombinationen des Erythema chronicum migrans und der Lymphadenosis benigna cutis sind ebenfalls in Einzelfällen beschrieben worden (POPPER u. RUSCH, 1920; BÄFVERSTEDT, 1944; JORDAN u. HOLTSCHMIDT, 1951; SPIER u. HEGEWALD, 1955; P. JORDAN, 1956; PASCHOUD, 1957). Andererseits wurde öfter beobachtet, daß die Acr. chron. atr. mit einem Erythema chronicum migrans (BOSNJAKOWIC, 1941; JORDAN, 1955; HAUSER, 1955; LUDWIG, 1956; HORACEK, 1958; von SEDLACEK, 1960) oder mit einer Lymphadenosis benigna cutis zusammen vorkommt (FISCHER, 1930; FREUND, 1931; GOTTRON, 1938; KEINING, 1941; BÄFVERSTEDT, 1944; MATRAS, 1949, 1953, 1954, 1955; GERTLER, 1959; LECHNER, 1962; CONRAD, 1962; NIEBAUER, 1964). Beide Erkrankungen sprechen wie die Acr. chron. atr. auf Penicillinbehandlung an (MIESCHER, 1949; BIANCHI, 1950; LECZINSKY, 1951; HOLLSTRÖM, 1951, 1958; HELLERSTRÖM, 1951; MATRAS, 1954 u. a.). Beide Erkrankungen auch befallen nach BIANCHI (1950) und von SEDLACEK (1960) in gleicher Weise wie die Acr. chron. atr. häufiger das weibliche Geschlecht. Auch hinsichtlich histologischer Befunde sind gewisse Ähnlichkeiten aufzuzeigen. So sind Plasmazellen häufig in den Lymphocytomen der Haut zu finden (BÄFVERSTEDT, 1944, SPIER u. HEGEWALD, 1955). Nach Zeckenbissen kommt es zu einem Schwund elastischer Fasern (WINER u. STRAKOSCH, 1941; WEGELIN, 1947 u. a.). WEGELIN macht die Wirkung des Zeckengiftes für die histomorphologischen Veränderungen verantwortlich. HELLERSTRÖM (1934) fand eine positive Intracutanprobe mit Zeckenextrakt beim Erythema chronicum migrans. An die geographischen Besonderheiten sei in diesem Zusammenhang ebenfalls erinnert (siehe Teil B 4., S. 11).

Lediglich aber vom Erythema chronicum migrans ist bisher bekannt, daß in seiner Begleitung entzündliche Erkrankungen des Zentralnervensystems, nämlich Meningitiden oder Encephalitiden, vorkommen (HELLERSTRÖM, 1930, 1948, 1951; GJELBERG-HANSEN, 1945; SÄLDE, 1946; SCHIRDUAN, 1950; LECZINSKY, 1951; BAMMER, 1964). MÜLLER (1966) konnte jetzt ein Virus aus Zecken isolieren, welches einen stark positiven Hämagglutinations-Hemmungstest bei Patienten mit Erythema chronicum migrans ergibt.

Eine Besonderheit der Zecken ist, daß sie ein neurotoxisch wirkendes Gift bilden und in den Wirtsorganismus abgeben können. Es existieren heute schon eine ganze Reihe klinischer Beobachtungen von Zeckenlähmungen bei Menschen und physiologische Untersuchungen über den Wirkungsmechanismus des Toxins (Literatur siehe bei COSTA, 1952; MURNAGHAN, 1960; ARTHUR, 1962). Die Zeckenparalyse des Menschen wird meist durch Dermacentor- oder Ixodes-Arten auch durch Ixodes ricinus, eine häufige Zecke unserer Gegenden (BRUMPT u. NEVEULEMAIRE, 1942) hervorgerufen. Bisher wurden rund 400 Fälle beschrieben. Die meisten stammen zwar aus Nordamerika und Australien, man hat aber auch in Wien entsprechende Beobachtungen in Laboratorien gemacht (persönliche Mitteilung von MÜLLER). Das Krankheitsbild beginnt zwischen dem 4. und 12. Tag nach Festbeißen der Zecke, zu einem Zeitpunkt, an dem die stärkste Saugkraft bereits vorbei ist. Das Gift soll nur von weiblichen Tieren kurz vor der Eiablage produziert werden und findet sich auch kurz nach Ablage in den Eiern selbst (REGENDANZ u. REICHENOW, 1931). Die Lähmungserscheinungen treten subakut bis akut auf, sie können besonders bei Erwachsenen im Sinne einer Landryschen Paralyse verlaufen oder auch auf eine Extremität beschränkt bleiben (ZUMPT u. GLAICHEN, 1950). Ataxie, Paresen und Lähmungen sowie frühzeitiger Reflexverlust sind die hervorstechenden Symptome. Sie verschwinden ebenso plötzlich, wie sie gekommen sind, sobald man die Zecke entfernt. Die Reflexausfälle bilden sich in der Nähe der Bißstelle, also am Ort des Gifteintrittes in den Körper am spätesten zurück. Meist sind die Bisse mehrerer Zecken notwendig, um schwerere Störungen hervorzurufen (SINGH, 1963). Histologisch wurden fokale Hämorrhagien im Zentralnervensystem und degenerative Veränderungen im Rückenmark und in der Medulla oblongata gefunden. Degenerationen von Ganglienzellen und Myelinsubstanz fanden HOEPPLI u. FENG (1933) und REGENDANZ u. REICHENOW (1931). Areflexie hat schon SABBATANI (1899) im Tierexperiment durch Injektionen mittelstarker Dosen von Zeckengift hervorrufen können, sie ist auch klinisch immer vorhanden (siehe auch ASKANI, 1936). Die Ursache liegt sicher zum überwiegenden Teil in einer Funktionsstörung der peripheren Nerven mit Verzögerung der Impulsleitung und einem elektrischen Block in den Nervenendigungen, ähnlich dem beim Botulismus (MURNAGHAN, 1960; EMMONS u. McLENNAN, 1960).

Nun sind ausnahmslos alle diese Beobachtungen Fälle akuter und sich rasch (lediglich lokal etwas verzögert) zurückbildender Intoxikationen. Chronische Lähmungen sind unseres Wissens bisher nicht beschrieben. Es wäre aber denkbar, daß durch wiederholten Zeckenbefall eine Umstimmung der Reaktionslage gegenüber dem Neurotoxin eintritt und eine protrahierte Wirkung entfaltet wird, daß somit ein länger hingezogenes Krankheitsbild resultiert. Die klinischen Befunde bei der Acr. chron. atr. lassen ja eine deutliche Progredienz in der Schwere der neurologischen Ausfälle erkennen, je länger das Krankheitsbild besteht; und man hört von den betroffenen Patienten häufig, daß sie wiederholt von Zecken gebissen wurden. Nach unseren bisherigen Kenntnissen muß es indessen noch fraglich bleiben, ob die Polyneuritiden bei der Acr. chron. atr. möglicherweise Folge der Wirkung des Zeckentoxins sind.

Im Rahmen der Erörterung einer toxischen Genese muß auch eine Mitteilung von SCHMIDT (1948) berücksichtigt werden. SCHMIDT beschrieb Polyneuritiden bei Pyodermien und Osteomyelitis. Geläufig sind die Fälle einer Polyneuritis bei Amyloidose als Folge chronischer Eiterungen. SCHMIDT deutete die Erkrankungen seiner Fälle jedoch als direkte Toxinwirkung. Diese Vorstellung ist der Annahme einer Fokaltoxikose (chronische Tonsillitis u. ä.) als Ursache von Neuritiden nahe verwandt. Einen weiteren Hinweis auf ein derartiges Geschehen gibt die Publikation von HORACEK (1958), der bei 6 Fällen von Acr. chron. atr. ausgesprochen positive Reaktionen gegenüber Staphylokokkenantigen fand. Man könnte sich vorstellen, daß die atrophisch veränderte Haut bei der Acr. chron. atr. das Übertreten von Bakterientoxinen in den Körper erleichtert. Untersuchungen von OPPENHEIM (1931) haben aber ergeben, daß die Resorptionsfähigkeit der atrophischen Haut zumindest für jodhaltige Lösungen verzögert ist.

Schließlich wäre noch zu erwägen, ob eine chronische Autointoxikation bzw. Autoallergisierung bei der Acr. chron. atr. infolge des langsam fortschreitenden Gewebsabbaues stattfindet, die als Ursache der begleitenden Polyneuritis infrage käme (PETTE, 1942; FRISK u. LAMPL, 1953; WAKSMANN u. ADAMS, 1955; WAKSMAN, 1961). Diese Frage muß vorerst offen bleiben. Für die Entstehung der Hautveränderungen hat GÖTZ (1954) eine solche Möglichkeit in seine Überlegungen einbezogen.

Wenn man nun auf der anderen Seite im Hinblick auf die vermutete infektiöse Genese der Acr. chron. atr. auch einen direkten Erregerbefall des peripheren Nervensystems diskutieren will, so muß vor allen den Untersuchungen von GÖTZ u. NASEMANN (1956) Rechnung getragen werden. Diesen Autoren gelang eine Übertragung durch bakterio-sterile Ultrafiltrate von Acr. chron. atr.-Gewebe nicht, auch konnten licht- und elektronenoptisch keine Elementarkörperchen nachgewiesen werden. Sie meinen, daß der Erreger der Acr. chron. atr. vielleicht unter den größenordnungsmäßig zwischen Treponemen und großen Viren stehenden Mikroben zu suchen sei.

Es scheiden also alle durch kleine Viren hervorgerufene Erkrankungen aus, so auch das Frühsommer-Meningoencephalitis-Virus und ihm verwandte Virusarten, die für die Zeckenencephalitis in Europa verantwortlich sind. Entsprechende serologische Untersuchungen haben wir dennoch, zum Teil von einer anderen Fragestellung herkommend vorgenommen. Die Titerbestimmungen [10] im Serum von 12 Pat. mit Acr. chron. atr. wurden freundlicherweise vom Hygienischen Institut der Universität Wien durchgeführt. Es ergab sich in einem Fall ein Titer von 1:20, in 3 Fällen einer von 1:10, in allen übrigen Fällen betrug der Titer 1:5 und weniger. Das Ergebnis muß also als negativ angesehen werden.

Kehren wir noch einmal kurz zu dem möglichen Übertragungsmechanismus der Acr. chron. atr. durch Zecken zurück, so muß mit einer Fülle von Erregern gerechnet werden. Neben Viren (siehe WORK, 1963) werden noch eine ganze Reihe anderer für den Menschen pathogener Keime durch Zecken übertragen (PHILIP u. BURGDORFER, 1961; ARTHUR, 1962). Unter diesen sind besonders Rickettsiosen, die Brucellose und die Leptospirosen zu nennen, welche bekanntlich Erkrankungen des Nervensystems, zum Teil auch gerade chronische periphere Nervenaffektionen, hervorrufen können. Alle diese Überlegungen sind indessen hypothetisch und müßten im kritischen Experiment geprüft werden.

Wenn man davon ausgeht, daß ein bestimmter Erreger für die Entstehung der Acr. chron. atr. wie für die neurologischen Begleiterscheinungen verantwortlich ist, so muß man gleichzeitig damit auch die theoretische Möglichkeit zugestehen, daß es Polyneuritiden oder Neuritiden vom Typ der bei der Acr. chron. atr. gefundenen Störungen gibt, ohne daß es zu Hauterscheinungen kommt. Die Beispiele der luischen Erkrankungen des Nervensystems ohne vorausgegangene Hautefflorescenzen, des Zoster ohne Eruption auf der Haut u. a. mehr fordern zu solchen Analogieschlüssen heraus. Ob so etwas tatsächlich vorkommt, kann heute noch nicht beantwortet werden. Erst der Nachweis eines entsprechenden Erregers vermag hierüber Gewißheit zu geben.

Nach allem ist festzustellen, daß unser Wissen um die pathologischen Vorgänge bei der Acr. chron. atr. noch recht beschränkt ist. Die Klärung der Ätiologie des Hautleidens ist die Voraussetzung dafür, daß die Ursache der begleitenden neurologischen Ausfälle herausgefunden werden kann. Schon vorne (siehe Teil C 4.) wurde aufgezeigt, daß dermatologische und neurologische Symptomatik sich mit der gleichen Dynamik entwickeln. Es müssen daher sehr enge pathogenetische Beziehungen angenommen werden. Der Nachweis neurologischer Komplikationen erweitert unsere Vorstellungen von der Acr. chron. atr. als Allgemeinerkrankung: nicht nur an Hautorgan, Lymphknoten und Knochenmark und in der Zusammensetzung der Bluteiweißkörper kann sich das Krankheitsgeschehen manifestieren, sondern auch im Bereich des peripheren Nervensystems. Gleichzeitig aber sind unsere Befunde auch für das neurologische Fachgebiet von Interesse, denn sie bieten die Möglichkeit, aus

---

[10] Es handelt sich um Untersuchungen auf neutralisierende Antikörper (Bestimmungen mit einem Titer bis zu 1:5) und um den Hämagglutinationstest (in den übrigen Fällen).

dem großen Topf der klinisch bisher unklassifizierbaren Polyneuritiden wiederum einige abzutrennen und die Diskussion über ihre Ätiologie etwas konkreter zu gestalten.

Zusammenfassung

Einige Einzelbeobachtungen, bei denen peripher-neurologische Erkrankungen mit einer Acr. chron. atr. Herxheimer kombiniert waren, gaben Anlaß zu einer systematischen Überprüfung der Frage, ob ein Zusammenhang zwischen beiden Erkrankungen angenommen werden muß. Im Rahmen dieser Thematik wurden 92 Pat. mit einer Acr. chron. atr. klinisch neurologisch untersucht. Sinnesphysiologische, elektromyographische und histologische Befunde sowie Liquoruntersuchungen ergänzten das klinische Bild.

1. Bei 37 Pat. fanden sich neurologische Komplikationen, bei vier weiteren mußten bestimmte Symptome ebenfalls auf die Acr. chron. atr. bezogen werden. Es handelt sich dabei um 23 (+2) Fälle von Polyneuritis, 5 (+1) Fälle von Neuritis gewöhnlich mehrerer großer Nerven an einer Extremität und um 2 Fälle mit radikulären Ausfällen. Fünf Pat. hatten lokale Sensibilitätsstörungen im Bereich der erkrankten Haut, einer eine isolierte Muskelatrophie und einer (+1) zeigte isolierte Reflexausfälle. Die kritische Analyse ergibt, daß unter den schwereren Erkrankungen an Acr. chron. atr. etwa zwei Drittel der Patienten mehr oder weniger starke Beschwerden bekommen (Schmerzen, Paraesthesien, Paresen, Muskelcrampi); mehr als ein Drittel der Patienten aber entwickeln periphere neurologische Ausfälle. Bei 30 (+2) Pat. waren die neurologischen Störungen asymmetrisch ausgebildet mit Betonung an derjenigen Extremität, die am stärksten oder frühesten von dem Hautleiden erfaßt war.

2. Die Bestimmung von Zahl und Reizschwelle der Sinnespunkte der Haut bei den Patienten mit neurologischer Symptomatik ergab sowohl eine Rarefizierung von Sinnespunkten als auch eine Schwellenerhöhung.

3. Elektromyographisch konnte eine Schädigung der peripheren Nerven nachgewiesen werden, wenn gleichzeitig auch klinisch-neurologische Ausfälle vorhanden waren. Die Ergebnisse sprechen überwiegend für eine Schädigung in den distalen Nervenabschnitten bei wahrscheinlich stärkster Beteiligung der Endaufzweigungen der Axone.

4. Lichtmikroskopisch fanden sich keine verwertbaren krankhaften morphologischen Veränderungen an den marklosen und den von einer dünnen Myelinhülle umgebenen Nervenfasern der Haut.

5. Die Zusammensetzung des Liquor cerebro-spinalis wird von der Acr. chron. atr. sowie von den sie begleitenden neurologischen Störungen nicht beeinflußt. Waren leichte oder schwerere pathologische Liquorveränderungen vorhanden, so konnte stets eine andere Ursache dafür ausfindig gemacht werden.

6. Die Dynamik der neurologischen Komplikationen der Acr. chron. atr. wird von einer ausgesprochenen Chronizität geprägt. Exacerbationen kommen vor, sie gehen gewöhnlich einem Wiederaufflammen des Hautleidens parallel. Bemerkenswert erscheint die Feststellung, daß sich die neurologischen Störungen trotz ausreichend erscheinender Behandlung der dermatologischen Veränderungen weiter entwickeln können.

Abschließend wird darauf hingewiesen, daß die dargestellten Befunde mit den einschlägigen Beobachtungen besonders der älteren Literatur weitgehend übereinstimmen. Nur haben diese Mitteilungen überraschenderweise bisher kaum Beachtung gefunden. Diejenigen Gesichtspunkte, die einen pathogenetischen Zusammenhang zwischen neurologischen Ausfällen und Acr. chron. atr. wahrscheinlich machen, werden aufgezeigt, und mögliche Einflüsse, die für die Entstehung der Nervenschädigung eine Rolle spielen könnten, besprochen. Unter Berücksichtigung aller Umstände hat der Verfasser die Überzeugung gewonnen, daß ein enger — wie auch immer gearteter — Zusammenhang zwischen der Acr. chron. atr. und den dabei beobachteten peripheren Nervenschädigungen besteht.

An dieser Stelle möchte ich der Deutschen Forschungsgemeinschaft meinen verbindlichsten Dank aussprechen für die großzügige Unterstützung, durch die meine Untersuchungen sehr gefördert wurden.

Literatur

ABRAMOWITZ, E. W.: Acrodermatitis chronica atrophicans. Arch. Derm. (Chic.) 12, 441 (1925); ref. Zbl. Hautkr. 19, 236 (1926).

AFIMOV, V., und M. MIRONENKO: Russk. vestnik. Derm. 7, 832 (1929); zit. nach BOMMER u. STOLP, 1960.

AHRENS: Erythema pernio oder entzündliches Vorstadium einer Atrophia cutis. Derm. Wschr. 70, 204 (1920).

AKIMA, T.: Ein Fall von Acrodermatitis chronica atrophicans, die sich durch Acetylcholininjektion besserte. Zbl. Hautkr. 49, 513 (1935).

ALDERSON, H. E.: Acrodermatitis chronica atrophicans. Arch. Derm. (Chic.) 26, 364 (1932).

ALMKVIST, J.: Arthritis deformans mit Atrophia cutis. Zbl. Hautkr. 35, 60 (1931).

ARNDT: Idiopathische Hautatrophie und verhornender Plattenzellkrebs. Zbl. Hautkr. 9, 369 (1923).

ARNDT, H.: Zur Kenntnis der Erythromelalgie und ihrer endokrinen Grundlage. Diss. Rostock, 1941.

ARTHUR, A.: Mehrere Fälle von Hautatrophie. Derm. Z. 11, 338—351 (1904).

ARTHUR, D. R.: Ticks and Disease. Oxford-London-New York-Paris: Pergamon Press 1962.

ARZT, L. und K. ZIEHLER: Die Haut- und Geschlechtskrankheiten. Berlin: Urban und Schwarzenberg 1934/35.

ASKANI, H.: Zur Ätiologie des Erythema chronicum migrans. Derm. Wschr. 102, 125—131 (1936).

ATTINGER, H.: Beitrag zur Histologie der Dermatitis chronica atrophicans. Diss. Basel, 1917.

BABES, A.: Der erste in Rumänien beobachtete Fall von Acrodermatitis. Zbl. Hautkr. 56, 12 (1937).

BÄFVERSTEDT, B.: Über Lymphadenosis benigna cutis. Acta derm.-venereol. (Stockh.) 24 Suppl. 11, 1—202 (1944).

— Trophic skin lesions associated with postencephalitic parkinsonism — bullous dermatosis. Acta derm.-venereol. (Stockh.) 33, 154 (1953).

BÄUMER: Idiopathische Hautatrophie. Derm. Z. 11, 98 (1904).

BALBAN: Acrodermatitis atrophicans. Wien. dermat. Gesellsch. Sitzg. 10. April 1924 (zit. bei Oppenheim, 1931).

BAMMER, H.: Ein Fall von Sarcoid der Skelettmuskulatur unter dem Bilde einer progressiven Muskeldystrophie. Nervenarzt 29, 422—424 (1958).

— Persönliche Mitteilung 1964.

BANNWARTH, A.: Zur Lehre von der Ischias. Ärztl. Wschr. 5, 874—878 (1950).

BARRON, K. D., und D. I. M. FINE: Neuromyositis. J. nerv. ment. Dis. 128, 497—507 (1959).

BECHERT: Über einen Fall diffuser idiopathischer Hautatrophie. Arch. Derm. Syph. (Berl.) 53, 35—43 (1900).

— Atrophia maculosa bei Acrodermatitis chronica atrophicans und Dystrophia adiposogenitialis. Arch. Derm. (Chic.) 12, 597 (1925).

BECK, R.: Beitrag zur Lehre von der idiopathischen Hautatrophie. Arch. Derm. Syph. (Berl.) 100, 117—144 (1910).

BECKER, J.: Polyneuritis nach Contergan. Nervenarzt 32, 321—323 (1961).

BEER, K. D.: Atrophia cutis. Arch. Derm. Syph. (Berl.) 1892, 835.

BENEDEK, L., und J. THURZO: Acrodermatitis atrophicans als Neurotrophopathie bei der Multiplen Sklerose. Gyogyäszat 1928, II, 730—733; ref. Zbl. Neurol. Psychiat. 53, 75 (1929).

BERING, F.: Über Dermatitis atrophicans chronica idiopathica progressiva diffusa und maculosa. Arch. Derm. Syph. (Berl.) 113, 75—89 (1912).

BERNHARDT, M.: Ein Fall von Erythromelalgie. Berl. klin. Wschr. 29, 1129 (1892).

BERNHARDT, R.: Fall von Pick-Herxheimerschen Krankheit. Zbl. Hautkr. 49, 109 (1935).

BETZ, K.: Spinale Muskelatrophien nach Encephalitis epidemica. Dtsch. Z. Nervenheilk. 167, 303—309 (1952).

BEURMANN und GOUGEROT: Dermite faciale atropho-hypertrophique. Ann. Derm. 1905, 881.

BEZECNY, R.: Zbl. Hautkr. 40, 453 u. 41, 419 (1932).

— Generalisierte Acrodermatitis atrophicans. Zbl. Hautkr. 56, 1 (1937).

BIANCHI, G. E.: Die Penicillinbehandlung der Lymphocytome. Derm. Z. 100, 270—273 (1950).

BINDER, E., R. DOEPFNER und O. HORNSTEIN: Experimentelle Übertragung des Erythema chronicum migrans von Mensch zu Mensch. Hautarzt 6, 494—496 (1955).

BING, R.: Lehrbuch der Nervenkrankheiten, S. 577. Basel: Karger 1945.

— Les érythralgies et leur aspect physiopathologique. Arqu. Neuro-psiquiat. (S. Paulo) 10, 147—152 (1952).

BISCHOF, G.: Ein Fall von Atrophia cutis idiopathica chronica diffusa progressiva. Diss. Erlangen, 1922.

BLASCHKO: Idiopathische Hautatrophie. Derm. Z. 13, 112 (1906).

BLIX, M.: Experimentelle Beiträge zur Lösung der Frage über die spezifiische Energie der Hautnerven. Z. Biol. 21, 145—160 (1885).

BOBOVIC und KOPEIKIN: Atrophia cutis idiopathica. Zbl. Hautkr. 28, 663 (1929).

BODECHTEL, G.: Differentialdiagnose neurologischer Krankheitsbilder. Stuttgart: Thieme 1958.

BOGAERT, L. van, et M. A. RADERMECKER: Scléroses bilatérales amyotrophiques typiques et paralysies agitantes héréditaires dans une famille avec une forme de passage possible entre les deux affections. Mschr. Psychiat. Neurol. 127, 185—203 (1954).

BOLOGA, E. J., und S. SONNENSCHEIN: Beiträge zur Infektiösen Ätiologie der Akrodermatitis chronica atrophicans und ihren pathologischen Erscheinungen. Derm. Wschr. 139, 401—409 (1959).

BOMMER, S.: Diskussion. Derm. Wschr. 128, 1225 (1953).

— und K. RAUHUT: Novocainumspritzungen peripherer Nerven bei Hautkrankheiten. Hautarzt 1, 507—512 (1950).

— — und J. DÖRING: Novocainanwendung bei Hautkrankheiten. Ther. d. Gegenw. 92, 81—85 (1953).

— und A. STOLP: Beitrag zum Ursachenkomplex der Acrodermatitis chronica atrophicans Herxheimer. Hautarzt 11, 208—212 (1960).

BORIKOVA, E. und J. KOPECNY: Acute myositis probably due to Coxsackie-virus-infection. Čs. Neurol. 20, 81—88 (1957); ref. Zbl. Neurol. 145, 115 (1958).

BOSNJAKOVIC: Acrodermatitis chronica atrophicans, familiär. Zbl. Hautkr. 67, 524 (1941).

BOSTRÖM, A.: Ungewöhnliche Formen der epidemischen Encephalitis. Dtsch. Z. Nervenheilk. 68/69, 64—98 (1921).

BOWENS, P.: Electrodiagnostic features of distal pathology in the motor unit. Amer. J. Phys. Med. 38, 144—147 (1959).

BREHM, G.: Symptomatische Makro- und Kryoglobulinämie bei Acrodermatitis chronica atrophicans. Hautarzt 14, 75—79 (1963).

BRONSON, E. B.: A case of symmetrical atrophy of the extremities. J. cut. genito-urin. Dis. 13, 1—10 (1895).

BROSER, F.: Polyneuritiden und funikuläre Myelosen nach Contergangebrauch. Med. Klinik 57, 53—57 (1962).

BROWN, G. E.: Erythromelalgie and other disturbances of the extremities accompanied by vasodilatation and burning. Amer. J. med. Sci. 183, 468—485 (1932).

BRÜNAUER, S. R.: Dermatitis atrophicans diffusa progressiva. Zbl. Hautkr. 46, 412 (1933).

— Wien. klin. Wschr. 1928, 1228; zit. nach Brünauer, 1935.

BRUHNS: Acrodermatitis atrophicans. Zbl. Hautkr. 18, 825 (1926).

— Acrodermatitis atrophicans. Zbl. Hautkr. 32, 402 (1930).

BRUMPT, A., und NEVEU-LEMAIRE: Praktischer Leitfaden der Parasitologie des Menschen. Berlin: Springer 1942.

BRUN, A.: Chronic polymyositis on the basis of sarcoidosis. Acta psychiat. neurol. scand. 36, 515—521 (1961).

BRÜNAUER, S. R.: Atrophien. In Die Haut- und Geschlechtskrankheiten. Hrsg. L. ARZT u. L. ZIELER. Berlin-Wien: Urban-Schwarzenberg 1935.

BUCHTHAL, F.: An introduction to electromyography. Kopenhagen: Gyldendal 1957.

— The Electromyogramm. World Neurol. (Minneap.) 3, 16—34 (1962).

—, C. GULD und P. ROSENFALCK: Action potential parameters in normal human muscule and their dependence on physical variables. Acta scand. 32, 200—218 (1954).

—, P. PINELLI und P. ROSENFALCK: Action potential parameters in normal muscle and their physiological determinants. Acta physiol. scand. 32, 219—231 (1954).

BUCHWALD, A.: Ein Fall von diffuser idiopathischer Hautatrophie. Vjschr. Derm. 15, 553—556 (1883).

BUSCH, W.: Acrodermatitis atrophicans chronica. Zbl. Hautkr. 41, 672 (1932).

BUSCHKE, A.: Acrodermatitis chronica atrophicans. Berl. dermat. Ges. Sitzg. 12. 7. 1927; ref. Zbl. Hautkr. 25, 513 (1928).

CAROMAN, Z., V. COSTEA, A. DOBRESCU und G. DOBRESCU: Poikilodermatomyositis mit Vorhandensein von Coxsackie-Virus im Stuhl, in den Muskeln und im Mund-Rachenraum. Neurologia (Buc.) 2, 333—341 (1957).

CARRIÉ, G.: Aussprache Gahlen. Zbl. Hautkr. 81, 400 (1952).

CASSIRER, R.: Vasomotorisch-trophische Neurosen. Berlin: Karger 1912.

—, und R. HIRSCHFELD: Vasomotorisch-trophische Erkrankungen in Hdbuch der Neurologie. Hrsg. O. BUMKE u. O. FOERSTER; Vol. 17, 286 (1936).

CHARGIN: Acrodermatitis chronica atrophicans. Arch. Derm. (Chic.) 12, 903 (1925).

CHOTZEN: Atrophica cutis circumscripta congenita brachii. Arch. Derm. (Berl.) 53, 401 (1900).

CLEVE, H., und G. SCHWICK: Immunoelektrophoretische Serumanalyse bei Makroglobulinämia Waldenström. Z. Naturforschg. 12b, 375—384 (1957).

COLE, H. N. und J. E. DRIVER: Acrodermatitis atrophicans. Arch. Dermat. (Chic.) 20, 421 (1929); ref. Zbl. Hautkr. 33, 357 (1930).

COLOMBINI, P.: Klinische und histologische Untersuchungen über einen Fall von Atrophica cutis idiopathica. Mh. prakt. Derm. 28, 65—73 (1899).

CONRAD, M.: Acrodermatitis chronica atrophicans bei Lymphadenosis benigna cutis. Derm. Wschr. 145, 381 (1962).

CORBAT, F.: Über Messungen der Leitgeschwindigkeit am peripheren Nerven. Dtsch. Z. Nervenheilk. 182, 652—661 (1961).

CORDEL, H.: Über Liquorveränderungen bei Ischias. Nervenarzt 12, 243—247 (1939).

CORONI, C., W. KOVAC, G. LASSMANN und NIEBAUER: Zum Sklerodermieproblem. Acta neurovegetat. (Wien) 21, 231—270 (1960).

COSTA, J. A.: Tick paralysis on Atlantic seabord. Amer. J. Dis. Child. 83, 336—347 (1952).

CSÓKA, E., und L. SZODORAY: Experimentelle Untersuchungen zur Ätiologie der Acrodermatitis chronica atrophicans. Hautarzt 11, 127—131 (1960).

CURSCHMANN, H.: Vasomotorische und trophische Neurosen. Münch. med. Wschr. 1924, II, 985—987.

DANDA, J.: Kritische Bemerkungen zum Befund einer beschleunigten BSG bei der Acrodermatitis chronica atrophicans. Derm. Wschr. 145, 313—319 (1962).

— Die Weltfrequenz der Acrodermatitis chronica atrophicans. Hautarzt 14, 337—340 (1963).

DEHIO, K.: Über Erythromelalgie. Berl. klin. Wschr. 1896, 817—818.

DELBANCO: Acrodermatitis atrophicans mit Sklerodermie. Derm. Wschr. 70, 355 (1920).

DE NICOLO: zit. nach Salus, 1929.

DESAI: 1961, siehe bei Hauser, 1958.

DIETSCH, H.: Liquorveränderungen bei Neuritis und Polyneuritis. Diss. Würzburg, 1939.

DIETZ, F.: Zwei Fälle von idiopathischer Atrophie der Haut. Diss. Straßburg, 1902.

DINKLER, M.: Zur Lehre der Sklerodermie. Dtsch. Arch. klin. Med. 48, 514—577 (1891).

DOBOS, A.: Dermatitis atrophicans. Zbl. Hautkr. 61, 625 (1939).

DÖRFFEL: Acrodermatitis atrophicans. Zbl. Hautkr. 36, 545 (1931).

DONNERMANN, C.: Häufigkeitsanalytische Studie über die Symptomatologie der Acrodermatitis chronica atrophicans. (Herxheimer). Diss. Marburg, 1959.

— und H. J. HEITE: Beitrag zur Symptomatologie der Acrodermatitis chronica atrophicans (Pick-Herxheimer). Arch. klin. exp. Derm. 208, 516—527 (1959).

DOWNING, J. G.: Acrodermatitis chronica atrophicans. Arch. Derm. (Chic.) 35, 741—743 (1937).

DRECHSLER, B.: Elektromyographie. Berlin: Verlag f. Volk u. Gesundheit 1964.

DREW, A. L., und K. R. MAGEE: Papilledema in the Guillain-Barré-Syndrome. Arch. Neurol. Psychiat. 66, 744—751 (1951).

DUCREY, C.: Dermatitis chronica atrophicans. Zbl. Hautkr. 6, 262 (1923).

DÜRK, H.: Untersuchungen über die pathologische Anatomie der Beri-Beri. Beitr. path. Anat. Suppl. 8 (1908).

DYKEN, P. R.: Sarcoidosis of skeletal muscle. Neurology (Minneap.) 12, 643—651 (1962).

EBERT, M. H., und A. H. SLEPYAN: Acrodermatitis chronica atrophicans with tumor formation. Arch. Derm. (Chic.) 43, 1054—1055 (1941).

EHRMANN, S.: In Atrophie übergehendes Erythem. Wien. klin. Wschr. 1901, 198.

— Zwei Fälle von Acrodermatitis chronica atrophicans. Arch. Derm. (Berl.) 56, 243 (1901).

— Vorstellung eines Patienten mit Acrodermatitis chronica atrophicans. Derm. Z. 20, 1010 (1913).

— und S. R. BRÜNAUER: Sklerodermie. In Handbuch der Haut- u. Geschlechtskrankheiten. Vol. VIII/2. Berlin: Springer 1931.

— und F. FALKENSTEIN: Über Dermatitis atrophicans und ihre pseudesklerodermatischen Formen. Arch. Derm. (Berl.) 149, 142—175 (1925).

ELLIOT: A case of idiopathic atrophy of the skin. J. cut. genito-urin. dis. 13, 152 (1895).

EMMONS, P., und H. McLENNAN: Some observations on tick paralysis in mormots. J. exp. Biol. 37, 355—362 (1960).

EPSTEIN, N. N.: Acrodermatitis chronica atrophicans. Arch. Derm. (Chic.) 44, 314 (1941).

ERBSLÖH, F.: Die Beteiligung von Nervensystem und Muskulatur an den „Kollagenkrankheiten". Internist 2, 201—211 (1961).

— Muskelkrankheiten. In G. BODECHTEL: Differentialdiagnose neurologischer Krankheitsbilder, S. 840. Stuttgart: Thieme 1962.

— und W. DIETEL: Über exogene Spätmyopathien, I. Boeck. Arch. Psych. Z. Neur. 199, 215—234 (1959).

EREL, N. O.: Über einen Fall von Dermatitis atrophicans. Zbl. Hautkr. 56, 37 (1937).

ESSLEN, E.: Der Spasmus facialis — eine Parabioseerscheinung. Dtsch. Z. Nervenheilk. 176, 149—161 (1957).

— Recognition and interpretation of neurogenic and myogenic spontaneus activity in the electromyogramm. 1. intern. Congr. of Neurol. Sci. Bruxelles 1957; ref. Electroenceph. clin. Neurophysiol. 3, 25—33 (1959).

— und R. MAGUN: Elektromyographie, Grundlagen und klinische Anwendung. Fortschr. Neurol. 26, 153—196 (1958).

EULENBURG: Über Erythromelalgie. Dtsch. med. Wschr. 1893, 1325—1326.

EYRING, E.: Beitrag zur Kenntnis der Erythromelalgie. Diss. Giessen, 1934.

FELDMANN, S.: Acrodermatitis chronica atrophicans with xanthoma like noduls. Arch. Derm. (Chic.) 26, 1162—1163 (1932).

FIELSCHE, W.: Vergleichende Sternalmarkuntersuchungen bei Acrodermatitis atrophicans und manifester Syphilis aller Stadien. Med. wissenschaftl. Ges. f. Dermat. u. Venerol. im Lande Sachsen-Anhalt, Sitzg. v. 28. 2. 1953 (zit. nach Hauser, 1955).

FINGER, E., und M. OPPENHEIM: Die Hautatrophien. Wien—Leipzig: Deuticke 1910.

FISCHEL: Idiopathische Hautatrophie. Zbl. Hautkr. 8, 376 (1923).

FISCHER, W.: Hauterkrankungen im Anschluß an Strumaoperation. Zbl. Hautkr. 22, 305 (1927).

FISCHER: Lymphadenosis cutis, Acrodermatitis chronica atrophicans. Derm. Z. 59, 122 (1930).

FLESCH-THEBESIUS, M.: Acrodermatitis atrophicans mit Hautplastik. Zbl. Hautkr. 36, 533 (1931).

— Chirurgische Behandlung von Hauterkrankungen. Chirurg. 18, 603/4 (1947).

FÖLDES, E.: Schwerer Fall von Dermatitis atrophicans mit Leberatrophie und Tetanie. Zbl. Hautkr. 57, 113 (1938).

FORD, F. R.: Diseases of the nervous system in infancy, childhood and adolescence. Springfield: Thomas 1960.

— und F. R. WALSH: Guillain-Barré-Syndrom with increased intracranial pressure and papilledema. Report of two cases. Bull. Johns Hopkins Hosp. 73, 391—395 (1943).

FORDYCE, J. A.: A case of symmetrical atrophy of the skin and Syphilis. J. cut. genito-urin. dis. **18**, 462 (1900).

FRANZ, K.: Untersuchungen des Drucksinnes mit Reizhaaren nach statistischer Methode. Dtsch. Z. Nervenheilk. **78**, 212—223 (1923).

FREUND, H.: Acrodermatitis atrophicans. Zbl. Hautkr. **32**, 548 (1930).

— Lymphatische Leukämie unter dem Bilde einer Acrodermatitis chronica atrophicans. Zbl. Hautkr. **38**, 569 (1931).

— Acrodermatitis atrophicans. Zbl. Hautkr. **76**, 400 (1951).

FREY, M. von: Untersuchungen über die Sinnesfunktion der menschlichen Haut I. Leipzig: Hirzel 1896.

— Ber. sächs. Gesellsch. Wiss. **46**, 185, 283 (1894): zit. nach Rose u. Mountcastle, 1959.

— Versuche über schmerzerregende Reize. Z. Biol. **76**, 1—24 (1922).

— Die Wirkung gleichzeitiger Druckempfindungen aufeinander. Z. Biol. **56**, 574—598 (1911).

— und F. KIESOW: Über die Funktion der Tastkörperchen. Z. Psychol. Physiol. Sinnesorgane **20**, 126—163 (1899).

— und H. REIN: Physiologie der Haut. In Jadassohn: Handbuch der Haut- und Geschlechtskrankheiten Bd. I/2. Berlin: Springer 1929.

FRIEDHEIM, L.: Einige kasuistische Beiträge zur Kenntnis der Sklerodermie. Dtsch. med. Wschr. 1894, 199—200.

FRISK, E., und F. LAMPL: Lokal-anaphylaktische Entzündungsvorgänge am peripheren Nervensystem. Dtsch. Z. Nervenheilk. **170**, 274—298 (1953).

FROMENT, M. J.: Sclérose latérale amyotrophique et encéphalite épidémique. Rev. Neurol. 1925, 842.

FÜLLENBAUM, L.: Acrodermatitis atrophicans. Zbl. Hautkr. **48**, 279 (1934).

FUNK, C. F., und F. KRÖBER: Beitrag zur infektiösen Ätiologie der Acrodermatitis atrophicans. Arch. klin. exp. Derm. **206**, 579—781 (1957).

FUSS: Atrophia cutis idiopathica. Zbl. Hautkr. **23**, 521 (1927).

GABRIEL, H.: Zur Frage der Penicillinbehandlung und Häufigkeit der Acrodermatitis atrophicans (Herxheimer). Hautarzt **3**, 172—176 (1952).

GAGEL, O.: Erkrankungen des vegetativen Systems. In Handbuch der inneren Medizin. Band V/2 S. 777 ff. Berlin: Springer 1953.

GALLETTI, R., und P. ARCANGELI: Sul problema clinico dell'eritralgia. Rass. Neurol. veg. **10**, 47—62 (1953).

GANS: Acrodermatitis atrophicans und Sklerodermie. Zbl. Hautkr. **45**, 678 (1933).

— 1961, siehe bei Hauser, 1958.

GANS, O., und E. LANDES: Acrodermatitis chronica arthropathica. Hautarzt **3**, 151—155 (1952).

GAWLEWSKI: Idiopathische Hautatrophie. Derm. Wschr. **72**, 188 (1921).

GAWRILOVA: Atrophia cutis maculosa. Moskau vener. dermat. Ges. Sitzg. 10. Jan. 1926; ref. Zbl. Hautkr. **26**, 34 (1928).

GERHARDT, C.: Über Erythromelalgie. Berl. klin. Wschr. **29**, 1125—1127 (1892).

GERTLER: Symmetrisch angeordnete Lymphocyte des Gesichtes bei Acrodermatitis chronica atrophicans mit juxtaartikulären Knoten. Derm. Wschr. **139**, 281 (1959).

GILMAN, R. L.: Acrodermatitis atrophicans chronica. Arch. Derm. (Chic.) **31**, 245 (1935).

GIROUD, P., M. CAPPONI und N. DUMAS: Rickettsioses et lésions cutanées en dehors de syndromes fébriles. Bull. Soc. Pathol. exot. **55**, 598—961 (1962).

GJELBERG-HANSEN: Acta derm. venereol. (Stockh.) **25**, 458 (1945); zit. bei Hellerström, 1951.

GÖTZ, H.: Die Acrodermatitis chronica atrophicans Herxheimer als neue Indikation für die Behandlung mit Chloromycetin. Hautarzt **3**, 310—312 (1952).

— Die Acrodermatitis chronica atrophicans Herxheimer als Infektionskrankheit. Hautarzt **5**, 491—504 (1954).

— Die Acrodermatitis chronica atrophicans Herxheimer als Infektionskrankheit. Hautarzt **6**, 249—252 (1955).

— und T. NASEMANN: Zur Frage der Virusätiologie der Acrodermatitis chronica atrophicans Herxheimer. Hautarzt **7**, 349—353 (1956).

GOLDSCHLAG: Acrodermatitis atrophicans mit sogen. Pseudofibromen — Sarcoid Boeck. Zbl. Hautkr. **27**, 593 (1928).

— Pemphigus vulgaris, Acrodermatitis atrophicans, Osteomyelitis. Zbl. Hautkr. **60**, 602 (1938).

GOLOMB, J., und L. FAJNGOLD: Zur Frage der zwischen Atrophia cutis und Sklerodermie
    bestehenden Beziehungen. Ref. Zbl. Hautkr. **33**, 78 (1930).
GORDON, H.: Two cases of acrodermatitis. Proc. roy. Soc. Med. **26**, 1299—1300 (1933).
GOTTRON, H.: Gleichzeitiges Vorhandensein von Acrodermatitis und circumscripter Sklero-
    dermie. Zbl. Hautkr. **57**, 7 (1938).
— Lymphadenosis cutis circumscripta im Bereich der Mamille bei gleichzeitiger Acrodermatitis
    chronica atrophicans der Extremitäten. Zbl. Hautkr. **59**, 633 (1938).
— Acrodermatitis chronica atrophicans. Zbl. Hautkr. **61**, 7 (1939).
— Aleukämische Lymphadenosis bei gleichzeitiger Acrodermatitis chronica atrophicans sowie
    Spindelzellcarcinom der Gesichtsmitte. Zbl. Hautkr. **65**, 325 (1940).
— Dermatitis atrophicans. Zbl. Hautkr. **68**, 616 (1942).
GOUGEROT, H., und O. ELIASCHEFF: Maladie de Pick-Herxheimer unilatérale chez une Fran-
    caise. Bull. Soc. Franc. Derm. **39**, 1200—1201 (1932).
—, J. J. MEYER und V. FLECHNER: Acrodermatite de Pick-Herxheimer au stade de début,
    traitée par l'auremycine. Bull. Soc. franç. Derm. Syph. **58**, 386 (1951).
GRAVES: 1864, zit. nach Cassirer, 1912.
GRAY, J., B. GRAY und J. L. MALCOLM: The initiation of nerve impulses by mesenteric Pacinian
    Corpuscles. Proc. roy. Soc. B. **137**, 96 (1950).
— — und M. SATO: Properties of the receptor potential in Pacinian Corpuscles. J. Physiol.
    (Lond.) **122**, 610—623 (1953).
GROEGER: Acrodermatitis chronica atrophicans. Arch. Derm. (Berl.) **189**, 455 (1949).
GROEN, K.: Fall von diffuser idiopathischer Hautatrophie. Mschr. prakt. Derm. **14**, 120 (1892).
— Unpublizierter Fall, beschrieben bei Unna, 1900.
GROUVEN, C.: Zwei Fälle von Erythromelie (Pick). Arch. Berm. (Berl.) **70**, 207—216 (1904).
GRÜNEBERG, T.: Zur Frage der Ätiologie der Acrodermatitis chronica atrophicans. Derm.
    Wschr. **126**, 1041—1045 (1952).
GRÜTTE: Acrodermatitis chronica atrophicans und Skleropoikilodermie. Zbl. Hautkr. **63**, 473
    (1940).
HABERMANN: Acrodermatitis atrophicans. Zbl. Hautkr. **21**, 133 (1927).
— und KUTSCH: Acrodermatitis chronica atrophicans. Zbl. Hautkr. **32**, 561 (1930).
HAGEN, E., H. KNOCHE, D. C. SINCLAIR und G. WEDDELL: Proc. roy. Soc. B **141**, 279 (1953);
    zit. bei Rose u. Mountcastle, 1959.
HALTER, K.: Hautveränderungen unter dem Bilde der progressiven Sklerodermie entstanden
    im Gefolge peripherer Nervenverletzung. Derm. Wschr. **109**, 1139—1142 (1939).
HART-DRANT: Acrodermatitis chronica atrophicans associated with scleroderma. Arch. Derm.
    (Chic.) **10**, 236 (1924).
— Acrodermatitis chronica atrophicans. Arch. Derm. (Chic.) **11**, 558 (1925).
HARVEY, J. C.: A myopathy of Boeck's sarcoid. Amer. J. Med. **26**, 356—364 (1959).
HAUSER, W.: Sternalmarkbefunde und ihre Beziehungen zur BSG bei Acrodermatitis atrophi-
    cans. Arch. Derm. (Berl.) **195**, 164—170 (1952).
— Zur Kenntnis der Gewebsmastzelle im Knochenmark. Arch. Derm. (Berl.) **195**, 514—524
    (1952).
— Zur Kenntnis der Acrodermatitis chronica atrophicans. Arch. Derm. (Berl.) **199**, 350—393
    (1955).
— Atrophien. In Dermatologie und Venerologie. Herausg. H. A. Gottron u. W. Schönfeld
    Bd. II/2. Stuttgart: Thieme 1958.
— Zur allgemein-medizinischen Bedeutung der Acrodermatitis chronica atrophicans. Dtsch.
    med. Wschr. **87**, 1—8 (1962).
HAUSMANOWA-PETRUSEWICZ, I., and A. KOZMINSKA: Electromyographic findings in sclero-
    derma. Arch. Neurol. (Chic.) **4**, 281—287 (1961).
HAXTHAUSEN, H.: Acrodermatitis atrophicans. Zbl. Hautkr. **41**, 306 (1932).
— Acta derm.-venereolog. (Stockh.) **27**, 352 (1947); zit nach Götz, 1954.
HELLER, J.: Über idiopathische Hautatrophie. Beiträge Derm. Syph. Festschrift J. v. Neumann.
    Leipzig—Wien: 1900, S. 251—277.
— Idiopathische Hautatrophie (Typus Huber). Zbl. Hautkr. **16**, 868 (1925).
— Idiopathische Hautatrophie. Zbl. Hautkr. **20**, 261 (1926).

HELLERSTRÖM, S.: Erythema chronicum migrans Afzelius. Acta derm.-venereol. (Stockh.) 11, 315—321 (1930).
— Beitrag zur Pathogenese des Erythema chronicum migrans Afzelius. Acta derm.-venereol. (Stockh.) 14, 517—521 (1934).
— Erythema chronicum migrans und Toxoplasmose. Derm. Z. 97, Suppl. 29 (1948).
— Erythema chronicum migrans Afzelius with meningitis. Acta derm.-venereol. (Stockh.) 31, 227—234 (1951).
HENSEL, H., L. STRÖM und Y. ZOTTERMANN: J. Neurophysiol. 14, 423 (1951); zit. nach Zottermann, 1959.
— and Y. ZOTTERMANN: The response of mechanoreceptors to thermal stimulation. J. Physiol. (Lond.) 115, 16—24 (1951).
HERING, H.: Acrodermatitis chronica atrophicans (Herxheimer) und Sarcoid Darrier Roussy. Derm. Wschr. 133, 67 (1956).
HERMAN, E.: Néoplasme vertébral chez une malade atteinte d'acrodermatite chronique progressive atrophiante de type Herxheimer. Ann. Derm. 10, 246—258 (1929).
HERNSTEIN: 1923; zit. nach Oppenheim, 1931.
HERRMANN, W. P.: Immunoelektrophoretische Untersuchungen an Hautkranken. Arch. klin. exp. Derm. 212, 452—459 (1961).
HERXHEIMER, K.: Further observations on Acrodermatitis chronica atrophicans. J. cut. genito-urin. Dis. 23, 241—258 (1905).
— und K. HARTMANN: Über Acrodermatitis chronica atrophicans. Arch. Derm. 61, 57—76, 255—300 (1902).
HEUBERGER, C.: Nachuntersuchungen an Patienten mit Pupillotonie unter besonderer Berücksichtigung ihrer psychischen Konstitution. Dtsch. Z. Nervenheilk. 171, 181—201 (1954).
HEUCK: Acrodermatitis und Psoriasis punctata. Arch. Derm. (Berl.) 119, II, 50 (1914).
HEUSS, E.: Beitrag zur Kenntnis der Atrophia maculosa cutis. Mh. prakt. Derm. 32, 1—20 (1901).
HIEVE, M. VON DER: Les phakomatoses de Bourneville, de Recklinghausen et de von Hippel-Lindau. J. belge Neurol. Psychiat. 33, 752—762 (1933).
HODARA, M.: Histologische Untersuchung eines Falles von idiopathischer progressiver Hautatrophie. Derm. Wschr. 57, 1307—1318 (1913).
HODES, R., M. F. LARRABEE und W. GERMAN: The human electromyogramm in response to nerve stimulation and the conduction velocity of motor axons. Arch. Neurol. Psychiat. (Chic.) 60, 340—362 (1948).
HOEPPLI, R., und L. C. FENG (1933): zit. nach Arthur, 1962, Kap. X.
HÖVELBORN, C.: Gelenkveränderungen bei Acrodermatitis chronica atrophicans. Arch. Derm. (Berl.) 164, 349—356 (1931).
HOFFMANN, E.: Aussprache zum Fall Flesch-Thebesius. Zbl. Hautkr. 36, 533 (1931).
— Aussprache zu KLEIN. Zbl. Hautkr. 16, 21 (1925).
HOFFMANN, H.: Untersuchungen über endokrine Störungen bei Hautkrankheiten. Acta derm.-venereol. (Stockh.) 6, 423—476 (1926).
HOGG, B. M.: Slow impulses from the cutaneous nerves of the frog. J. Physiol. (Lond.) 84, 250—258 (1935).
HOLDER, O. H.: A case of idiopathic cutaneous atrophy. J. cut. genito-urin. Dis. 17, 37 (1899).
HOLLSTRÖM, E.: Successful treatment of Erythema migrans Afzelius. Acta derm.-venereol. (Stockh.) 31, 235—243 (1951).
— Penicillin treatment pf Erythema chronicum migrans Afzelius. Acta derm.-venereol. (Stockh.) 38, 285—289 (1958).
HOLZ, H., und H. LOHEL: Die Acetylcholininfiltrationstherapie unter besonderer Berücksichtigung der Acrodermatitis chronica atrophicans. Z. Hautkr. 4, 205—210 (1948).
HOPF, H. C.: Untersuchungen über die Unterschiede in der Leitgeschwindigkeit motorischer Nervenfasern beim Menschen. Dtsch. Z. Nervenheilk. 183, 579—588 (1962).
— Elektromyographische Untersuchungen über Polyneuritis und Polyradikulitis. Dtsch. Z. Nervenheilk. 184, 174—184 (1962).
— Electromyographic study on so-called Mononeuritis. Arch. Neurol. (Chic.) 9, 307—312 (1963).
— Das Elektromyogramm bei Nervenreizung. Fortschr. Neurol. Psychiat. 31, 585—615 (1963).

HOPF, H. C., und H. J. HUFSCHMIDT: Gibt es eine Doppelinnervation im menschlichen Muskel? Pflüg. Arch. ges. Physiol. 275, 152—164 (1962).

— und G. KLINGMÜLLER: Acrodermatitis chronica atrophicans Herxheimer mit Gelenkbeteiligung und neurologischen Ausfällen. Nervenarzt 36, 364 (1965).

HORACEK, J.: Erythema chronicum migrans and its relation to acrodermatitis chronica atrophicans. Čs Dermat. 33, 170—173 (1958).

HUBER: Über Atrophia idiopathica diffusa progressiva cutis im Gegensatz zur senilen Atrophie der Haut. Arch. Derm. (Berl.) 52, 71—90 (1900).

HUFSCHMIDT, H. J., G. SCHALTENBRAND und H. SOLCHER: Über Muskelatrophien im Zusammenhang mit postencephalitischem Parkinsonismus. Dtsch. Z. Nervenheilk. 181, 335—344 (1960).

JACKSON, G. T.: A case of atrophy of the Skin. J. cut. genito-urin. Dis. 14, 110 (1896).

JADASSOHN: Über eine eigenartige Form von Atrophia maculosa cutis. Verhdlg. dtsch. Derm. Ges. III. Kongress, Leipzig 1891.

— Aussprache Weisz. Z. Hautkr. 38, 447 (1931).

JAFFÉE: Atrophia maculosa cutis. Arch. Derm. (Berl.) 115, 738 (1913).

JAHN: Sensibilitäts-chronaxie bei Sklerodermie. Derm. Wschr. 149, 242 (1964).

JAHRMANN, H.: Zur Häufigkeitszunahme und zum Verlauf der Acrodermatitis chronica atrophicans mit und ohne Penicillinbehandlung. Diss. Marburg, 1953.

JAKSCH: Med. Klinik (1926); zit. nach Salus, 1929.

JANCSÓ, S.: Über ein nach Encephalitis epidemica beobachtetes, der amyotrophischen Lateralsklerose ähnliches Krankheitsbild. Klin. Wschr. 1928, I 2442—2444.

JENTZSCH, G.: Bowen-Carcinom der Rumpfhaut, Acrodermatitis chronica atrophicans, Diabetes mellitus. Derm. Wschr. 139, 230 (1959).

JESSNER, M.: Zur Kenntnis der Acrodermatitis chronica atrophicans. Arch. Derm. (Berlin) 134, 478—487 (1921).

— Weiterer Beitrag zur Kenntnis der Acrodermatitis chronica atrophicans. Arch. Derm. (Berlin) 139, 294—305 (1922).

— Acrodermatitis chronica atrophicans und Psoriasis. Zbl. Hautkr. 22, 17 (1927).

— und A. LÖWENSTAMM: Bericht über 66 Fälle der Acrodermatitis chronica atrophicans. Derm. Wschr. 79, 1169—1177 (1924).

JORDAN, A.: Über die Ätiologie der idiopathischen progressiven Hautatrophie. Ref. Zbl. Hautkr. 34, 312 (1930).

— und E. ROMEIKOWA: Über einen Fall von Acrodermatitis chronica atrophicans und Melanodermia. Derm. Z. 39, 193—202 (1923).

JORDAN, P.: Aussprache zu Fall Funk. Derm. Wschr. 131, 636 (1955).

— Lymphadenosis cutis benigna. Derm. Wschr. 133, 146 (1956).

— und J. HOLTSCHMIDT: Traumatisches Zeckenbißlymphocytom und Erythema chronicum migrans. Hautarzt 2, 397—401 (1951).

JOSA, S.: Dermatitis atrophicans. Zbl. Hautkr. 67, 219 (1941).

JUBA, A.: Beiträge zur Histopathologie der Polyneuritis alcoholica. Dtsch. Z. Nervenheilk. 146, 63—75 (1938).

JUNCKER: Spinaliom bei Acrodermatitis chronica atrophicans. Derm. Wschr. 133, 605 (1956).

KAFKA, J.: Statistische Erhebungen über die Fälle von Acrodermatitis chronica atrophicans (Herxheimer-Hartmann) an der Universitäts-Hautklinik Giessen 1906—1952. Diss. Giessen, 1953.

KAHLE, R.: Pallida-Reaktion bei peripheren Durchblutungsstörungen der Haut. Diss. Halle 1942.

KAHLMETER: Acta med. scand. 5 (1927); zit. nach Hufschmidt u. Mitarb., 1960.

KANOKY, J. P., und R. L. SUTTON: A comparative study of acrodermatitis chronica atrophicans and diffuse scleroderma with associated Morphaea atrophica. Ref. Zbl. Hautkr. 13, 212 (1909).

KAPOSI: Fall von idiopathischer Atrophie der Haut. Arch. Derm. (Berl.) 39, 413 (1897).

KARRENBERG, C. L.: Zur Behandlung der Acrodermatitis chronica atrophicans. Dermat. Z. 59, 166—196 (1930).

KAUFMANN, M.: Atrophia cutis circumscripta. Zbl. Hautkr. 4, 247 (1922).

KEINING, E.: Aussprache zu Berggreen. Zbl. Hautkr. 67, 286 (1941).

KERL: Hautatrophie. Ref. Arch. Derm. (Berl.) 125, 343 (1920).

KIESOW, F.: 1904; zit. bei von Frey und Rein, 1929.

KIRCHHOFF, J. K. L., und G. KLINGMÜLLER: Bewegungsstörungen, Reflexverhalten und elektrische Befunde bei sklerodermischen und myositischen Prozessen. Nervenarzt 31, 162—176 (1960).

KIRISHIMA, M.: Dermatitis atrophicans maculosa. Iconogr. derm. (Kyoto) 49, 294 (1939); ref. Zbl. Hautkr. 63, 585 (1940).

KLAAR, J.: Ein Fall von Acrodermatitis chronica atrophicans mit Sarkombildung. Arch. Derm. (Berl.) 134, 160—170 (1921).

KLINGMÜLLER, V.: Über „Erythromelie" (Pick). Arch. Derm. (Berlin). Erg. Band 1900, S. 629—634.

KNOTH, W.: Reticulosarkomatose auf dem Boden von Acrodermatitis chronica atrophicans. Hautarzt 9, 456—460 (1958).

KOCH, R.: Zur Frage der Anerkennung der Acrodermatitis chronica atrophicans Herxheimer als Wehrdienstbeschädigung. Hautarzt 7, 316—321 (1956).

KOENIGSTEIN: Haut-, Muskel- und Knochenatrophie einer Extremität bei gleichzeitiger Erythromelalgie und Hyperglobulie. Zbl. Hautkr. 11, 290 (1924).

— Idiopathische Hautatrophie mit Plattenepithelcarcinom. Zbl. Hautkr. 37, 34 (1931).

KOSKIMIES, A.: Acrodermatitis chronica atrophicans (Herxheimer). Eine klinische und serologische Studie an 57 Fällen. Derm. Wschr. 128, 922—948 (1953).

—, R. PATIÄLÄ und M. TUOMIOJY: Liver function test in Acrodermatitis chronica atrophicans Herxheimer. Ann. med. exp. biol. fenn. 27, 25—29 (1949).

KRAUS, Z.: 1957, zit. bei Danda, 1962.

KRESSIN, W.: Carcinoma pedis auf dem Boden einer Acrodermatitis atrophicans idiopathica. Dtsch. med. Wschr. 1930, I, 12.

KRINITZ: Acrodermatitis chronica atrophicans (Herxheimer) und disseminierter Morbus Boeck. Derm. Wschr. 133, 346 (1956).

KRÖBER, F.: Zur Pathogenese der Acrodermatitis chronica atrophicans (Pick-Herxheimer). Hautarzt 7, 61—70 (1956).

KRONEBERGER: 1961; siehe bei Hauser, 1958.

KRÜCKE, W.: Erkrankungen der peripheren Nerven. In Handbuch der speziellen pathologischen Anatomie und Histologie, Band XIII, 5 S. 1 ff. Berlin, Göttingen, Heidelberg: Springer 1955.

KRYSTALOWICZ: Ein Beitrag zur Histologie der idiopathischen diffusen Hautatrophie. Mh. prakt. Derm. 33, 369—385 (1901).

KUHN, E.: Serum und Sternalpunktatsveränderungen bei Erkrankungen der Haut und Gefäße. Klin. Wschr. 1952, 1100—1101.

— und W. KIESSLING: Serologische Befunde bei Acrodermatitis chronica atrophicans. Arch. Derm. (Berl.) 204, 86—92 (1957).

KUSCHKE, H., I. M. PASCHOUD und V. SOLTERMANN: Erythema chronicum migrans. Dermatologica (Basel) 114, 315—316 (1957).

KYRIELEIS, W.: Augenveränderungen bei entzündlichen Erkrankungen des Zentralnervensystems. In Schieck u. Brückner: „Kurzes Handbuch der Ophthalmologie", Vol. 6, 742 ff. Berlin: Springer 1931.

KYRLE: Acrodermatitis mit Sarkom. Arch. Derm. (Berl.) 137, 70 (1921).

LAMBERT, E. H.: Neurophysiological techniques useful in the study of neuromuscular disorders. In Adams u. Mitarb. Neuromuscular disorders. Baltimore: Williams u. Wilkins 1960.

LANNOIS, M.: Paralysie vaso-motrice des Extremitées au Erythromelalgie. Thèse Doctorat Paris, 1880.

LASSAR: Initialstadium von Erythromelalgie mit Atrophia propria cutis. Berl. klin. Wschr. 37, 580 (1900).

LECHNER: Acrodermatitis chronica atrophicans mit lymphatischen Einlagerungen. Derm. Wschr. 145, 524 (1962).

LECZINSKY, C. G.: Case of Erythema chronicum migrans with meningitis. Acta derm.-venereol. (Stockh.) 31, 464 (1951).

LEDERMANN: Acrodermatitis chronica atrophicans. Zbl. Hautkr. 5, 277 (1922).

LEHMANN, W.: Über idiopathische Hautatrophie. Diss. Leipzig, 1902.

LEIBKIND: Atrophie der Haut beider Beine. Zbl. Hautkr. **35,** 606 (1930).

LELE, P. P., und G. WEDDELL: The relationship between neurohistology and corneal sensibility. Brain **79,** 119—154 (1954).

— — und C. M. WILLIAMS: The relationship between heat transfer, skin temperature and cutaneous sensibility. J. Physiol. (Lond.) **126,** 206—234 (1954).

LENGYEL, N.: Über einen Fall von Acrodermatitis chronica atrophicans (Buchwald) mit Atrophia maculosa (Jadassohn) wahrscheinlich hypophysären Ursprungs. Derm. Wschr. **88,** 867—869 (1929).

LESSER: Erythromelie. Mh. prakt. Derm. **39,** 90 (1904).

LEVEN, L.: Acrodermatitis chronica atrophicans (Herxheimer-Hartmann). Arch. Derm. (Berl.) **65,** 247—254 (1903).

LÉVY, G.: Sclérodermie en bandes du cuir chevelu. Bull. Soc. franç. Derm. **34,** 297—300 (1927).

LEWIN, B., und T. BENDA: Über Erythromelalgie. Berl. klin. Wschr. **54**—56, 87—90, 117—119, 144—146 (1894).

LEYSER, E.: Zur Pathogenese der akralen Haut- und Nervenerkrankungen. Mschr. Psychiat. Neurol. **60,** 117—124 (1925); ref. Zbl. Hautkr. **20,** 577 (1926).

LHERMITTE: 1938, zit. nach Hufschmidt u. Mitarb., 1960.

LIEBNER: Acrodermatitis atrophicans. Zbl. Hautkr. **31,** 781 (1930).

LILIENSTEIN: Zbl. Neurol. **34,** 3 (1923); zit. nach Margulis, 1926.

LINDSAY, H. C. L.: Acrodermatitis chronica atrophicans complicated by epithelioma. Arch. Derm. (Chic.) **44,** 91—92 (1941).

LINDSCHAU, E.: Liquorbefunde bei Neuritis lumbosacralis. Diss. Hamburg, 1940.

LINSER, K.: Dermatitis atrophicans circumscripta im Anfangsstadium. Zbl. Hautkr. **58,** 506 (1938).

LOEB: Acrodermatitis atrophicans Herxheimer. Zbl. Hautkr. **20,** 546 (1926).

LÖWENFELD, W.: Wien. klin. Wschr. 1932 I 749, zit. nach Götz, 1954.

LOHEL, H.: Klin. Wschr. 1955, 185, zit. nach Csóka u. Szoderay 1960.

LONGCOPE, W. T., und D. G. FREIMAN: A study of sarcoidosis. Medicine **31,** 1—14 (1952).

LUDWIG, E.: Acrodermatitis chronica atrophicans. Derm. Wschr. **129,** 144 (1954).

— Erythema chronicum migrans im Frühstadium der Acrodermatitis chronica atrophicans Herxheimer. Hautarzt **7,** 41—42 (1956).

— Acrodermatitis atrophicans mit Erythema-migrans-ähnlichem Randsaum. Derm. Wschr. **133,** 44 (1956).

LUDY, J. B.: Acrodermatitis chronica atrophicans. Arch. Derm. (Chic.) **32,** 825 (1945).

LUITHLEN, F.: Sklerodermie. In Handbuch der Hautkrankheiten, Bd. 3, S. 128 ff. Wien: Mracek 1904.

MAGLADERY, J. W., und D. B. McDOUGAL: Electrophysiological studies of nerve and reflex activity in normal man. Bull. Johns Hopkins Hosp. **86,** 265—289 (1950).

MARCHIONINI, A.: Beziehungen der Dermatologie zur Neurologie und Psychiatrie. Fortschr. Neurol. Psychiat. **13,** 64—82 (1941).

— Vortrag in der Ges. d. Ärzte in Wien 11. Mai 1951.

— Diskussionsbemerkung. Derm. Wschr. **128,** 1225 (1953).

— 1956, zit. bei Götz, H.: Münch. med. Wschr. **1956,** 705.

MARGULIS, M. S.: Myelo-Radikulo-Polyneuritiden bei epidemischer Encephalitis. Dtsch. Z. Nervenheilk. **89,** 262—277 (1926).

— Pathologische Anatomie, Ätiologie und Pathogenese der akuten primären infektiösen Polyneuritiden. Arch. Psychiat. **96,** 95—126 (1932).

MARKUSSEN: Acrodermatitis atrophicans. Zbl. Hautkr. **54,** 4 (1937).

MARKWORT, J.: Über komplikatorische Tumoren bei Dermatitis atrophicans idiopathica diffusa et maculosa. Diss. Göttingen, 1930.

MARSLOW, P.: Über einen Fall von Erythromelie Pick unilateralis nach Verletzung des Thalamus opticus. Arch. Derm. (Berl.) **170,** 303—304 (1934).

MATRAS, A.: Lymphocytome in atrophischer Haut. Wien. klin. Wschr. **1949,** 901—905.

— Ein weiterer Beitrag zu den „Lymphocytomen in atrophischer Haut". Wien. klin. Wschr. **1953,** 419—422.

— Tumorartige Lymphocytome in atrophischer Haut. Zbl. Hautkr. **88,** 24 (1954).

MATRAS, A.: Tumorartige Lymphocytome in atrophischer Haut. Arch. Derm. (Berl.) 200, 526 bis 530 (1955).

MAURICE, D. A.: La participation de la musculaires á la maladie du Besnier-Boeck-Schaumann. Helv. med. Acta 22, 16—42 (1955).

MAYER, C.: Drei Fälle von Neuritis durch Abkühlung. Wien. klin. Wschr. 1918, I, 373.

McDONAGH, J. E. R.: Idiopathische Atrophie. Arch. Derm. (Berl.) 110, 532 (1911).

MEINICKE, K.: Zur Frage der Spirochäten-Ätiologie der Acrodermatitis chronica atrophicans Herxheimer. Hautarzt 8, 128—131 (1957).

MEIROWSKI, E.: Unfall als Ursache für die Entstehung von Acrodermatitis atrophicans und Arthritis deformans. Derm. Z. 32, 346—347 (1921).

MEMMESHEIMER, A.: Hautatrophie. Zbl. Hautkr. 38, 737 (1931).

MERTENS, H. G.: Das Syndrom „kontinuierlicher Muskelfaseraktivität" von Isaacs als Modell einer gestörten Synapsenfunktion. Jahrestg. d. dtsch. Ges. Neurol. Düsseldorf 3.-5. Sept.1964.

—, E. ESSLEN und W. PABST: Die oculären Myopathien II. Nervenarzt 29, 120—127 (1958).

MIENICKI, M.: Atrophia cutis idiopathica progressiva. Zbl. Hautkr. 27, 390 (1928).

MIESCHER, G.: Acrodermatitis chronica atrophicans des Gesichtes und der rechten oberen Extremität. Derm. Z. 86, 233 (1942).

— Neuere in- und ausländische Ergebnisse auf dem Gebiet der Therapie der Haut- und Geschlechtskrankheiten. Arch. Derm. 189, 14—48 (1949).

— Erfolge der Penicillinbehandlung bei Acrodermatitis chronica atrophicans und Lymphocytom. Schw. med. Wschr. 1959, 1249—1250.

MILLER, H. G., J. B. STANTON und J. L. GIBBONS: Parainfectious encephalomyelitis and related syndromes. Quart. J. Med. 25, 427—451 (1956).

MIRUS, E.: Beitrag zur Frage der Stellung des Guillain-Barré'schen Syndroms im Rahmen der Polyneuritis. Dtsch. Z. Nervenheilk. 150, 39—69 (1939/40).

MITCHELL, S. W.: Clinical lectures on certain painful affections of the feet. Philad. med. Times 3, 81 u. 113 (1872).

— On a rare vasomotor Neurosis of the extremities and the maladies with which it may be confounded. Am. J. med. Sci. 76, 17—53 (1878).

MOBERG: Acrodermatitis chronica atrophicans. Mh. prakt. Derm. 38, 17 (1904).

MONCORPS, C.: Beitrag zur Pathogenese der Acrodermatitis atrophicans. Derm. Z. 48, 285—295 (1926).

— Acrodermatitis atrophicans (familiär). Lues latens. Derm. Wschr. 119, 541 (1947).

MONTGOMERY, H., und R. R. SULLIVAN: Acrodermatitis chronica atrophicans. Arch. Derm. (Chic.) 51, 32—47 (1945).

MÜLLER, W.: Grenzstrangausschaltungen zur Behandlung der Erythromelalgie. Z. Hautkr. 3, 350—357 (1947).

MÜLLER, W.: Untersuchungen zur Frage der von Arthropoden hervorgerufenen Krankheitsbilder mit neurologischer Symptomatik in Franken. Teil II: Orientierende Untersuchungen über die Zeckenaktivität in der Umgebung von Würzburg während der Vegetationsperiode des Jahres 1965. Dtsch. Z. Nervenheilk. (1966); im Druck.

MULDER, D. W., E. H. LAMBERT, J. A. BASTRON und R. G. SPRAGUE: The neuropathies associated with Diabetes mellitus. Neurology (Minneap.) 11, 275—286 (1961).

MULZER, P., und E. KEINING: Über miliare Lymphocytome der Haut. Derm. Wschr. 88, 293—301 (1929).

MURNAGHAN, M. F.: Site and Mechanism of tick paralysis. Science 131, 418/419 (1960).

MURRAY, Mc W.: Anetoderma erythematosum of Jadassohn. Brit. J. Dermat. 33, 373 (1921).

MUSGER, A.: Was sind Phakomatosen? Hautarzt 15, 151—155 (1964).

— Melano-Phakomatosen. Hautarzt 14, 106—110 (1963).

MYERS, G. B., A. M. GOTTLIEB, P. E. MATTMAN, G. M. ECKLEY und J. L. CHASON: Joint and skeletal manifestations in sarcoidosis. Amer. J. Med. 12, 161—186 (1952).

NAKASHIMA, I.: Ein Fall von Dermatitis atrophicans diffusa progressiva. Zbl. Hautkr. 48, 298 (1934).

NEUMANN, I. von: Erythema paralyticum. In Atlas der Hautkrankheiten, II. Auflg., Wien-Leipzig 1896. Lif. 11, Tafel 7.

— Zwei Fälle von diffuser fortschreitender Atrophie der Haut. Wien. klin. Wschr. 10, 345—346 (1897).

NEUMANN, I. VON: Über eine seltene Form von Atrophie der Haut. Arch. Derm. (Berl.) 44, 1—16 (1898).

NIEBAUER, G.: Acrodermatitis chronica atrophicans kombiniert mit Lymphocytoma cutis. Derm. Wschr. 150, 27 (1964).

NIKOLSKY: Sur la pathogénie de l'atrophie cutanée. Derm. Z. 4, 746—748 (1897).

NIKULIN, N.: Atrophia idiopathica. Derm. Z. 3, 374 (1896).

NOBL: Acrodermatitis chronica atrophicans mit makulöser Anetodermie. Zbl. Hautkr. 9, 161 (1923).

— Acrodermatitis atrophicans mit tumorförmigen Einlagerungen und Sudeck-Kienböck'scher Knochenatrophie. Zbl. Hautkr. 11, 288 (1924).

— Acrodermatitis chronica atrophicans. Zbl. Hautkr. 19, 839 (1926).

NORRIS, F. H.: The EMG. New York: Grune u. Stratton 1963.

NOTTHAFFT, A. von: Neuere Arbeiten und Ansichten über Sklerodermie. Zbl. allg. Path. 9, 870—960 (1898).

OERTEL: Acrodermatitis chronica atrophicans. Zbl. Hautkr. 81, 394 (1952).

OHMANN-DUMESNIL, A. H.: Über einen ungewöhnlichen Fall von Atrophie der Haut. Mh. prakt. Derm. 11, 392—396 (1890).

OLIN, T. E.: Borgyogy vener. Szle. 3, 33 (1949); zit. nach Csóla u. Szodoray, 1960.

OPPENHEIM, M.: Zur Kenntnis der Atrophia maculosa cutis. Arch. Derm. (Berl.) 81, 127—146, 291—312 (1906).

— Eigentümlicher Fall von Atrophia cutis idiopathica mit Knotenbildung. Versammlg. dtsch. Naturforsch. Dresden 1907.

— Über Ausgänge der Dermatitis atrophicans. Arch. Derm. (Berl.) 102, 163—190 (1910).

— „Atrophien". In Handbuch der Haut- und Geschlechtskrankheiten, Bd. VIII/2 S. 500 ff. Berlin: Springer 1931.

ORMEA, F.: Zur Pathogenese der diffusen Sklerodermie. Hautarzt 3, 301—304 (1952).

ORMSBY, O. S.: Acrodermatitis chronica atrophicans. Arch. Derm. (Chic.) 20, 388—390 (1929).

— and H. MONTGOMERY: Diseases of the skin. S. 639 ff. Philadelphia: Lea u. Febuger 1948.

OSTERTAG, B.: Mißbildungen. Grundzüge der Entwicklung und Fehlentwicklung. In Handbuch der speziellen pathologischen Anatomie und Histologie, Band XIII/4, S. 283 ff. Berlin, Göttingen, Heidelberg: Springer 1956.

OSTROWSKI, S.: Bestehen Grundlagen für die Einreihung der Dermatitis chronica atrophicans und der Sklerodermie in eine Gruppe. Ref. Zbl. Hautkr. 33, 357 (1930).

PALM: Atrophia cutis idiopathica. Derm. Z. 11, 389 (1904).

—, und BÄUMER: Idiopathische Hautatrophie. Monatsh. prakt. Derm. 38, 14 (1904)

PASCHOUD, J.-M.: Die Lymphadenosis benigna cutis als übertragbare Infektionskrankheit. Hautarzt 8, 197—211 (1957).

— Die Lymphadenosis benigna cutis II, III und IV. Hautarzt 9, 153, 263, 311 (1958).

PASINI, A.: Dermatite distrofico atrofizzante degli arti inferiori da raffreddamento. Ref. Derm. Wschr. 13, 1312 (1921).

— Atrophodermia idiopathica progressiva. G. ital. Mal. vener. 64, 785—809 (1923); Ref. Zbl. Hautkr. 11, 122 (1924).

PAUTRIER, L. M.: Deux nouveaux cas de dermatite chronique atrophiante. Ref. Zbl. Hautkr. 44, 425 (1933).

— und R. LERICHE: 1925. Zit. bei Oppenheim, 1931.

— und L. MASSON: Dermatite chronique atrophiante. Bull. soc. franç. Derm. 1924; ref. Zbl. Hautkr. 15, 62 (1925).

PAYOT, E.: Contribution á l'étude de la sclérodermie. Thèse Doctorat Zürich/Lausanne, 1904.

PAZSCHKE: Acrodermatitis chronica atrophicans. Derm. Wschr. 76, 286 (1923).

PELLIZZARRI: Eritema orticato atrofizzante. G. ital. Mal. vener. 35, 230 (1894).

PERSCHMANN: Gemeinsames Auftreten einer circumscripten Sklerodermie und Acrodermatitis chronica atrophicans. Zbl. Hautkr. 88, 191 (1954).

PERUTZ, A., und J. GERSTMANN: Über eine eigenartige chronische Allgemeinerkrankung mit hauptsächlicher Beteiligung der Haut und Muskulatur. Z. klin. Med. 84, 256—268 (1917).

PETTE, H.: Die akut entzündlichen Erkrankungen des Nervensystems. Leipzig: Thieme 1942.

PHILIP, C. B., and W. BURGDORFER: Arthropod vectors as reservoirs of microbial disease agents. Ann. Rev. Entom. 6, 391—412 (1961).

PIANTONI, C., und A. FERRARIS: Dermatitis atrophicans chronica. Rev. argent. Derm. sifil. 22, 272—282 (1938).

PICK: Über eine neue Krankheit „Erythromelie". Verh. Ges. dtsch. Naturf. 66, Verslg. Wien 1894, II. Teil. S. 336. Leipzig 1895.

PICK, E.: Acrodermatitis atrophicans. Zbl. Hautkr. 18, 24 (1926).

PICK, F. J.: Über Erythromelie. Arch. Derm. (Berl.) 1900. Erg. Band Festschr. Kaposi 915—924.

PICK, W.: Atrophia idiopathica cutis. Arch. Derm. (Berl.) 66, 161 (1903).

PIERIM, L. E., und T. NOTTEBOHM: 5. Fall einer Acrodermatitis chronica in Argentinien. Derm. Wschr. 102, 335 (1956).

PIORKOWSKI: Zwei Fälle von Acrodermatitis chronica atrophicans. Schls. Derm. Ges. Sitzg. 28. 11. 1925; ref. Zbl. Hautkr. 19, 362 (1926).

PIRILÄ, V.: The Penicillin-treatment of Acrodermatitis chronica atrophicans. Acta derm.-venereol. (Stock.) 31, 576—591 (1951).

POHL, L.: Über die pathogenetische Bedeutung von Wirbelsäulenveränderungen bei der Acrodermatitis chronica atrophicans. Derm. Wschr. 136, 1303—1306 (1957).

POPPER: Erythema migrans. Arch. Derm. (Berlin) 125, 339 (1920).

POSPELOW: Cas d'une atrophie idiopathique de la peau. Ann. Derm. 7, 505—510 (1886).

POWELL, L. W.: Sarcoidosis of skeletal muscle. Amer. J. clin. Path. 23, 881—889 (1953).

PÜNDER, H.: Neuritis Nervi optici bei Acrodermatitis chronica atrophicans. Hautarzt 10, 322—323 (1959).

PUSEY, W. A.: Idiopathic atrophy of the skin with paraesthesia. J. cut. genito-urin. Dis. 33, 388 (1915).

RAFFAUF, H. J.: Bewirkt Thalidomid (Contergan) keine Schäden? Dtsch. med. Wschr. 1961, I, 935—938.

RAPP: Acrodermatitis atrophicans. Zbl. Hautkr. 36, 539 (1931).

RASCH, C.: 1926, zit. bei Brünauer, 1935.

— Acrodermatitis chronica atrophicans, hereditär. Zbl. Hautkr. 37, 740 (1931).

RATHERY, F., und J. SIGWALD: Erythromélie de Pick et paraspasme faciale bilaterale. Bull. soc. med. Hôp. (Paris) III 47, 341—351 (1931).

RATSCHOW, M.: Die peripheren Durchblutungsstörungen. Dresden-Leipzig: Steinkopff 1949.

REDFORD, J. D.: Conduction time in the motor fibers which innervate proximal muscles. M. S. Thesis (Phys. Med.) Univ. Minnesota, 1958.

REGENDANZ, P., und E. REICHENOW: Über Zeckengift und Zeckenparalyse. Arch. Schiffs- u. Tropenhyg. 35, 255—273 (1931).

REIN, H.: Über die topographische Warmempfindung. Z. Biol. 82, 513—535 (1925).

RICHTER: 1961, siehe bei Hauser, 1958.

RICHTER, R. B.: Peripheral neuropathy and connective tissue disease. J. Neuropath. exp. Neurol. 13, 168—180 (1954).

RICKER, W., und M. CLARK: Sarcoidosis: A clinico-pathological review of 300 cases including 22 autopsies. Amer. J. clin. Path. 19, 725—751 (1949).

RIECKE, E.: Lehrbuch der Haut- und Geschlechtskrankheiten. Jena: Fischer 1923.

RIEDEL, H.: Ein Fall von erworbener idiopathischer Hautatrophie. Diss. Greifswald, 1895.

RILLE: Acrodermatitis chronica atrophicans. Arch. Derm. (Berl.) 45, 423 (1898).

RODRIQUEZ, A. A., und Y. T. OESTER: Electromyography. In Licht: Electrodiagnosis and electromyography. New Haven: E. Licht, Publisher 1956.

ROEDER, F., und O. REHM: Die Cerebrospinalflüssigkeit. Berlin: Springer 1942.

RÓNA: Wien. Med. Wschr. 1899 Nr. 11; zit. bei Herxheimer u. Hartmann, 1902.

ROSE, J. E., und V. B. MOUNTCASTLE: Touch and kinesthesis. In Handbook of Physiology. Sect. 1, Vol. 1, S. 387 ff. Baltimore: Williams u. Wilkins 1959.

ROSENFELD: zit. bei Kröber, 1956.

ROSENKRANZ: Erfahrungen über die Behandlung der Sklerodermie und Acrodermatitis chronica atrophicans. Derm. Wschr. 120, 94 (1949).

ROSTENBERG: Acrodermatitis chronica atrophicans. Arch. Derm. (Chic.) 3, 321 (1921).

ROXBOURG, A. C.: Acrodermatitis chronica atrophicans. Proc. roy. Soc. Med. 26, 838 (1933).

RUDZKI und HORNOWSKI: Erythromelalgie. Ref. Zbl. ges. inn. Med. 1, 407 (1912).

RUSCH, P.: Über idiopathische Hautatrophie und Sklerodermie. Derm. Z. 13, 749—774 (1906).

RUSCH, P.: Beiträge zur Kenntnis der idiopathischen Hautatrophie. Arch. Derm. (Berl.) 81, 1—46, 313—384 (1906).

— Histologie zum Fall Propper. Arch .Derm. (Berl.) 125, 346 (1920).

SABBATANI, L.: Ferment anticoagulante de l' „ixodes ricinus". Arch. ital. Biol. (Turino) 31, 37—53 (1899).

SÄLDE, H.: Svenska, Läkartidningen 39 (1946); zit. nach Hellerström, 1951.

SALUS, F.: Über Encephalitis epidemica mit spinalen und peripherischen Manifestationen. Dtsch. Z. Nervenheilk. 109, 259—273 (1929).

SCHALTENBRAND, G.: Die Multiple Sklerose. Leipzig: Thieme 1943.

— Polyneuritis. Vortrag auf dem Wiener Internistenkongreß 1944.

— Die Beziehungen zwischen Hauterkrankungen und Nervenerkrankungen. Arch. Derm. (Berl.) 187, 506—519 (1949).

— Die Nervenkrankheiten. Stuttgart: Thieme 1951.

— und H. BAMMER: Das Krankheitsbild der serösen Polyneuritis und ihre Behandlung. Vortrag 27. Fortbildungskurs in Regensburg 13. Oktober 1961, abgedruckt in Regensburger Jahrbuch f. ärztliche Fortbildung X, Heft 4. Stuttgart: Schattauer 1962.

— —, K. GÖSSWALD, H. C. HOPF, G. KLINGMÜLLER, W. MÜLLER und E. WECKER: Haut- und Nervenkrankheiten nach Insektenbissen. Physikalisch-Medizinische Gesellschaft Würzburg, Sitzung vom 28. 1. 1965.

SCHARFETTER, H.: Erfahrungen über Neuritis infolge Kälteeinwirkung. Dtsch. Z. Nervenheilk. 83, 134—148 (1925).

SCHARNKE, S., und H. MOOG: Über Beziehungen zwischen Neuritis und Encephalitis epidemica. Z. ges. Neurol. Psychiat. 90, 89—95 (1924).

SCHAUMANN, J.: Fall von Acrodermatitis chronica atrophicans. Zbl. Hautkr. 69, 357 (1943).

SCHEER: Acrodermatitis chronica atrophicans. Arch. Derm. (Chic.) 10, 788 (1924).

SCHEID, W., H. H. WIECK, A. STAMMLER, A. KLADETZKI und E. GIBBELS: Polyneuritische Syndrome nach längerer Thalidomid-Medikation. Dtsch. med. Wschr. 1961, I, 938—940.

SCHELLER, H.: Die Erkrankungen der peripheren Nerven. In Handbuch der inneren Medizin, Band V/2, S. 26. Berlin: Springer 1953.

SCHILLER, E.: Atrophia cutis idiopathica. Mitt. ges. inn. Med. 20, 29—30 (1921).

SCHIRDUAN, M.: Verdacht auf Toxoplasmose bei Meningitis nach Erythema chronicum migrans bullosum. Arch. Derm. (Berl.) 192, 256—260 (1950).

SCHLEICHER, J.: Zur Behandlung der Erythromelalgie. Med. Klinik 1949, 1343—1346.

SCHMIDT, C. P.: Distale Polyneuritiden nach chronischen Hauteiterungen. Nervenarzt 19, 81—84 (1948).

SCHMIDT, R.: Med. Klinik S. 373 (1921); zit. nach Salus, 1929.

SCHÖNFELD: Acrodermatitis chronica atrophicans des linken Beines mit strangförmigen fibrösen Tumoren. Zbl. Hautkr. 57, 245 (1938).

SCHOLL, O. K.: Über einen Fall von Psoriasis arthropathica kompliziert durch Acrodermatitis chronica atrophicans. Zbl. Hautkr. 11, 777—778 (1926).

SCHRAMECK: Acrodermatitis chronica atrophicans. Arch. Derm. (Berl.) 115, 394 (1913).

SCHREIBER: Acrodermatitis atrophicans. Zbl. Hautkr. 58, 83 (1938).

SCHÜTZ, R.: Erythromelalgie und Hautatrophie. Derm. Z. 6, 297—302 (1899).

SCHULZ, H.-M.: Entzündliche Ischiasneuritiden. Diss. Würzburg, 1964.

SCHULZ, I.: Sklerodermie, Morbus Addisonii und Muskelatrophie. Neurolog. Zentralblatt 1889 p. 345.

SCHWIMMER, E.: Die neuropathischen Dermatosen. Wien, Leipzig: Urban u. Schwarzenberg, 1883.

SEDLACEK, V. von: Erythema chronicum migrans. Comments on the clinical aspects, etiopathogenesis and classification. Čs. Derm. 35, 386—399 (1960).

SEELA: 1944; zit. nach Donnermann, 1959.

SENATOR, H.: Über Erythromelalgie. Derm. klin. Wschr. 29, 1127—1129 (1892).

SENEAR, F. E., und M. S. WIEN: Acrodermatitis chronica atrophicans. Arch. Derm. (Chic.) 27, 169—171 (1933).

SERRA, C., und L. COVELLO: Elektromyographische Untersuchungen an normalen und geschädigten Muskeln unter verschiedenen Stoffwechselbedingungen. Dtsch. Z. Nervenheilk. 184, 572—585 (1963).

SEYFERT, H.-H.: Acrodermatitis chronica atrophicans. Derm. Wschr. **29**, 1234 (1934).

SHERWELL: Aussprache zu Fall Jackson. J. cut. genito-urin. Dis. **14**, 110 (1896).

SHUMWAY, E. A.: Association of optic neuritis facial paralysis and facial hemiatrophia. Arch. Ophthal. **13**, 8—13 (1935).

SIEMENS: Acrodermatitis chronica atrophicans mit Nagelveränderungen. Zbl. Hautkr. **6**, 68 (1923).

SIMON, H.: Über entzündliche Hautatrophie mit multipler Lipombildung. Arch. Derm. (Berl.) **153**, 90—98 (1927).

SINCLAIR, D. C., G. WEDELL und ZANDER: J. Anat. **86**, 402 (1952); zit. bei Rose und Mountcastle.

SINGH, K. R. P.: A note on tick paralysis in rabbits. Curr. Sci. **32**, 116 (1963).

SMITH, A. P.: Erythromelalgie consequent to hemiplegia with report of a case. Med. J. Rec. **133**, 581—585 (1931).

SOMMER, G.: Über die Zahl der Temperaturpunkte der äußeren Haut. Sitzsber. Physico-Medica Würzburg 1900, 63.

SPIER, H. W.: Fortschritte auf dem Grenzgebiet der Neurologie und Dermatologie. Fortschr. Neurol. **17**, 347—392 (1949).

— und H. HEGEWALD: Zur funktionellen Histomorphologie der Lymphcytome beim Erythema migrans. Arch. Derm. (Berl.) **199**, 317—331 (1955).

— und W. THIESS: Fortschritte auf den Grenzgebieten der Neurologie und Dermatologie. Fortschr. Neurol. **21**, 182—202 (1953).

STAHL, R.: Zur Pathogenese und Lokalisation der Polyneuritis. Dtsch. Z. Nervenheilk. **72**, 129—142 (1921).

STEFFENS, H.: Sklerodermie? Zbl. Hautkr. **37**, 313 (1931).

STEIN, H.: Die Labilität der Drucksinnschwelle bei Sensibilitätsbestimmungen. Dtsch. Z. Nervenheilk. **80**, 57—74 (1924).

STERN, F.: Die epidemische Encephalitis. Berlin: Springer 1928.

STIEFLER, G.: Klinischer Beitrag zur Schädigung der peripheren Nerven bei den Erfrierungen infolge Durchnässung. Neurol. Zbl. **34**, 882—898 (1915).

STRANDBERG, J.: An investigation of the red cell sedimentation reaction in different skin diseases. Acta derm.-venereol. (Stockh.) **8**, 447—465 (1928).

STROUX, B.: Neurologische Krankheitssymptome bei Acrodermatitis chronica atrophicans. Diss. Würzburg, 1964.

STRUGHOLD, H.: Über die Dichte und Schwellen der Schmerzpunkte der Epidermis in den verschiedenen Körperregionen. Z. Biol. **80**, 367—380 (1924).

STUMPFF: Acrodermatitis atrophicans progressiva mit Vergrößerung der rechten Hand. Zbl. Hautkr. **57**, 500 (1938).

STUMPKE: Acrodermatitis. Derm. Wschr. **96**, 135—136 (1933).

SULZBERGER, M. B.: Aussprache zu Zeisler. Zbl. Hautkr. **35**, 97 (1931).

SVARTZ, N.: Penicillinbehandlung vid dermatitis atrophicans Herxheimer. Nord. Med. **32**, 2783 (1946).

SWEET, W. H.: Pain. In Handbook of Physiology, Sect. 1, Vol. 1, S. 459. Baltimore: Williams u. Wilkins 1959.

SWEITZER, S. E., und C. W. LAYMON: Acrodermatitis chronica atrophicans. Arch. Derm. (Chic.) **31**, 196—212 (1935).

SZENKIRALYI, Z.: Acrodermatitis bei einem 13jährigen Mädchen. Orv. Hetil. **1936**, 510—511.

TASAKI, I.: Nervous transmission. Springfield: Thomas 1953.

TAYLOR, R. M., und B. L. PACELLA: The electroencephalogram in scleroderma. J. Nerv. ment. Dis. **109**, 42—47 (1949).

TELLER, H.: Novocainblockade in der Behandlung der Hautkrankheiten. Derm. Wschr. **122**, 791 (1950).

TEMESVARY: Ein Fall fleckiger Atrophie der Haut. Gyogyäszat 1895. Zit. nach Finger u. Oppenheim, 1910.

TEODORESCÙ, P.: Ein Fall von Erythromelalgie. Spiral. **58**, 527—531 (1938).

THELEN, L.: Acrodermatitis atrophicans. Zbl. Hautkr. **66**, 5 (1941).

THIES, W.: Über die Morphologie des vegetativen Nervensystems in der menschlichen Haut I—VII. Z. Hautkr. **27**, 287, 330, 355 (1959); **28**, 37, 101, 185, 280 (1960).

Thies, W., und W. Keilig: Fortschritte auf den Grenzgebieten der Neurologie und Dermatologie. Fortschr. Neur. **23**, 496—532 (1955).

— und F. Klaschka: Fortschritte auf den Grenzgebieten der Neurologie und Dermatologie. Fortschr. Neurol. **29**, 587—629 (1961).

Thimm, P.: Über erworbene, progressive idiopathische Hautatrophie. Arch. Derm. (Berl.) **81**, 47—68 (1906).

Thomas, P. K.: Motor nerve conduction in the carpal tunnel syndrome. Neurology (Minneap.). **12**, 1045—1058 (1960).

Thyresson, N.: Fälle von Acrodermatitis chronica atrophicans behandelt mit Penicillin. Arch. Derm. (Berl.) **189**, 157 (1949).

— The Penicillin treatment of Acrodermatitis chronica atrophicans. Acta derm.-venereol. (Stockh.) **29**, 572—621 (1949).

Török, L.: Atrophia cutis maculosa. Arch. Derm. (Berl.) **99**, 429 (1910).

— Einige Fälle von Atrophia cutis idiopathica. Arch. Derm. (Berl.) **107**, 215—219 (1911).

Touraine, A.: Maladie de Pick-Herxheimer. Bull. soc. franç. Derm. **57**, 304—305 (1950).

Touton: Ein Fall erworbener idiopathischer Hautatrophie. Dtsch. med. Wschr. 1886, 6.

Trimble: Arodermatitis chronica atrophicans and carcinoma. J. cut. genito-urin. Dis. **37**, 340 (1919).

Tschibowski u. Jablonska: Ann. Derm. 9, 389 (1949), zit. bei Hauser, Dtsch. zahnärztl. Z. **8**, 986 (1953).

Tzanck, A., E. Sidi und M. Hincki: Erythromelie de Pick. Bull. soc. franç. Derm. **57**, 342 (1950).

Vorstellung: Zbl. Hautkr. **57**, 166 (1938).

Vrijman, L. H.: Dermatitis atrophicans localisata mit Pseudosklerodermie. Zbl. Hautkr. **69**, 239 (1943).

Waksman, B. H.: Immunologische Untersuchungen bei der Polyneuritis. In Immunipathologie in Klinik u. Forschung S. 540. Stuttgart: Thieme 1961.

— und R. D. Adams: Allergic neuritis. J. exp. Med. **102**, 213 (1955).

Wallace, S. L., R. Lattes, J. P. Malia und C. Ragan: Muscle involvement in Boeck's sarcoid. Ann. int. med. **48**, 497—501 (1958).

Walsh, F. B.: Clinical Neurophthalmology. Baltimore: Williams u. Wilkins 1957.

Walter, F. K.: Zur Frage der Lokalisation der Polyneuritis. Arch. Psychiat. Z. Neur. **44**, 150—178 (1918).

Walthard, B.: Die pathologische Anatomie der Triorthokresylphosphatvergiftung. Virchows Arch. **316**, 619—665 (1949).

Wartenberg, R.: Neuritis, sensory Neuritis, Neuralgia. New York: Oxford University Press 1958.

Weddell, G., W. Pallie und E. Palmer: Quart. J. micr. Sci. **95**, 483 (1954); zit. nach Rose u. Mountcastle.

Wegelin, C.: Zur Histologie des Zeckenstiches. Derm. Z. **94**, 368—376 (1947).

Weis, M.: Dermatite chronique atrophiante. Bull. soc. franç. Derm. **43**, 1391—1392 (1936).

Weisenbach, R. J. und P. Fernet: Morbus Pick-Herxheimer. Derm. Wschr. **109**, 933 (1939).

Weisz: Acrodermatitis chronica atrophicans. Zbl. Hautkr. **38**, 447 (1931).

Weizsäcker, V. von: Untersuchungen des Drucksinnes mit Flächenreizen bei Nervenkranken. Dtsch. Z. Nervenheilk. **80**, 159—167 (1924).

Wertheim: Acrodermatitis atrophicans. Zbl. Hautkr. **19**, 713 (1926).

Werther: Atrophia cutis. Zbl. Hautkr. **17**, 847 (1925).

Wiedmann, A.: Der derzeitige Stand unserer Untersuchungen über das vegetative System der Haut. Arch. Derm. (Berl.) **200**, 314—317 (1955).

Wilhelm, L. F. X.: Acrodermatitis chronica atrophicans. Arch. Derm. (Chic.) **31**, 262 (1935).

Wimmer, A., und A. V. Neel: Les amyotrophies systématisées dans l'encéphalite épidémique chronique. Acta psychiat. (Kbh.) **3**, 319 (1928).

Winer, L. H. und E. A. Strakosch: Tick-bites. Dermacentor variabilis. J. invest. Derm. **4**, 249—258 (1941).

Winter, T.: Ein Beitrag zur Frage des Zusammenhanges bei gemeinsamem Vorkommen von Acrodermatitis chronica atrophicans und Sclerodermia circumscripta. Z. Hautkr. **18**, 224 (1964).

WISE: Acrodermatitis atrophicans with healed squamous cell epithelioma. Arch. Derm. (Chic.) 15, 230—231 (1927).

WISE, F.: Acrodermatitis. Arch. Derm. (Chic.) 30, 877 (1934).

WOLTERS, M.: Zur pathologischen Anatomie der Sklerodaktylie. Arch. Derm. (Berl.) 30, 323—341 (1895).

WORK, T. H.: Tick borne Viruses. Bull. WldHlthOrg. 29, 59—74 (1963).

WOSYKA, H.: Ein Fall von linearer Atrophie von segmentärem Typus. Arch. Derm. (Berl.) 166, 531—536 (1932).

WRIGHT: Acrodermatitis chronica atrophicans accompanied by neuritis. Arch. Derm. (Chic.) 14, 332 (1926).

WRIGHT, H.: A discussion on the etiology and pathology of Beri-Beri. Brit. med. J. 1905, 1095—1123.

WÜNSCHER, W., und H. ZIMMERMANN: Neuromorphologische Untersuchungen bei einem Fall von Sklerodermie. Derm. Wschr. 149, 161—165 (1964).

ZINSSER, F.: Ein Fall symmetrischer Atrophie der Haut. Arch. Derm. (Berl.) 28, 345 (1894).

ZOTTERMANN, Y.: Thermal sensations. In Handbook of Physiology, Sect. 1, Vol. 1, S. 431 ff. Baltimore: Williams u. Wilkins 1959.

ZUCKER, K.: Zur Frage einer Grundfunktion des Hirnes nach Reizhaaruntersuchungen bei Hirnverletzten. Dtsch. Z. Nervenheilk. 165, 109—126 (1951).

ZÜLCH, K. J.: Über Skleroneuropathie. Dtsch. Z. Nervenheilk. 179, 1—21 (1959).

ZÜRN: Zwei Fälle von Acrodermatitis chronica atrophicans. Derm. Z. 20, 334 (1913).

ZUMPT, F., und D. GLAJCHEN: Tick paralysis in man. S. Afr. med. J. 24, 1092—1094 (1950).

ZWEYMÜLLER, E.: Schwere Haut- und Muskelerkrankung unter dem klinischen Bild einer Dermatomyositis mit Coxsackie-Virus-Befund. Dtsch.-med. Wschr. 1953, 190—196.

Verzeichnis der Falldarstellungen

Sachverzeichnis

Die *kursiven* Seitenzahlen weisen auf ausführliche Besprechung im Text hin

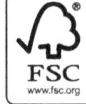